U0605778

内科主治医师资格

考试宝典

副主编：丁　莹　卢军芳　张　润　陆　妍　杨紫阳

赠　同步机考题库

中国原子能出版社
China Atomic Energy Press

图书在版编目（CIP）数据

内科主治医师资格考试宝典／王国俊主编． -- 北京：
中国原子能出版社，2017.10（2022.4重印）
ISBN 978-7-5022-8631- 6

Ⅰ. ①内… Ⅱ. ①王… Ⅲ. ①内科学—资格考试—自学
参考资料 Ⅳ. ①R5

中国版本图书馆 CIP 数据核字（2017）第 268209 号

内科主治医师资格考试宝典

出　　版	中国原子能出版社(北京市海淀区阜成路 43 号　100048)	
责任编辑	蒋焱兰　邮箱：ylj44@126.com　QQ:419148731	
特约编辑	廖先觉　肖　萍	
印　　刷	河南承创印务有限公司	
经　　销	全国新华书店	
开　　本	787mm×1092mm　1/16	
印　　张	19.5	
字　　数	459 千字	
版　　次	2017 年 11 月第 1 版　　2022 年 4 月第 2 次印刷	
书　　号	ISBN 978-7-5022-8631- 6	
定　　价	150.00 元	

出版社网址：http://www.aep.com.cn　E-mail：atomep123@126.com

发行电话：010 - 68452845　　　　　　　　版权所有　侵权必究

出版说明

自 2001 年起，全国卫生专业技术资格（初、中级）正式实施以考代评，参加并通过相关级别考试是单位评聘相关技术职称的必要条件。因考试涉及的知识范围广，专业性强，有较大难度，考生对备考资料的需求很强烈。

内科学主治医师考试设置内科学（303）、心血管内科学（304）、呼吸内科学（305）、消化内科学（306）、肾内科学（307）、神经内科学（308）、内分泌学（309）、血液病学（310）、结核病学（311）、传染病学（312）、风湿与临床免疫学（313）、职业病学（314）共 12 个亚专业。考试共分为 4 个科目，均采用人机对话的方式进行考试。其中"基础知识"与"相关专业知识"科目为 12 个亚专业共考内容；"专业知识"与"专业实践能力"科目 12 个亚专业考核内容为本亚专业考试大纲所要求掌握的内容。其中报考内科学专业（303）的考生需掌握本书中标有"★"的内容；标有"☆"的节中有部分内容为内科学专业（303）大纲所要求掌握的内容，考试大纲可关注我们的微信公众号获取。

目前，主治医师考生绝大多数为在职人士，备考时间不足。如何合理、有效地安排复习，在较短的时间内掌握考试要点成为困扰考生的难题。为了解决这一难题，帮助考生顺利通过考试，我们邀请业内有经验的老师，在研究历年真题和考试大纲的基础上，精选考试要点，变繁为简，组编该书。本书按照考试大纲要求分章节讲解要点，具有以下特点：

1. 提炼知识，考点讲解

摒弃根据大纲要求按部就班讲解知识的惯例，摘取精华考试内容以考点形式进行讲解，清晰明了。

2. 购书即赠各亚专业同步机考题库

本书附赠同步机考题库 APP，考生可随时随地用手机做题。考点 + 同步题库结合，科学备考。

3. 双色印刷，重点难点一目了然

本书根据考点重要程度将内容分级，同时采用双色印刷，重要考点、关键语句用蓝色字体突出显示，使记忆更有针对性。

考试类书籍时效性和专业性很强，更需要非常严谨的编校工作。在此，非常感谢参与本书编写并付出很大心血的各位老师。但毕竟时间紧、任务重，加之编者水平有限，书中难免出现纰漏，望广大考生批评指正。如您在使用本书过程中遇到问题，可以通过我们的微信公众号及时反馈给我们，亦欢迎广大考生批评指正！

目 录

第一章 内科学基础知识

第二章 心血管内科学

第三章 呼吸内科学

第四章 消化内科学

第五章 肾内科学

第六章 神经内科学

第七章　内分泌学

第八章　血液病学

第九章 结核病学

第十章 传染病学

第十一章 风湿与临床免疫学

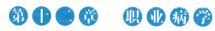

第十二章 职业病学

第一章 内科学基础知识

第一节 常见症状与体征

考点1 发热

1.定义 由致热原或其他各种原因引起的体温调节中枢功能障碍,导致体温高出正常范围。
①口测法:36.3～37.2 ℃;②肛测法:36.5～37.7 ℃;③腋测法:36～37 ℃。

2.发热的分度

发热分度
(口测法为准)
$\begin{cases} 低热,37.3～38 ℃ \\ 中等度热,38.1～39 ℃ \\ 高热,39.1～41 ℃ \\ 超高热,41 ℃以上 \end{cases}$

3.病因及发病机制

病因 $\begin{cases} 感染性发热:细菌、病毒等感染 \\ 非感染性发热:无菌坏死物质吸收、结缔组织病、内分泌疾病等非病原体感染造成 \end{cases}$

发病机制 $\begin{cases} 致热源性 \begin{cases} 外源性 \\ 内源性(白细胞致热源) \end{cases} \\ 非致热源性:体温调节中枢受损 \end{cases}$

4.热型与临床意义

热型	特点	常见疾病
稽留热	39～40 ℃以上,波动不超过1 ℃	大叶性肺炎、伤寒以及斑疹伤寒
弛张热	39 ℃以上,波动超过2 ℃,正常水平以上	败血症、重度结核感染、风湿热、化脓性炎症
间歇热	骤升、骤降,高热期持续数小时,无热期持续1 d或数天	急性肾盂肾炎、疟疾
波状热	逐渐上升、逐渐下降,持续数天	布氏杆菌病
回归热	骤升、骤降,高热期与无热期各持续数天	回归热、周期热、霍奇金病
不规则发热	无明显规律	结核病、风湿热、支气管肺炎、渗出性胸膜炎等

【助记】败风驰化脓肺结 = 败血症,风湿热,弛张热,化脓性炎症,重症肺结核。
只身使节不规则 = 支气管肺炎,渗出性胸膜炎,风湿热,结核病,不规则热。
大汗积极雨间歇 = 大叶性肺炎,斑疹伤寒和伤寒高热期,稽留热;疟疾,急性肾盂肾炎,间歇热。
步军薄装皆高热 = 布氏杆菌病,波状热。

5.**伴随症状和体征**

伴有寒战	大叶性肺炎、败血症、疟疾等
结膜充血	流行性出血热、麻疹、斑疹伤寒等
单纯疱疹	流行性脑脊髓膜炎、流行性感冒等
淋巴结大	传染性单核细胞增多症、淋巴瘤、淋巴结结核、转移癌等
肝脾大	传染性单核细胞增多症、布氏杆菌病、病毒性肝炎、血吸虫病等
皮肤黏膜出血	流行性出血热、斑疹伤寒等
关节肿痛	猩红热、布氏杆菌病、结缔组织病、风湿热、痛风等
皮疹	发疹性传染病、结缔组织病、药物热等
昏迷	先发热后昏迷＝流行性乙型脑炎、斑疹伤寒、流行性脑脊髓膜炎、中毒性细菌性痢疾、中暑 先昏迷后发热＝脑出血、巴比妥类药物中毒
黄疸	病毒性肝炎、化脓性胆管炎、急性溶血等

6.**血液检查** ①白细胞总数升高:细菌性感染,尤其是化脓性感染,也见于某些病毒性感染,如EB病毒、出血热病毒;②白细胞总数减少:见于病毒感染或疟原虫感染。

📖 **考点2 咳嗽与咳痰**

1.**常见病因** ①呼吸系统疾病,以呼吸系统感染最常见;②其他,如肺水肿、心血管疾病等。

2.**咳嗽的性质**

(1)干性咳嗽:咳嗽无痰或痰量极少,干咳或刺激性咳嗽常见于上呼吸道或大气道疾病。

(2)湿性咳嗽:咳嗽伴咳痰,常见于小气道和肺部的咳嗽。

3.**咳嗽的时间与规律**

(1)长期慢性咳嗽——支气管扩张、慢性支气管炎、肺脓肿及肺结核等。

(2)夜间咳嗽——左侧心力衰竭等。

(3)突发性咳嗽——吸入异物、肿瘤压迫气管或支气管分叉处。

(4)发作性咳嗽——百日咳、以咳嗽为主要症状的支气管哮喘,支气管结核等。

4.**咳嗽的音色**

(1)鸡鸣样咳嗽——百日咳等。

(2)金属音咳嗽——主动脉瘤、纵隔肿瘤或支气管癌直接压迫气管所致。

(3)声音嘶哑——声带的炎症或肿瘤压迫喉返神经。

5.**痰的性质**

(1)肺炎球菌肺炎——铁锈色痰。

(2)肺炎克雷伯杆菌感染——砖红色胶冻样痰。

(3)铜绿假单胞菌感染——黄绿色痰。

(4)肺水肿——粉红色泡沫痰。

(5)真菌感染——痰白黏稠且牵拉成丝难咳出。

(6)支气管扩张——排痰与体位有关,且静置后出现分层现象。

6.伴随症状

发热	急性呼吸道感染、胸膜炎、肺结核等
胸痛	胸膜炎、肺炎、支气管肺癌、自发性气胸等
呼吸困难	喉水肿、肺水肿、胸腔积液、支气管哮喘、COPD、肿瘤等
咯血	肺结核、支气管扩张、肺脓肿、肺癌等
脓痰	肺脓肿、支气管扩张、支气管胸膜瘘、肺囊肿合并感染等
哮鸣音	哮喘、气管异物、肺癌等
杵状指（趾）	支气管扩张、肺癌、慢性肺脓肿、脓胸等

> **【助记】**鼻塞清涕身不适,咽痒后痛稠鼻涕,体温不高或低热——急性上呼吸道感染。
> 乏力消瘦发病慢,午后潮热咯血痰——肺结核。
> 长期咳嗽多脓痰,间接咯血肺感染——支气管扩张。
> 儿童干咳抗生素多无效——支原体肺炎。
> 高热胸痛脓血痰——金黄色葡萄球菌。
> 肺炎球菌最常见,铁锈色痰是特点。

📖 考点3　咯血

1.概念　咯血是指喉及喉部以下的呼吸道出血,经口腔咯出,咯血多见于呼吸和循环系统疾病;呕血是指上消化道出血经口腔呕出,出血部位多见于食管、胃及十二指肠。

2.咯血与呕血的鉴别

	咯血	呕血
病因	结核、支气管扩张、肺癌	消化性溃疡、肝硬化、胃癌
出血前症状	咽喉部痒、咳嗽	恶心呕吐、上腹部不适
出血方式	咳出	呕出
出血颜色	鲜红	暗红、棕红
血混有物	痰	食物残渣、胃液
酸碱反应	碱性	酸性
出血后痰性状	持续血痰数日	无痰

> **【助记】**呼心咯,呕消化,呕伴胃液和残渣。
> 喉痒胸闷呕先咳,血中伴痰泡沫化。
> 上腹不适先恶呕,咯有血痰呕无它。
> 咯碱呕酸有黑便,咯便除非痰咽下。
> 呕血发暗咯鲜红,呕咯方式各不同。

3.咯血量　①小量咯血:每日100 ml以内;②中等量咯血:每日100～500 ml;③大咯血:每日500 ml以上或一次咯血超过300 ml。大量咯血——支气管扩张、空洞型肺结核和慢性肺脓肿;痰中带血——支气管肺癌;痰中带血,常伴剧烈咳嗽——慢性支气管炎和支原体肺炎。

4. 颜色和性状　①咯鲜红色血——支气管扩张、肺结核、肺脓肿和出血性疾病；②暗红色血——二尖瓣狭窄所致咯血；③浆液性粉红色泡沫痰——左侧心力衰竭所致咯血；④黏稠暗红色血痰——肺梗死所致咯血。

5. 伴随症状

发热	肺炎、肺脓肿、肺结核、流行性出血热、肺癌等
胸痛	肺炎、肺结核、肺癌等
呛咳	支原体肺炎、肺癌等
脓痰	支气管扩张（干性支气管扩张只咯血）、肺脓肿、空洞型肺结核继发感染等
皮肤黏膜出血	流行性出血热等
杵状指（趾）	支气管扩张、肺脓肿、肺癌等
黄疸	钩端螺旋体病、肺炎球菌肺炎等

📖 **考点4　发绀**

1. 概念　发绀是指血液中还原性血红蛋白增多（>50 g/L）所致的皮肤与黏膜青紫色的现象，也叫紫绀。常发生于口唇、指（趾）、甲床等。发绀并不能反映动脉血氧下降情况。

2. 分类及临床表现

（1）血液中还原血红蛋白增加（真性发绀）

分类
- 中心性发绀
  - 肺性发绀：COPD、肺淤血、肺水肿、肺栓塞等
  - 心性发绀：法洛四联症、艾森曼格综合征
- 周围性发绀
  - 缺血性发绀：肢体动脉供血不足，见于左侧心力衰竭、休克、雷诺现象
  - 淤血性发绀：肢体静脉回流障碍，见于右侧心力衰竭、心包积液、缩窄性心包炎
- 混合性发绀：前两者共存，常见于全心衰竭

中心性发绀与周围性发绀的区别：口唇无发绀可作为与中心性发绀的鉴别点。

中心性发绀	肺部病变和动静脉分流引起动脉血氧饱和度降低；全身性、皮肤温暖，局部加温或按摩发绀不消失
周围性发绀	周围循环障碍引起；见于肢体末梢与下垂部位，皮肤发凉，但若给予按摩或加温，发绀可消退

（2）血液中存在异常血红蛋白衍生物

分类
- 高铁血红蛋白血症
  - 先天性：自幼即有，排除其他病因
  - 后天性：中毒、进食含有亚硝酸盐的变质蔬菜引起"肠源性发绀"（高铁血红蛋白达到30 g/L时）
- 硫化血红蛋白血症：血液中硫化血红蛋白达到5 g/L即可发绀

三者的临床特点鉴别：从出现及持续的时间、血液的颜色来鉴别。

高铁血红蛋白血症	急骤出现、暂时性、氧疗不退，静脉血呈深棕色，治疗予以静脉注射亚甲蓝、硫代硫酸钠或大剂量维生素C

先天性高铁血红蛋白血症	自幼即有,有家族史
硫化血红蛋白血症	持续时间长,血液呈蓝褐色

3.伴随症状

伴呼吸困难	心、肺疾病及呼吸道阻塞、气胸
病程较长时伴杵状指(趾)	先天性心脏病及慢性肺病
伴意识障碍及衰竭	中毒、休克、急性肺部感染或急性心力衰竭

考点5　胸痛

1.常见病因

病因 {
胸壁疾病:带状疱疹、肋骨骨折、肋间神经炎等
心血管疾病:心绞痛、心肌梗死、心肌病等
呼吸系统疾病:胸膜炎、血胸、自发性气胸、支气管肺癌等
其他:纵隔疾病、食管炎、肝脓肿等
}

2.发病机制　①化学、物理及刺激因子引起;②放射痛或牵涉痛。

3.常见胸痛临床表现

(1)带状疱疹:疼痛呈刀割样、灼伤样,剧烈难忍,持续时间长,且疱疹不超过体表中线。

(2)肺尖部肺癌:多以肩部、腋下疼痛为主,向上肢内侧放射。

(3)心绞痛及心肌梗死:多是胸骨后方和心前区或剑突下疼痛,可向左肩和左臂内侧放射,心绞痛发作时间较短,往往呈绞榨样痛并有重压窒息感,心肌梗死疼痛持续时间较长,疼痛更为剧烈,并有恐惧、濒死感。

(4)胸膜炎:疼痛多在胸侧部,常呈隐痛、钝痛和刺痛。

(5)食管及纵隔病变:胸痛多在胸骨后,多呈烧灼痛。

考点6　呼吸困难

1.病因及分类

(1)肺源性 {
吸气性:三凹征,伴干咳及高调吸气性喉鸣,常见于喉部、气管、大支气管的狭窄与阻塞
呼气性:慢性支气管炎(喘息型)、支气管哮喘、阻塞性肺气肿等
混合性:重症肺炎、大面积肺栓塞、弥漫性肺间质疾病、大量胸腔积液、气胸等
}

(2)心源性 {
左侧心力衰竭:肺淤血和肺泡弹性降低,表现为劳力性呼吸困难、夜间阵发性呼吸困难、端坐呼吸
右侧心力衰竭:体循环淤血,右心房、上腔静脉压力升高,严重时伴有呼吸困难
}

(3)中毒性 {
Kussmaul呼吸:深长而规则,可伴有鼾声,由代谢性酸中毒所致,常见于尿毒症、糖尿病酮症酸中毒等
潮式呼吸:某些药物和化学物质抑制呼吸中枢时出现呼吸缓慢、变浅、间停呼吸
}

(4)神经精神性:呼吸变深慢,并伴呼吸节律改变,常见重症颅脑疾患。

(5)血源性:多由红细胞携氧量减少、血氧含量降低所致。表现为呼吸浅、心率快。见于高铁血红蛋白血症、重度贫血等。

2.诊断步骤

呼吸困难发生的诱因、表现(是吸气性、呼气性还是呼吸都感困难?)
↓
起病缓急(是突发性还是渐进性?)
↓
呼吸困难与活动、体位、昼夜的关系
↓
伴随症状
(是否伴有发热、胸痛、咳嗽、咳痰,咳痰的性质,是否有咯血?)
↓
相关病史(有无颅脑外伤及毒物摄食?)

【助记】三凹干咳喉鸣音,呼吸困难为吸气,气管狭窄和阻塞。
呼困哮喘肺气肿,左右心衰为心源,劳力夜间和端坐。
呼困右心衰更重,深大长为酸中毒,潮比浅慢有间停。
神经深慢有规则,血源呼浅心率快,抓住特点全辨来。

考点7 水肿

1.常见病因

病因 {
全身性水肿 {
　心源性水肿:主要是右侧心力衰竭
　肾源性水肿:见于各型肾炎
　肝源性水肿:见于肝硬化、门脉高压症、肝癌
　营养不良性水肿:见于低蛋白血症、肾病综合征
　内分泌代谢疾病所致水肿:见于甲状腺功能减退(黏液性水肿)
　其他:变态反应、妊娠、药物等
}
局部性水肿:肢体静脉血栓形成、上下腔静脉阻塞综合征等
}

2.发生机制　①水钠潴留;②毛细血管滤过压增高;③毛细血管通透性增强;④淋巴液或静脉回流受阻。

3.心源性水肿与肾源性水肿的鉴别

心源性水肿由下肢开始,逐步形成,水肿为可凹性、难移动,伴有心脏大、颈静脉怒张等原发性心脏病;肾源性水肿由眼睑、颜面开始迅速出现全身水肿,水肿为可凹性、易移动,伴有蛋白尿、血尿等肾脏疾病。

【助记】心足肾眼颜,肾快心原慢。心坚少移动,软移是肾原。
蛋白血管尿,肾高眼底变。心肝大杂音,静压往高变。

4.不同水肿鉴别诊断

营养不良性水肿	消瘦,从足部开始蔓延全身
肝源性水肿	腹水,伴肝功能减退和门静脉高压症
黏液性水肿	非凹陷性,颜面或下肢明显
经前期紧张综合征	经前眼睑、踝部轻度水肿,伴乳房胀痛,经后消退
特发性水肿	见于身体下垂部位,立卧位水试验有助于诊断

考点 8　恶心与呕吐

1. **发生机制**　一定强度的冲动刺激呕吐中枢,形成神经与肌肉的协调反射动作,完成呕吐。

2. **常见病因**

病因
- 中枢性
  - 颅内压增高:脑水肿、颅内占位病变等
  - 全身性疾病:尿毒症
  - 中毒引起的呕吐
  - 精神因素:胃肠神经症、癔症等
  - 药物:洋地黄、吗啡等
- 反射性
  - 腹部器官疾病:胃及十二指肠、胆道、肝脏、胰腺、妇科疾病等
  - 胸部器官疾病:下壁心肌梗死等
  - 头部疾病:青光眼,由于眼压突然升高,经三叉神经的反射作用引起恶心、呕吐
- 前庭功能障碍性

3. **伴随症状**

腹泻	急性胃肠炎、霍乱
呕吐大量隔宿食物	幽门梗阻
呕吐物有粪臭者	肠梗阻
右上腹痛及发热、寒战、黄疸	胆囊炎或胆石症
头痛、喷射性呕吐	颅内高压症或青光眼
眩晕、眼球震颤	前庭器官疾病

【助记】颅内高压喷射样,呕吐粪便肠梗阻,呕吐隔宿幽门堵,伴有腹泻胃肠炎,考虑霍乱少不了。

考点 9　腹痛

1. **病因**

(1)急性腹痛:胃肠穿孔、急性胃肠炎、急性胰腺炎、急性胆囊炎、肠梗阻、脏器扭转或破裂等。

(2)慢性腹痛:慢性消化系统疾病、肿瘤压迫及浸润、胃神经官能症、肠易激综合征等。

2. **发生机制**

分类	疼痛定位	疼痛性质	其他症状
内脏性腹痛	不确切,接近腹中线	痉挛、不适、钝痛、灼痛,疼痛感觉模糊	自主神经兴奋症状(恶心、呕吐、出汗等)
躯体性腹痛	定位准确	剧烈	随咳嗽、体位变化而加重
牵涉痛	定位准确	剧烈	有压痛、肌紧张、感觉过敏等

3. **腹痛的部位**

(1)阑尾炎为转移性右下腹痛,在McBurney点有固定压痛,为最常见的肠道炎症病变。

(2)胆囊炎、胆石症、肝脓肿等疼痛多在右上腹。

(3)小肠疾病疼痛多在脐部或脐周。

(4)结核性腹膜炎往往为广泛性腹痛。

(5)血卟啉病、腹型癫痫、铅中毒、腹型过敏性紫癜往往为不定位的腹痛。

4.腹痛的性质

(1)消化性溃疡病为慢性、节律性、周期性上腹痛。

(2)胃、十二指肠穿孔为突发的刀割样痛。

(3)胆道蛔虫症为阵发性剑突下钻顶样疼痛。

(4)幽门梗阻为胀痛,呕吐后缓解。

(5)直肠病变多伴有里急后重。

5.与体位关系

辗转不安、喜按	胆道蛔虫症
体位固定、拒按	急性腹膜炎
前屈位剑突下烧灼痛加重而直立位时可减轻	反流性食管炎

6.诱发因素 ①胆囊炎或胆结石与进食油腻有关;②急性胰腺炎与酗酒或暴饮暴食史有关;③腹部受暴力作用伴休克可能是肝、脾破裂。

7.诊断

(1)常规化验:隐性出血用大便隐血试验,血清、尿液淀粉酶诊断急性胰腺炎。

(2)胃肠道穿孔:腹平片判断有无游离气体。

(3)内镜检查检出消化道肿瘤及溃疡、炎症。

【助记】关注发热伴腹痛,问诊"PQRST",腹痛全身病逐清。
注:P——询问腹痛的诱因和缓解因素;Q——腹痛的性质;R——腹痛的部位;S——腹痛的严重程度;T——腹痛的时间特点。

📖 **考点10 腹泻**

1.概念及常见病因

(1)腹泻:指排便次数↑、量↑、质稀薄。

分类 { 急性腹泻:骤然起病,病程较短,如感染或食物中毒
慢性腹泻:持续 2 个月以上

(2)常见病因:肠道感染、肠道肿瘤、小肠吸收不良、功能性、药物性腹泻等。

2.发生机制及分类

分类	发生机制	举例
分泌性腹泻	肠道分泌大量液体超过肠黏膜吸收能力	霍乱弧菌引起大量水样腹泻;细菌性痢疾、阿米巴痢疾、溃疡性结肠炎、肠结核 Crohn 病等均可使炎性渗出物增多而致腹泻
渗出性腹泻	肠黏膜炎症渗出大量黏液、脓血	炎症性肠病、感染性肠炎等
渗透性腹泻	肠内容物渗透压增高	服用盐类泻剂或甘露醇等引起的腹泻
动力性腹泻	肠蠕动亢进致肠内食糜停留时间缩短	甲状腺功能亢进、糖尿病等
吸收不良性腹泻	肠黏膜吸收面积减少或吸收障碍	吸收不良综合征等

3.**临床表现**　①急性感染性腹泻：常有不洁饮食史，粪便呈水样或糊状，少数为脓血便；②慢性腹泻：排便次数增多，便稀，或为黏液脓血便，见于溃疡性结肠炎、直肠癌、慢性细菌性痢疾等；③阿米巴痢疾：粪便呈暗红色或果酱样。

4.**排便情况、粪便外观及腹痛性质**

起病急伴发热	肠道感染
米汤样便	霍乱
臭血水样便	急性出血坏死性肠炎
蛋花汤样	轮状病毒肠炎
脐周痛伴肠鸣音亢进	小肠病变

考点 11　呕血

1.**常见病因**　①消化系统疾病：食管疾病、胃及十二指肠溃疡（最常见的原因）、肝胆疾病、胰腺疾病；②上消化道邻近器官或组织的疾病；③全身性疾病：血液疾病、结缔组织病、感染性疾病、尿毒症等。

2.**不同出血量的临床表现**　胃内积血 250～300 ml 可引起呕血。呕血量占循环血容量的：①10% 以下，无明显表现；②10%～20%，出现头晕、无力等症状；③20% 以上，有冷汗、心慌、脉搏增快、四肢厥冷等症状；④30% 以上，急性周围循环衰竭症状。

3.**伴随症状**

上腹痛	中青年反复发作、周期性、节律性——考虑消化性溃疡 老年人无规律、伴消瘦——考虑胃癌
肝脾大伴腹水	肝硬化病史——考虑食管胃底静脉曲张破裂出血 AFP↑——考虑肝癌
黄疸、寒战、发热伴右上腹绞痛	胆系出血
皮肤黏膜出血	血液病、凝血功能障碍
相关病史	酗酒或使用非甾体类抗炎药物——急性胃黏膜病变
左锁骨上淋巴结肿大	胃癌、胰腺癌

4.**食管静脉曲张破裂与非食管静脉曲张破裂出血的区别**

	病史	诱因	出血的颜色和量	伴随症状
食管静脉曲张破裂	慢性肝脏病史或引起门脉高压	进食质硬性或粗糙食物	呕血量较大，出血急，多为鲜红色	肝掌、蜘蛛痣、腹壁静脉曲张、脾大、腹水、黄疸等
非食管静脉曲张破裂	胃、十二指肠疾病病史	——	咖啡色，量大时呈暗红色，多与食物混杂	伴胃、十二指肠相应疾病的表现

5. 活动性出血的诊断标准

(1)反复呕血、黑便次数↑,伴肠鸣音亢进。

(2)周围循环衰竭,充分补液输血后不能缓解。

(3)血尿素氮↑。

(4)血红蛋白浓度、红细胞计数与血细胞比容↓,网织红细胞计数↑。

考点 12 便血

1. 病因及不同出血量的病理生理表现　引起呕血的病因均可致便血。①成人消化道出血 >5 ml 可出现粪便隐血(+);②出血量 50 ~ 100 ml 可出现黑便;③出血量 <400 ml,不引起全身症状;④出血量 >400 ml 可出现头晕、乏力、出汗、四肢冷、心慌、脉搏快等。

2. 临床表现　①上消化道出血,多为柏油便;②低位小肠或右半结肠出血,一般为暗红色或果酱色;③肛门或肛管出血,血色鲜红,排便前后有鲜血滴出或喷射;④急性细菌性痢疾,为黏液脓性鲜血便;⑤阿米巴痢疾,为暗红色果酱样脓血便。

注意:其他可使粪便呈黑色的情况——服用铁剂、铋剂、炭粉及中药等(灰黑色无光泽);食用动物血、猪肝等。但隐血试验阴性。

3. 伴随症状

伴腹痛	慢性反复、周期性、节律性、出血后疼痛减轻——消化性溃疡 上腹部绞痛、黄疸——胆道疾病
伴里急后重感	细菌性痢疾
腹部肿块	肠癌、肠结核、肠套叠
伴皮肤黏膜出血	血液病、急性感染性疾病
伴发热	传染病

考点 13 黄疸

1. 概述　黄疸是指血清内胆红素浓度升高,导致巩膜、皮肤等出现黄染的现象。正常血总胆红素为 1.7 ~ 17.1 μmol/L,其中非结合胆红素 1.7 ~ 13.68 μmol/L,结合胆红素 0 ~ 3.42 μmol/L。当血清胆素浓度为 17.1 ~ 34.2 μmol/L 时,肉眼看不出,为隐性黄疸;当血清胆红素浓度高于 34.2 μmol/L 时,巩膜、皮肤等出现黄染,为显性黄疸。

2. 黄疸分类及临床表现

(1)溶血性黄疸:凡是引起溶血的疾病均可引起,如自身免疫性溶血性贫血、新生儿溶血、不同血型输血后的溶血以及蚕豆病、阵发性睡眠性血红蛋白尿等引起的溶血等。以非结合胆红素升高为主。其中,急性溶血可有:发热 + 寒战 + 头痛 + 呕吐 + 腰痛症状,并有不同程度贫血和酱油色或浓茶色血红蛋白尿;慢性溶血多为先天性,有贫血 + 脾大症状。

(2)肝细胞性黄疸:各种致肝细胞严重损害的疾病均可引起,如病毒性肝炎、肝硬化、中毒性肝炎等。结合 + 非结合胆红素均增加,尿胆红素阳性,尿胆原可增加。患者皮肤、黏膜浅黄色至深黄色,可有轻度皮肤瘙痒,其他为肝脏原发病的表现。

(3)胆汁淤积性黄疸:胆汁淤积可分为肝内性和肝外性。以结合胆红素增加为主,尿胆红素阳性。皮肤呈暗黄色,胆道完全阻塞者颜色呈深黄色,甚至呈黄绿色,并有皮肤瘙痒及心动过缓,尿色深,粪便颜色变浅或呈白陶土色。

（4）先天性非溶血性黄疸:由于遗传性缺陷致肝细胞对胆红素摄取、转运、结合或排泄障碍而引起的高胆红素症。

（5）三种黄疸的胆色素代谢检查结果

	血清胆红素/μmol/L			尿胆色素/μmol/L	
	CB	UCB	CB/STB	尿胆红素	尿胆原
正常人	0～6.8	1.7～10.2	0.2～0.4	阴性	0.84～4.2
胆汁淤积性黄疸	明显增加	轻度增加	>0.5	强阳性	减少或缺如
溶血性黄疸	轻度增加	明显增加	<0.2	阴性	明显增加
肝细胞性黄疸	中度增加	中度增加	0.2～0.5	阳性	正常或轻度增加

考点14　腹水

1.概述　正常腹腔内仅有少量液体(≤200 ml)。腹水是指腹腔内液体积聚过多(>200 ml)。

2.发生机制

腹水为浆膜通透性增大,液体、大分子蛋白和细胞渗出增多所致。其发生机制主要有:①血浆胶体渗透压下降;②淋巴循环受阻;③毛细血管内压力增高;④水钠潴留;⑤内分泌障碍;⑥腹膜血管通透性增加;⑦腹腔内脏破裂。

根据腹水产生原因可将其分为漏出液和渗出液两大类,漏出液为非炎性积液。

3.常规检查

通过腹腔穿刺液的检查可确定腹水的性质和鉴别腹水的原因。

鉴别要点	漏出液	渗出液
原因	非炎性	炎症、肿瘤、化学、物理性刺激
外观	淡黄、透明或浆液性	深黄色、血性、脓性或乳糜性
比重	<1.018	>1.018
凝固	不自凝	自凝
黏蛋白定性(Rivalta试验)	阴性	阳性
蛋白定量	<25 g/L	>30 g/L
蛋白电泳	以清蛋白为主,球蛋白比例低于血浆	电泳图谱近似血浆
葡萄糖定量	近似血糖量	多低于血糖水平
细胞计数	<100×10⁶/L	>500×10⁶/L
细胞分类	淋巴、间皮细胞为主	中性粒细胞、淋巴细胞为主
细菌学检查	阴性	阳性
乳酸脱氢酶(LDH)	<200 IU/L	>200 IU/L

腺苷脱氨酶(ADA)	一般不超过 45 U/L,结核性腹膜炎时增高
癌胚抗原(CEA)	良性腹水时多 <5 μg/L 癌性腹水时多 >5 μg/L

注意:结核性腹水 pH 常 <7.30;急性胰腺炎所致腹水的 pH >7.30;恶性腹水 pH >7.40。

【助记】①中性粒细胞为主多为急性炎症;②淋巴细胞为主多为结核性或恶性腹水;③寄生虫感染或结缔组织病时嗜酸性粒细胞增多;④血性腹水多由结核或恶性肿瘤所致。

4. 诊断方法与步骤

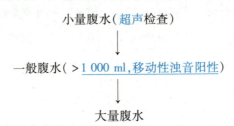

小量腹水(超声检查)

↓

一般腹水(>1 000 ml,移动性浊音阳性)

↓

大量腹水

(两侧胁腹膨出如蛙腹,压迫膈肌时可出现呼吸困难,查体发现腹部膨隆、脐平甚至脐突出,移动性浊音阳性)

注意:与胃肠胀气及巨大卵巢囊肿等鉴别。

5. 常见疾病的鉴别

| 结核性腹膜炎 | 肝硬化腹水 | | | 腹腔恶性肿瘤 |
	并发自发性腹膜炎	并发结核性腹膜炎	合并原发性肝癌	
结核病史,腹水草黄色,淋巴细胞为主,腹腔镜及活组织检查对诊断困难者有确诊价值,腹膜有广泛粘连为腹腔镜检查的禁忌证	腹水透明度↓,比重介于漏出液和渗出液之间,白细胞常 >500 × 10⁶/L,其中多形核白细胞计数 >250 × 10⁶/L。做腹水细菌培养,多为革兰阴性杆菌	性质可介于渗出液和漏出液之间,淋巴细胞为主,细菌培养阴性	腹水多为血性,应做细胞学检查	腹水为黄色渗出液或血性,生长迅速且持续存在。鉴别良恶性腹水的主要方法——细胞学检查。腹水中 CEA↑

【助记】血性腹水病因虽多,但一定要有血管或毛细血管的破裂或血管渗透压增高或有凝血机制障碍等因素存在,血液才能渗入或漏入腹腔。

考点15 肝大

1. 概念 正常肝下缘在肋下一般不能触及,在剑突下可触及。以剑突下 3 cm 以内,不超过上腹部剑突下至脐连线的上 1/3 处为标准,若超过则为肝大。右胸腔积液、肺气肿、腹壁松软和内脏下垂时可触及,易被误认为肝大。

肝大分 3 度。轻度增大:肋下 1~3 cm;中度增大:肋下 4~5 cm;重度增大:肝脾平脐。

2. 常见病因

病因 { 感染性:病毒性、衣原体、立克次体、细菌、螺旋体、真菌、原虫和蠕虫
非感染性:淤血性、胆汁淤积性、代谢障碍性、肝硬化、肿瘤和囊肿

3. **诊断方法**　①病史；②体格检查；③实验室检查；④器械检查。

4. **常见肝大的鉴别诊断**

感染性肝大	非感染性肝大				
	肝硬化	酒精性肝病	自身免疫性肝炎	原发性胆汁性肝硬化	原发性肝癌
多有发热,急性梗阻性化脓性胆管炎及细菌性肝脓肿时多寒战;阿米巴肝脓肿、肝棘球蚴病多肝右叶大,血吸虫病则多左肝大	以肝组织弥漫性纤维化、假小叶和再生结节形成为特征,以肝功能损害和门静脉高压为主	长期、大量饮酒所致	病因不明,伴有高球蛋白血症、多种自身抗体和汇管区呈碎屑样坏死	肝内细小胆管的慢性破坏性炎症为主,有肝内胆汁淤积病史	肝细胞或肝内胆管细胞发生的癌

注意:肝炎病毒感染是我国导致肝大的最常见的原因,其中以乙型、丙型病毒感染最常见。慢性肝炎:肝发生炎症及肝细胞坏死持续6个月以上。

考点16　淋巴结肿大

1. 正常淋巴结

淋巴结为重要的免疫器官,发挥着体液和细胞免疫应答的作用。浅表淋巴结可通过一般体检发现,而深部淋巴结只能通过X线、超声和CT检查等发现。

淋巴结肿大:①在浅表淋巴结区域触及直径 > 1 cm的淋巴结,且常可多个肿大;②内部发现淋巴结。

2. 淋巴结肿大常见原因

病因 {
良性淋巴结肿大:各种感染
恶性淋巴结肿大:恶性淋巴瘤、淋巴细胞性白血病、恶性肿瘤淋巴结转移
介于良恶性之间的淋巴结肿大:见于血管滤泡性淋巴结增生症

3. 浅表淋巴结的触诊方法与顺序

见第一章第二节考点2。

4. 触诊内容

见第一章第二节考点2。

5. 临床意义

局部淋巴结肿大	全身淋巴结肿大		
	良性反应性	恶性肿瘤性	介于良恶性之间
全身淋巴结肿大的早期表现,淋巴结区域的外伤、感染或肿瘤	有明确病因 + 原发病的表现;病理:非特异性增生,淋巴结的基本结构存在,未被破坏,临床呈良性经过,去除病因后可恢复	无明确病因 + 淋巴结呈进行性无痛性肿大 + 局部受压的表现;病理:正常结构被破坏,临床呈恶性经过,预后很差	易误诊为恶性,部分最终可转变为恶性

📖 **考点17 紫癜**

1.概念 皮肤或黏膜下出血,出血直径3~5 mm——紫癜,直径≤2 mm——出血点或瘀点,直径>5 mm——瘀斑。

2.常见原因

病因		疾病举例
血管缺陷		毛细血管扩张症、过敏性紫癜
血小板量或质的异常	量的异常	血小板减少性紫癜
	质的异常	血小板无力症、药物诱发的血小板功能异常
凝血异常		血友病、维生素K缺乏症
纤溶异常		纤维蛋白溶解亢进症
抗凝物质增多		抗凝药物应用过量、结缔组织疾病
综合因素		弥散性血管内凝血(DIC)、严重肝病出血

3.紫癜与出血性皮疹的鉴别

紫癜	可见于全身各处皮肤和黏膜,不高于皮肤,而过敏性紫癜分布于四肢和臀部,高出皮面。开始为红色,压不褪色,逐渐变暗变黄,1~2周即可消失,同时伴有其他出血倾向,如鼻出血、牙龈出血、尿血和便血等
小红痣	红色,压之不褪色,高出皮面,表面光亮,常终身不消失
充血性皮疹	红色、压之褪色

【助记】紫癜不褪不高出,过敏肢臀高出皮;红痣不褪高出皮,皮疹压之可褪色。
注意:紫癜与充血性皮疹的主要区别是按压后是否褪色或消失。

📖 **考点18 脾大**

1.正常脾的体表投影位置 正常脾在左腋中线第9~11肋骨之间,其长度为4~7 cm,叩诊时为浊音,但前方不超过腋前线。肋缘下不能触及脾,除极少数因内脏下垂、左侧胸腔积液、气胸等使脾向下移位而触及外,凡在仰卧或侧卧位能触及脾则均为脾大。

2.常见病因

病因 { 感染性:细菌性、病毒性、立克次体和寄生虫
　　　 非感染性:自身免疫病、血液病、淤血性脾大、淀粉样变性等

3.体格检查时脾大的测量方法

第Ⅰ线测量(甲乙线)	第Ⅱ线测量(甲丙线)	第Ⅲ线测量(丁戊线)
左锁骨中线左肋缘至脾下缘的距离,以"cm"表示,脾轻度大时只做第Ⅰ线测量	左锁骨中线与左肋缘交点至脾远点的距离	脾右缘与前正中线的距离,超过中线时以"+"表示,未超过中线时以"-"表示

4.临床常用脾大分度标准

轻度大	≤肋缘下 2 cm
中度大	>2 cm 至脐水平线以上
高度大(巨脾)	超过脐水平线或前正中线

【助记】体位仰侧用三线,垂直肋弓手稍弯,临床肿大分三度。
　　　轻肿传染尤感染,中度慢淋肝硬化,高度慢粒疟骨纤。

考点19　尿量异常

1.定义　正常成人尿量:1 000 ~ 2 000 ml/24 h,超过或减少则为尿量异常,包括多尿、少尿、无尿与夜尿增多。

多尿	>2 500 ml/24 h
少尿	<400 ml/24 h,或持续 < 17 ml/h
无尿	<100 ml/24 h,12 h 完全无尿
夜尿增多	夜尿量占全日总尿量的50% 以上或 >750 ml

2.尿量异常的临床意义

(1)多尿的临床意义

生理性		正常人饮水过多
病理性	机制	肾浓缩功能不全、溶质性利尿、抗利尿激素分泌下降或肾对抗利尿激素失敏
	病因	1.内分泌代谢疾病 2.肾脏疾病 3.精神性疾病　精神性多饮、精神分裂症 4.排水性　各种原因水肿的消肿期多尿、利尿剂利尿

(2)少尿和无尿的临床意义

肾前性	有效血容量减少、心脏排血功能下降、肾血管病变等
肾性	肾小球、肾小管病变
肾后性	机械性尿路梗阻

(3)夜尿增多的临床意义:提示肾浓缩功能减退,是慢性肾功能不全最早症状和肾间质疾病患者常见主诉。尿比重持续固定在 1.010 上下,为肾衰竭尿毒症的表现之一。

考点20　尿路刺激征

1.概念　尿频、尿急和尿痛,以泌尿系统感染引起最为常见。

2.临床意义

(1)尿频:①生理性尿频,如饮水过多、精神紧张或气候寒冷;②病理性尿频,可分为 4 种。

多尿性尿频	炎症性尿频	神经源性尿频	膀胱容量减少性尿频
排尿次数↑ 每次尿量不少	尿频而每次尿量↓ 多伴有尿急和尿痛 尿液镜检有炎性细胞	尿频而每次尿量↓ 不伴尿急、痛 尿液镜检无炎性细胞	尿频
糖尿病、尿崩症、精神性多饮和急性肾衰竭	膀胱炎、尿道炎、前列腺炎和尿道旁腺炎	中枢神经及周围神经病变如癔症、神经源性膀胱	压迫膀胱的疾病、卵巢囊肿或膀胱结核引起膀胱纤维性缩窄、尿道口周围病变

(2)尿急:常见于炎症。

(3)尿痛:①尿急病因都可引起尿痛;②部位多在耻骨上区、会阴部和尿道内,性质可为灼痛或刺痛;③尿道炎多排尿开始时疼痛;④后尿道炎、膀胱炎和前列腺炎常出现终末性尿痛。

注意:区别急性膀胱炎与急性肾盂肾炎。

急性肾盂肾炎 = 膀胱刺激征 + 寒战 + 发热 + 肾区叩痛 + 脓尿(白细胞管型)。

急性膀胱炎 = 膀胱刺激征(无发热、无肾区叩痛、无白细胞管型,但可有脓尿)。

📖 考点21 血尿

1.概念 血尿是指尿中红细胞↑。根据是否被肉眼发现分为肉眼血尿和镜下血尿。

分类 { 肉眼血尿:洗肉水样,镜下可见满视野的红细胞
镜下血尿:尿沉渣镜检红细胞 >3 个/高倍视野

【助记】血尿病因泌尿系,肉眼浑浊洗肉水;镜下高于 3 视野,假性药物和溶血。

2.肉眼血尿的定位诊断 通过尿三杯试验,根据初段、终末段、全程来判断红细胞的来源。

(1)初始血尿——尿道。

(2)终末血尿——膀胱颈部、三角区或后尿道的前列腺和精囊腺。

(3)全程血尿——肾脏或输尿管。

3.临床意义

泌尿生殖系统疾病 (最常见的原因)	肾或尿路结石、结核、肿瘤,各型肾小球肾炎、肾盂肾炎,多囊肾,肾下垂,肾血管畸形或病变,以及生殖系统炎症、肿瘤、出血(如前列腺炎、肿瘤、输卵管炎、宫颈癌等)
全身性疾病	血液病——血小板减少性紫癜等 感染性疾病——败血症、肾综合征出血热 结缔组织病——系统性红斑狼疮 心血管疾病——高血压肾病、肾动脉硬化病 内分泌代谢疾病——痛风
泌尿系邻近器官疾病	异位妊娠、恶性肿瘤,但程度多较轻
药物毒副作用	磺胺类、水杨酸类、某些抗生素类、环磷酰胺

注意:区别真性血尿、假性血尿。真性血尿分为镜下血尿和肉眼血尿,肉眼血尿呈浑浊、洗肉水样;假性血尿多呈透明红色,有些是药物所致,还有血红蛋白尿,多为溶血所致,尿液镜检无红细胞,可通过询问病史除外女性月经污染尿液。

📖 **考点22　头痛**

1. 常见病因

（1）原发性：又称特发性头痛，常见偏头痛、紧张型头痛。

（2）继发性：脑血管病、颅内感染、颅脑外伤等。

2. 临床表现

（1）发病情况：①急性起病＋发热＝感染；②头痛急剧＋持续不减＋意识障碍＋无发热＝脑血管病（蛛网膜下腔出血）；③长期＋反复发作头痛或搏动性头痛＝血管性头痛（偏头痛）；④慢性＋进行性头痛＋颅内压增高＝颅内占位；⑤青壮年慢性头痛＋无颅内压增高＝肌收缩性头痛（肌紧张性头痛）。

（2）头痛部位

偏头痛、丛集性头痛	多在一侧
颅内病变的头痛	深在性且较弥散，疼痛多向病灶同侧放射
高血压头痛	多在额部或整个头部
眼源性头痛	浅在性且局限于眼眶、前额或颞部
鼻源性头痛、牙源性头痛	多为浅表性疼痛
全身性或颅内感染性疾病	多为全头痛
蛛网膜下腔出血或脑脊髓膜炎	常伴有颈痛

（3）头痛的程度与性质：按程度分轻、中、重三度，但与病情的轻重无关。三叉神经痛、偏头痛及脑膜刺激的疼痛最为剧烈。

（4）头痛出现的时间与持续时间

颅内占位性头痛	凌晨或夜间较重
鼻窦炎头痛	常发于清晨或上午
丛集性头痛	常在晚上发生
女性偏头痛	常与月经期有关
脑肿瘤头痛	多为持续性，可有缓解期

（5）加重、减轻或激发头痛的因素

颅内高压性、血管性、颅内感染性及脑肿瘤性头痛	加重因素	咳嗽、打喷嚏、摇头和俯身
颈肌急性炎症所致的头痛		颈部运动
丛集性头痛	缓解因素	直立位
慢性或职业性的颈肌痉挛所致的头痛		活动按摩颈肌
偏头痛		应用麦角胺

3. 伴发症状

伴剧烈呕吐	颅内压增高，呕吐后头痛减轻者见于偏头痛
慢性头痛突然加剧伴意识障碍	可能发生脑疝

伴视力障碍	青光眼或脑肿瘤
伴脑膜刺激征	脑膜炎或蛛网膜下腔出血
伴眩晕	小脑肿瘤、椎 – 基底动脉供血不足
伴发热	感染性疾病
慢性进行性头痛伴精神症状	颅内肿瘤
伴癫痫	脑血管畸形,脑内寄生虫病或脑肿瘤
伴神经功能紊乱症状	神经功能性头痛

考点23 眩晕

1. **概念** 眩晕是一种人体空间位置感的幻觉。

(1)眩晕:周围环境或自身在旋转、晃动,常伴恶心、呕吐等。

(2)头晕:头重脚轻,不伴有周围环境或自身旋转的感觉。

2. **分类**

按病变部位 { 前庭系统性、非前庭系统性
颅内病变、颅外病变
按病变器官分类

缺点:只能定位,无助于定性及区分发病机制。

按眩晕性质 { 真性眩晕:前庭系统性眩晕
假性眩晕:由全身性疾病引起

缺点:笼统,无明确的定位、定性价值。

3. **常见病因及临床表现**

耳源性眩晕(前庭迷路感受异常)	如梅尼埃综合征,表现:发作性眩晕、耳鸣、眼球震颤。发作时间较短,自觉物体、自身旋转,行走中可偏斜,发作中神志清楚
中毒性眩晕(损害内耳听神经末梢,前庭器官中毒)	耳毒性药物所致,如链霉素,表现:双侧感音性耳鸣
颈性眩晕(颈椎骨质增生致使脑基底动脉供血不足)	发作常与头颈转动有关,伴有复视、暂时性视野缺损。X线显示颈椎有骨质增生
小脑疾病	表现:平衡失调,轻度眩晕、醉汉样步态
大脑疾病	癫痫发作、偏头痛发作,常根据其原发病进行诊断
眼源性眩晕	眼肌麻痹产生复视
植物神经官能症	头晕、眼花等神经衰弱症状,头昏、头晕不是真正的眩晕

注意:晕动病是由于车、船及飞机的颠簸,内耳前庭受到刺激产生的前庭功能紊乱。其诱发因素:情绪紧张、焦虑不安和嗅到不良气味。

考点24　意识障碍

1.概念　人对周围环境及自身状态的识别和觉察能力出现障碍。

2.分类及常见病因

分类
- 醒觉障碍(对外界环境刺激的反应)
  - 嗜睡
  - 意识模糊
  - 昏睡
  - 昏迷(最严重)
- 意识内容障碍
  - 精神错乱
  - 谵妄状态

病因
- 全身各种躯体疾病:各器官疾病、内分泌疾病、水电解质紊乱
- 感染中毒性疾病:败血症、伤寒、中毒性痢疾
- 脑器质性疾病:脑血管病、脑占位性疾病、颅脑损伤、癫痫
- 急性发作的各种功能性疾病:癔症、急性精神分裂症

3.临床表现

(1)嗜睡:最轻的意识障碍,能被唤醒,醒后可正确回答问题和做出各种反应,刺激去除后很快再入睡。

(2)意识模糊:在嗜睡基础上对时间、地点或人物等定向力丧失。

(3)昏睡:持续深度睡眠状态,接近于人事不省。在强烈的刺激下才能唤醒,醒时答话含糊或答非所问,但很快又昏睡。

(4)昏迷:最严重的意识障碍,持续性意识完全丧失。根据对周围环境或外界刺激的反应,分为3度。

浅昏迷	对声、光等刺激无反应,疼痛刺激可出现痛苦的表情或肢体退缩等防御反应,眼球运动、瞳孔对光、角膜、吞咽等反射可存在
中度昏迷	对周围事物及各种刺激均无反应,对强烈疼痛刺激有防御反应,角膜与瞳孔对光等反射均减弱
深昏迷	全身肌肉松弛,对各种刺激全无反应,深浅反射均消失

(5)谵妄:兴奋性增高为主的高级神经中枢急性活动失调。表现:意识模糊、定向力丧失、感觉错乱、躁动不安、言语杂乱,如急性感染的高热期、急性酒精中毒、肝性脑病。

注意:感染中毒性脑病,如急性大叶性肺炎、急性细菌性痢疾等,昏迷可能是其首发症状。

4.伴随症状

瞳孔缩小	巴比妥、有机磷农药中毒
针尖样瞳孔	吗啡中毒或脑桥出血
瞳孔散大	阿托品、枕骨大孔疝;单侧散大:颞叶钩回疝
脑膜刺激征	颅内感染、颅内高压、感染中毒性脑病
伴发热	先发热后意识障碍:颅内外严重感染 先有意识障碍后发热:脑出血、蛛网膜下腔出血、巴比妥类药物中毒
伴高血压	高血压脑病、脑血管病、肾衰竭或颅内高压
伴心动过缓	三度房室传导阻滞、吗啡类中毒

伴心动过速	快速性室性心律失常、阿托品中毒
伴呼吸缓慢而浅	呼吸中枢受抑制、碱中毒、吗啡、巴比妥类、有机磷中毒
伴呼吸缓慢而深	代谢性酸中毒、尿毒症、糖尿病酮症、乳酸酸中毒
伴两眼向一侧凝视	脑血管病
伴肢体瘫痪	脑血管病

第二节 体格检查

考点 1 一般检查

1. 生命体征

体温	1. 口测法 正常值36.3~37.2 ℃,较准确,不用于婴幼儿、昏迷者 2. 肛测法 正常值36.5~37.7 ℃,多用于婴幼儿、昏迷者 3. 腋测法 正常值36~37 ℃,简便、安全,且不易发生交叉感染,最常用方法
脉搏	详见心血管检查
呼吸	1. 呼吸运动 正常男性和儿童以腹式呼吸为主,女性以胸式呼吸为主。上呼吸道部分阻塞患者可见"三凹征",常见于气道阻塞,如气道异物 2. 呼吸频率 正常呼吸为16~18 次/min。呼吸过速:>24 次/min,常见于发热、贫血、甲状腺功能亢进。呼吸过缓:<12 次/min,常见于颅内高压和麻醉药、镇静药过量 3. 呼吸深度 呼吸浅快见于呼吸肌麻痹、严重鼓肠、腹水和肥胖等;呼吸深快,见于剧烈运动时、情绪激动或过度紧张;严重代谢性酸中毒(Kussmaul 呼吸),常见于糖尿病酮中毒和尿毒症酸中毒等 4. 呼吸节律 潮式呼吸(Cheyne-Stokes 呼吸):浅慢—深快—浅慢—暂停,周而复始,见于呼吸抑制,大脑损害(大脑皮质水平)等。间停呼吸(Biots 呼吸):正常—暂停—正常,周而复始,见于呼吸抑制、颅内压高、大脑损害(在延髓水平)。抑制性呼吸:常见于急性胸膜炎、肋骨骨折等。叹气样呼吸:多见于功能性病变
血压		类别	收缩压/mmHg	舒张压/mmHg
---	---	---
理想血压	<120	<80
正常高值	120~139	80~89
高血压	≥140	≥90
1 级高血压(轻度)	140~159	90~99
2 级高血压(中度)	160~179	100~109
3 级高血压(重度)	≥180	≥110
单纯收缩期高血压	≥140	<90	

2. 发育与体型

（1）在发育成熟前，如出现腺垂体功能亢进，可导致体格异常高大，称为巨人症。在发育成熟后，可导致肢端肥大症。

（2）如发生垂体功能减退，可导致体格异常矮小，称为侏儒症。

（3）如发生甲状腺功能减退，可导致体格矮小和智力低下，称为呆小症。

【助记】带"小"的疾病应注意，可伴有智力低下（呆小症、小颅）。

3. 营养状态

（1）简便评价：脂肪充实程度，前臂屈侧或上臂背侧下 1/3 处。

（2）体重低于正常的 10% 以上称为消瘦，体重超过正常标准的 20%，为肥胖。体重指数（BMI）= 体重（kg）/身高的平方（m²），WHO 肥胖标准为 BMI ≥ 30 kg/m²，中华医学会肥胖标准为 BMI ≥ 25 kg/m²。

4. 意识状态

根据意识障碍程度可将其分为嗜睡（呼之能醒）、意识模糊、昏睡（可应答，无意识）、昏迷（呼之不应）以及谵妄（胡说八道）。

【助记】嗜睡能叫醒，昏睡能答应，昏迷无动静，谵妄闹不停。

5. 面容与表情

特殊面容	表现	临床意义
急性病容	面色潮红，兴奋不安，鼻翼扇动	急性感染性疾病
慢性病容	面容憔悴无光泽	慢性消耗性疾病
贫血面容	面色苍白，口唇、眼睑苍白	各种原因所致贫血
甲状腺功能亢进面容	面容惊愕，眼裂增宽，眼球凸出，目光炯炯，兴奋不安，烦躁易怒	甲状腺功能亢进症
黏液性水肿面容	面色苍黄，颜面水肿，睑厚面宽，目光呆滞，眉毛、头发稀疏，舌色淡、肥大	甲状腺功能减退症
二尖瓣面容	面色晦暗、双颊紫红、口唇轻度发绀	风湿性心脏病二尖瓣狭窄
伤寒面容	表情淡漠，反应迟钝呈无欲状	伤寒
苦笑面容	牙关紧闭、面肌痉挛呈苦笑状	破伤风
肢端肥大症面容	头颅增大，面部变长，下颌大且向前突出，两骨隆起，耳鼻增大	垂体肿瘤
满月面容	面如满月，皮肤发红，常伴痤疮及胡须生长	库欣综合征和长期应用糖皮质激素的患者
面具面容	面肌僵硬，表情呆板，如戴面具	帕金森病、脑炎、脑血管病、脑萎缩等
病危面容	面部瘦削，面色铅灰或灰白，眼窝凹陷	严重脱水、出血、休克等

6.体位与姿势

自主体位	见于正常人、轻症和疾病早期患者
被动体位	见于极度衰竭或意识丧失者
强迫体位	常见强迫仰卧位(急性腹膜炎)、强迫俯卧位(脊柱疾病)、强迫侧卧位(单侧胸膜炎和大量胸腔积液)、强迫坐位(心肺功能不全)、强迫蹲位(发绀型先天性心脏病)、强迫停立位(心绞痛)、辗转体位(胆石症、胆道蛔虫症、肠绞痛)、角弓反张位(破伤风、脑炎及小儿脑膜炎)

【助记】腹部疼痛时降低腹壁压力可明显缓解,心脏疾病降低回心血量可缓解,神经症状呈阵发性。

考点2 皮肤、黏膜、淋巴结检查

1.皮肤检查

颜色	苍白(贫血)、发红(发热性疾病)、发绀(缺氧、血红蛋白增多)、黄染
湿度	多汗、盗汗、冷汗、无汗干燥
弹性	选择手背或上臂内侧部位,以皮肤褶皱平复速度判定
皮疹	斑疹(斑疹伤寒、丹毒)、玫瑰疹(伤寒和副伤寒)、丘疹(猩红热、风疹及药疹)、荨麻疹(过敏反应)等 【助记】玫瑰(疹)赠负(副伤寒)伤(伤寒)英雄
皮下出血	直径<2 mm 称为瘀点,直径 2~5 mm 为紫癜,直径>5 mm 为瘀斑 【助记】小点大斑中紫癜,皮下出血不凸显
蜘蛛痣与肝掌	肝脏对雌激素的灭活功能减退,见于肝脏疾病
水肿	轻度:疏松组织水肿;中度:全身水肿;重度:下垂、腔内积液
皮下结节	注意其大小、硬度、部位、活动度及有无压痛等

2.淋巴结检查

淋巴结特点	直径 0.2~0.5 cm,质地柔软,表面光滑,无压痛,无粘连,不易触及
触诊方法	1.颈部淋巴结——由浅入深滑动触诊,患者应头偏向检查侧 2.锁骨上窝淋巴结——患者取坐位或卧位,用双手触诊,左手触诊右侧,右手触诊左侧,由浅入深至锁骨后深部 3.腋窝淋巴结——以一手扶患者前臂稍外展,一手进行检查。一般医生以右手检查左侧,以左手检查右侧,由浅入深直达腋窝各部 4.滑车上淋巴结——左手托患者左前臂,以右手向滑车上部位由浅入深地进行触诊,以检查左侧,检查右侧时则相反
触诊顺序	耳前、耳后、枕部、颌下、颏下、颈前、颈后、锁骨上窝、腋窝、滑车上、腹股沟、腘窝等
触诊内容	应注意部位、大小、硬度、压痛、活动度、有无粘连、局部皮肤有无红肿、瘢痕和瘘管等

指示疾病	1. 局限性淋巴结肿大　非特异性淋巴结炎、淋巴结结核、恶性肿瘤淋巴结转移（胃癌多向左侧锁骨上淋巴结转移，称 Virchow 淋巴结；胸部肿瘤如肺癌可向右锁骨上或腋窝淋巴结群转移） 【助记】为爱做锁费油烟（胃癌左锁肺右腋） 2. 全身淋巴结肿大　可见于传染性单核细胞增多症，淋巴瘤，各型急、慢性白血病等

📖 考点 3　头颈部检查

1. 头部检查

头颅		1. 小颅——囟门早闭伴智力障碍
		2. 尖颅——见于矢状缝和冠状缝早闭（Apert 综合征）
		3. 方颅——小儿维生素 D 缺乏病（佝偻病）、先天性梅毒
		4. 巨颅——脑积水（落日现象）
		5. 长颅——肢端肥大症、Manfan 综合征（马方综合征）
		6. 变形颅——变形性骨炎（Paget 病）
颜面	眼	1. 睑内翻常见于沙眼
		2. 眼球突出，双侧见于甲状腺功能亢进
		3. 角膜
		(1) 灰白色浑浊环为脂类沉积老年环
		(2) 黄色或棕褐色色素环为铜代谢障碍导致，见于肝豆状核变性（Wilson 病）
		4. 瞳孔
		(1) 扩大——青光眼绝对期、视神经萎缩、外伤、阿托品等药物影响。濒死状态——双侧瞳孔散大 + 对光反射消失
		(2) 缩小——有机磷类农药中毒、虹膜炎症、药物影响（吗啡、氯丙嗪等）
		(3) 瞳孔大小不等——颅内病变（脑肿瘤、脑外伤等）
		(4) 瞳孔对光反射迟钝或消失——昏迷患者
	鼻	1. 蛙状鼻——鼻息肉肥大
		2. 鼻窦——上颌窦、额窦、筛窦、蝶窦，其中蝶窦不能在体表进行检查
	口	1. 口腔黏膜　麻疹早期表现——麻疹黏膜斑（Koplik 斑）；白色念珠菌感染——雪口病（鹅口疮）
		2. 暂时性舌体肿大——炎症、血管神经性水肿；长时间舌体肿大——黏液性水肿、呆小症、先天愚型（唐氏综合征）、淀粉样变
		3. 移行性舌炎——病因不明，由维生素 B_2 缺乏导致
		4. 裂纹舌——维生素 B_2 缺乏与唐氏综合征
		5. 镜面舌——萎缩性舌炎、缺铁性贫血、恶性贫血、慢性萎缩性胃炎
		6. 毛舌（黑舌）——真菌感染、久病衰弱、长期应用广谱抗生素
		7. 牛肉舌——糙皮病（烟酸缺乏）
		8. 草莓舌——猩红热和长期发热患者
		【助记】鹅撵猪（鹅口疮念珠菌），猫真俊（毛舌真菌），牛皮糙（牛肉舌糙皮病），草莓红（草莓舌猩红热）
	腮腺	导管开口位于上颌第二磨牙对面的颊黏膜上

2. 颈部检查

颈部姿势	颈部强直常见于脑膜炎、蛛网膜下腔出血
颈部血管	颈静脉怒张,见于静脉压力增高的疾患如右侧心力衰竭、缩窄性心包炎、心包积液、上腔静脉阻塞综合征
气管	大量胸腔积液、积气、纵隔肿瘤及单侧甲状腺肿可将气管推向健侧,而肺不张、肺硬化、胸膜粘连可将气管拉向患侧 【助记】多且大的向健侧推,小且粘的往患侧拉
甲状腺肿大	Ⅰ度:看不见,但能摸得到 Ⅱ度:能看见,能摸到,但不超过胸锁乳突肌 Ⅲ度:能看见,能摸到,且超过了胸锁乳突肌 常见甲状腺功能亢进、单纯性甲状腺肿、甲状腺癌、慢性淋巴性甲状腺炎等

📖 考点4 胸部检查

视诊	1. 胸壁　下腔静脉阻塞时,曲张静脉血流方向为自下而上;上腔静脉阻塞则相反 2. 胸廓　①扁平胸。②桶状胸:前后径:左右径≥1,见于肺气肿。③佝偻病胸:包括漏斗胸、鸡胸、佝偻病串珠。④胸廓一侧膨隆——大量胸腔积液、气胸;胸廓一侧塌陷——广泛胸膜肥厚粘连、大面积肺不张、肺纤维化等。⑤脊柱前凸、后凸或侧凸造成胸廓形态异常 3. 呼吸　见第一章第二节考点1
触诊	1. 语音震颤　增强——①肺实变;②较浅而大的肺空洞(如肺结核、肺脓肿、肺肿瘤所致的空洞)。减弱——①肺泡内含气量增多,传导声波的能力降低,如肺气肿及支气管哮喘发作时;②支气管阻塞,如阻塞性肺不张、气管内分泌物增多;③胸膜显著增厚粘连,胸壁皮下气肿,大量胸腔积液或气胸等 2. 胸膜摩擦感　腋中线第5~7肋间最易检查,阳性为存在于吸气相和呼气相的粗糙摩擦感,见于胸膜炎早期(纤维素渗出期)、尿毒症
叩诊	1. 正常胸部可出现的叩诊音为清音、实音、浊音、鼓音,正常肺部呈清音 2. 肺界　肺下界降低见于肺气肿、腹腔内脏下垂;肺下界上升见于肺不张、膈肌上升;肺下界移动度减弱见于肺气肿、肺不张、肺纤维化、肺炎及水肿。肺下界移动度叩不出见于胸腔积液、积气、胸膜粘连
听诊	1. 正常呼吸音　肺泡呼吸音、支气管呼吸音、支气管肺泡呼吸音、气管呼吸音 2. 异常呼吸音　①肺泡呼吸音减弱,见于胸廓活动受限、呼吸肌疾病、支气管阻塞等;异常支气管呼吸音,见于肺组织实变、肺内大空洞、压迫性肺不张;②呼气音延长;③断续性呼吸音;④粗糙性呼吸音 3. 啰音　①湿啰音:局部湿啰音见于肺局部疾病;双侧肺底湿啰音见于心力衰竭所致肺淤血、肺炎;双侧满布湿啰音见于严重肺水肿、严重肺炎。②干啰音:局部干啰音见于肿瘤或支气管结核;双侧干啰音见于慢性支气管炎、支气管哮喘、心源性哮喘等

考点5　心血管检查

1.心脏检查

视诊	心前区	1.隆起与凹陷　常见于先天性心脏病 2.异常搏动 (1)胸骨左缘第3~4肋间搏动——右心室肥大 (2)胸骨左缘第2肋间搏动——肺动脉高压 (3)胸骨右缘第2肋间搏动——升主动脉扩张、主动脉弓瘤 (4)剑突下搏动——右心室肥大、腹主动脉瘤
	心尖	1.左心室增大心尖搏动向左下移位;右心室增大向左移位 2.心尖搏动增强见于左心室肥大、甲状腺功能亢进、发热等,减弱见于心肌病变等 3.负性心尖搏动,见于粘连性心包炎、右心室明显肥大
触诊	胸壁	1.震颤(器质性心血管病的特征性体征之一) 2.心包摩擦感　在胸骨左缘第4肋间或心前区触及,为收缩期及舒张期的双相粗糙摩擦感。临床意义:心包腔内纤维素性渗出,见于急性纤维素性心包炎
叩诊	心浊音界	1.左心室增大(靴形心)　心界向左下增大,见于主动脉瓣关闭不全、高血压病 2.右心室增大　心界向两侧扩大,以向左显著,见于二尖瓣狭窄、肺源性心脏病、房间隔缺损 3.左、右心室增大　心界向两侧扩大,左侧向左下扩大,见于扩张型心肌病 4.左心房增大并发肺动脉段扩大(梨形心)　心腰凸出,见于二尖瓣狭窄 5.心包积液(呈烧瓶样)　心界向两侧扩大,随体位而改变,见于心包积液
听诊	心律	心房纤颤听诊特点:心跳节律不一致、第一心音强弱不一致、心率脉率不一致。脉率少于心率称为脉搏短绌 【助记】"三不一少"
	心音	1.强弱的改变 (1)S_1强弱不等:见于完全性房室传导阻滞、心房颤动等 (2)P_2增强:见于肺源性心脏病、先天性心脏病、左侧心力衰竭等 2.性质的改变 (1)单音律:S_1、S_2极其相似,见于严重心肌病变 (2)钟摆律或胎心率:S_1、S_2均较弱,提示病情严重,见于重症心肌炎、大面积心肌梗死 3.心音分裂 (1)S_1分裂:见于完全性右束支传导阻滞等 (2)S_2分裂:①固定分裂(分裂不受呼吸影响),见于房间隔缺损;②反常分裂(主动脉瓣关闭迟于肺动脉瓣)见于完全性左束支传导阻滞、主动脉瓣狭窄等 4.额外心音 (1)奔马律(舒张期):①舒张早期奔马律,常见于急性心肌梗死、心力衰竭等;②重叠性奔马律,常见于心力衰竭及心肌病等 (2)开瓣音(舒张期):提示瓣叶尚有弹性及活动性(间接指标) (3)喀喇音(收缩期):见于二尖瓣脱垂。若伴有收缩晚期杂音,称为二尖瓣脱垂综合征

听诊	心音	5. 心脏杂音 （1）二尖瓣听诊区（心尖部） 1）二尖瓣狭窄：舒张中晚期，隆隆样 2）二尖瓣关闭不全：收缩期，吹风样 3）Austin-Flint 杂音：二尖瓣处于半关闭状态出现心尖部舒张期杂音，见于重症主动脉瓣关闭不全 （2）肺动脉瓣区 1）二尖瓣狭窄所致的肺动脉高压患者，可出现柔和、吹风样、舒张期杂音，伴有 P_2 亢进，此类杂音称 Graham-Steell 杂音 2）肺动脉瓣狭窄：收缩期，喷射性、粗糙 注意：动脉导管未闭——胸骨左缘第 2 肋间，粗糙、响亮、机器转动样、持续于整个收缩期与舒张期 （3）主动脉瓣听诊区 1）主动脉瓣狭窄：收缩期，喷射性、粗糙响亮，向颈部传导 2）主动脉瓣关闭不全：舒张早期，叹气样，向胸骨左缘及心尖部传导 注意：胸骨左缘第 3、4 肋间响亮、粗糙、喷射样收缩期杂音伴震颤，见于肥厚型梗阻性心肌病、室间隔缺损 6. 心包摩擦音　与心搏一致，音质粗糙、高音调、搔抓样，可发生在收缩期与舒张期，屏气时仍存在，于心前区或胸骨左缘第 3、4 肋间最易听到。见于纤维素性心包炎、尿毒症、急性心肌梗死等

2. 血管检查

脉搏	1. 水冲脉　系脉压大所致，见于主动脉瓣关闭不全、甲状腺功能亢进、先天性心脏病动脉导管未闭和严重贫血等 2. 交替脉　左侧心力衰竭重要体征，见于急性心肌梗死、高血压心脏病和主动脉瓣关闭不全等 3. 奇脉（吸停脉）　常见于心包缩窄或心脏压塞 4. 无脉　见于严重休克及多发性动脉炎
血管杂音	1. 脐周或上腹部连续性静脉营营声——门静脉高压 2. 颈部动脉连续性杂音——甲状腺功能亢进 3. 上腹部及腰背部收缩期杂音——肾动脉狭窄 4. 胸部连续性杂音——肺内动、静脉瘘 5. 胸骨中下端连续性杂音——冠状动、静脉瘘
周围血管征	枪击音、Duroziez 双重杂音、毛细血管搏动征、水冲脉。见于脉压增大的患者，如主动脉瓣关闭不全、动脉导管未闭、甲状腺功能亢进症、严重贫血等

考点6 腹部检查

视诊	1.隆起 ①全腹隆起,除过度肥胖和晚期妊娠外,多为病态。常见于大量腹水(仰卧时呈蛙状腹,见于晚期肝硬化),高度胃肠胀气,巨大腹块如卵巢囊肿、畸胎瘤、人工气腹。②局部隆起,常见于腹腔内脏器肿大、炎性包块、肿瘤、局部肠胀气及腹壁上的肿物或疝 2.凹陷 ①全腹凹陷,呈舟状腹,见于极度消瘦、严重脱水;②局部凹陷,见于腹壁瘢痕收缩 3.胃肠型和蠕动波 (1)幽门梗阻——上腹部从左到右的蠕动波 (2)小肠梗阻——脐周呈多层梯形排列的蠕动波 (3)结肠梗阻——腹部周边蠕动波
触诊	1.腹壁紧张度 (1)弥漫性腹壁紧张:胃肠穿孔;结核性、癌性腹膜炎(腹壁揉面感) (2)局限性腹壁紧张:急性阑尾炎(右下腹);胆囊炎(右上腹) (3)腹壁紧张度减低或消失:体弱、经产妇;腹肌瘫痪、重症肌无力 2.压痛、反跳痛、压痛点 压痛多由炎症、结核、结石、肿瘤等所引起;反跳痛标志着炎症波及壁腹膜;压痛点反应固定疾病(阑尾炎麦氏点,胆囊炎莫氏点) 3.脏器触诊 (1)肝脏触诊 1)大小:在肋下1 cm,剑突下3 cm以内触及正常 2)质地:正常肝脏质地柔软,急性肝炎及脂肪肝时质地稍韧;肝硬化质硬 3)正常肝脏表面光滑,无结节,边缘整齐 (2)脾脏触诊 1)轻度肿大:深吸气时脾在肋下不超过2 cm 2)中度肿大:脾下缘超过肋下2 cm,但在脐水平线以上 3)高度肿大:又称巨脾,脾下缘超过脐水平线或前正中线 (3)胆囊触诊:深吸气时胆囊点压痛而致吸气终止——Murphy征阳性 (4)肾脏触诊 4.液波震颤 阳性提示腹腔内液体在3 000~4 000 ml以上 5.振水音 异常提示幽门梗阻或胃扩张
叩诊	1.肝脏 肝浊音区扩大见各类肝炎、肝脓肿、肝淤血、肝囊肿及膈下脓肿等;肝浊音缩小见于各类型重症肝炎、肝硬化晚期、高度胃肠胀气等;肝浊音界消失,代之以鼓音是急性胃肠穿孔的一个重要征象 2.腹水 腹腔游离腹水在1 000 ml以上,可见移动性浊音 3.肋脊角叩击痛 提示肾小球肾炎、肾盂肾炎、肾结石、肾结核等 4.肾区叩击痛 见于肾炎、肾盂肾炎、肾结石、肾结核及肾周围炎等
听诊	1.肠鸣音 活跃见于急性肠炎、消化道出血、服用泻药及肠梗阻等;肠鸣音减弱或消失,见于急性腹膜炎及肠麻痹 2.血管杂音 腹中部收缩期血管杂音——腹主动脉狭窄或腹主动脉瘤;左、右上腹收缩期血管杂音——肾动脉狭窄;肝脏表面闻及连续性杂音——肝癌压迫腹主动脉或肝动脉

📖 考点7 脊柱、四肢检查

脊柱	弯曲度	1.生理性弯曲　颈段稍向前凸,胸段稍向后凸,腰段前凸,骶椎则有较大幅度的后凸 2.病理性变形　①脊柱后凸畸形多发生在胸段,常见于结核及骨质退行性变、佝偻病及强直性脊柱炎;②脊柱前凸畸形多发生在腰椎部位,见于妊娠晚期、大量腹水、腹腔巨大肿瘤、髋关节结核及髋关节脱位等;③脊柱侧弯畸形可分为器质性和姿势性 脊柱先天畸形特点,前胸后凸,后腰前凸
	活动度	1.颈椎、腰椎活动范围最大,胸椎活动度小,骶椎几乎不活动 2.活动受限　见于肌肉及韧带劳损,颈椎结核、肿瘤、外伤及脱位;腰椎椎管狭窄症、椎间盘突出
	压痛 叩击痛	1.压痛　脊柱两旁肌肉有压痛时,常为急性腰背肌劳损所致 2.叩痛　常见于脊柱结核、骨折、椎间盘突出等病变
四肢与关节	历年考点	1.垂腕征见于桡神经损伤,猿掌见于正中神经损伤,爪形手见于尺神经损伤,餐叉样畸形见于 Colles 骨折 2.匙状甲常见于缺铁性贫血、高原疾病。杵状指常见于支气管扩张、慢性肺脓肿、发绀型先天性心脏病、支气管肺癌、肝硬化

📖 考点8 神经系统检查

颅神经	1 嗅 2 视 3 动眼;4 滑 5 叉 6 外展;7 面 8 听 9 舌咽;10 迷 11 副舌下全 中枢性面瘫和周围性面瘫鉴别:①中枢性(病变对侧下组面肌瘫痪),表现为鼻唇沟变浅,口角下垂;②周围性(同侧面肌瘫痪),表现为无法完成抬眉、闭眼、鼓嘴等动作,鼻唇沟变浅,口角下垂
运动神经	1.肌力　0 级:瘫痪;Ⅰ级:有收缩、无活动;Ⅱ级:能活动、不能对抗重力;Ⅲ级:能对抗重力、不能抵抗阻力;Ⅳ级:可对抗轻微阻力;Ⅴ级:正常 【助记】1 收 2 平 3 起 4 对抗 2.肌张力　①增高:痉挛状态见于锥体束损害,铅管样强直见于锥体外系损伤;②降低:见于下运动神经元病变、小脑病变和肌源性病变等 3.共济运动　指鼻试验、闭目难立征等。共济失调为小脑病变最主要的症状 4.不自主运动　多为震颤、舞蹈样运动、手足徐动等。多为锥体外系损害的表现
感觉神经	1.生理反射　①浅反射:角膜反射、腹壁反射、提睾反射、跖反射、肛门反射;②深反射:肱二头肌反射、肱三头肌反射、桡骨膜反射、膝反射、跟腱反射(又称踝反射)、阵挛 2.病理反射　①巴宾斯基征(Babinski)、奥本汉姆征(Oppenheim)、戈登征(Gordon),阳性则提示锥体束有病损;②霍夫曼征(Hoffmann)阳性是上肢锥体束征,一般多见于颈髓病变 3.脑膜刺激征　见于脑膜炎、蛛网膜下腔出血和颅内压增高等。包括:颈项强直、凯尔尼格征(Kernig)、布鲁津斯基征(Brudzinski)

神经反射	分为交感神经和副交感神经两大系统。临床常用的检查方法:眼心试验、发汗试验、竖毛反射、皮肤划痕试验、卧立位试验、Valsalva 动作及其他

第三节　常见疾病的病因、发病机制、病理、药理

一、呼吸系统疾病

📖 考点1　慢性阻塞性肺疾病

1.概念和病因

慢性阻塞性肺疾病(COPD)简称慢阻肺,以持续气流受限为特征,其气流受限多呈进行性发展,与吸烟、职业粉尘、空气污染和感染相关。

2.发病机制

(1)气道炎症:中性粒细胞是主要的效应细胞。

(2)蛋白酶/抗蛋白酶失衡。

(3)氧化应激机制。

(4)其他机制:营养不良、自主神经功能失调。

3.病理和病理生理

(1)病理:慢性支气管炎 + 肺气肿的病理变化(引起肺源性心脏病最常见的原因),可分为小叶中央型、全小叶型和混合型。

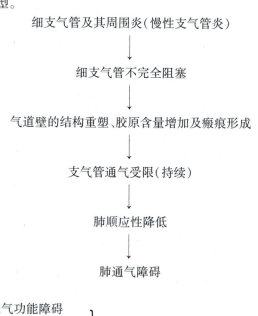

细支气管及其周围炎(慢性支气管炎)

↓

细支气管不完全阻塞

↓

气道壁的结构重塑、胶原含量增加及瘢痕形成

↓

支气管通气受限(持续)

↓

肺顺应性降低

↓

肺通气障碍

(2)病理生理

持续气流受限→肺通气功能障碍

通气/血流比例失调 ⎫
弥散面积减少 ⎭ 肺换气功能障碍 ⎭ 缺氧和 CO_2 潴留

📖 考点2　支气管哮喘

1.概念　支气管哮喘简称哮喘,是炎症细胞(肥大细胞、嗜酸性粒细胞、T 细胞等)参与的气道慢

性炎症,有气道高反应性,可引起气道狭窄。临床表现:反复发作性的喘息、呼气性呼吸困难、胸闷或咳嗽等,可自行缓解或治疗后缓解。

2.病因及发病机制

(1)病因:本病与遗传、环境因素(气候变化、运动等非变应原因素,尘螨、花粉、油漆、动物毛屑、鱼、虾、蟹 、牛奶、阿司匹林、抗生素等变应原性因素)相关。

(2)发病机制

$$遗传与环境因素\begin{cases}气道炎症\longrightarrow气道重构\\气道神经调节失衡\end{cases}\longrightarrow 气道高反应性\longrightarrow 支气管哮喘$$

📖 考点3 肺炎

1.概念及分类 肺炎是指终末气道、肺泡和肺间质的炎症,与感染、理化、免疫、过敏及药物相关,其中细菌性肺炎最常见。

$$病因分类\begin{cases}细菌性\\病毒性\\真菌性\\非典型性病原所致肺炎:军团菌、支原体等\\理化因素所致肺炎\end{cases}$$

$$解剖分类\begin{cases}大叶性(肺泡性)肺炎:肺段、肺叶的炎症,多为肺炎链球菌感染\\小叶性(支气管性)肺炎:细、终末细支气管及肺泡的炎症,多为葡萄球菌、支原体以\\\qquad\qquad 及军团菌感染\\间质性肺炎:细菌、支原体、衣原体、病毒感染\end{cases}$$

$$患病环境分类\begin{cases}社区获得性肺炎(CAP,院外感染):肺炎链球菌、支原体、衣原体、流感嗜血杆菌\\\qquad\qquad 和呼吸道病毒等\\医院获得性肺炎(HAP,入院48\,h\\后院内发生)\begin{cases}有感染高危因素:金黄色葡萄球菌、铜绿假单\\胞菌等\\无感染高危因素:依次为肺炎链球菌、流感嗜\\血杆菌、金黄色葡萄球菌等\end{cases}\end{cases}$$

注意:病毒性肺炎最常见的是流感病毒,特征性表现是间质性肺炎,非典型肺炎属于间质性肺炎。

2.发病机制和病理

(1)病原体毒力过强或宿主免疫防御功能下降时可发生肺炎。

发生途径	病理
空气、定植菌的误吸、邻近感染部位蔓延及血行播散	肺泡毛细血管充血、水肿,肺内纤维蛋白渗出、细胞浸润 病毒性肺炎:肺泡细胞及巨噬细胞内病毒包涵体

(2)大叶性肺炎的病理

充血期	红色肝变期	灰色肝变期	消散期
镜下见肺泡壁毛细血管充血	肉眼可见病变肺叶肿大,质实如肝,暗红色,故称红色肝样变	肉眼见病变肺叶仍肿胀,呈灰白色,质实如肝,故称灰色肝样变	炎症消散后肺组织结构多无破坏,不留瘢痕,极个别形成机化性肺炎

📖 **考点4　呼吸衰竭**

1. **概述**　在海平面、静息状态、呼吸空气条件下，$PaO_2 < 60$ mmHg，伴或不伴 $PaCO_2 > 50$ mmHg（只要 $PaO_2 < 60$ mmHg 就可诊断为呼吸衰竭），可诊为呼吸衰竭。确诊必须用动脉血气分析，PaO_2 降低——低氧血症型（Ⅰ型），$PaCO_2$ 升高——高碳酸血症型（Ⅱ型）。

【助记】Ⅰ型呼吸衰竭常见疾病是 ARDS，Ⅱ型呼吸衰竭常见病因是 COPD。Ⅰ换Ⅱ通。

2. **病因**

气道阻塞	COPD（最常见）、气管痉挛、肿瘤、异物
肺组织病变	肺炎、肺气肿、肺水肿、弥漫性肺纤维化
肺血管病变	肺栓塞
胸廓与胸膜病变	胸外伤致连枷胸、气胸、大量胸腔积液
神经肌肉病变	脑血管病、颅脑外伤、脑炎

注意：感染是最常见的诱因，但不是直接病因，慢性阻塞性肺疾病合并呼吸道感染，使呼吸衰竭加重。

3. **发病机制和病理生理**

（1）缺氧和 CO_2 潴留的发生机制：①通气不足；②通气/血流比例失调；③肺动 - 静脉样分流；④弥散障碍；⑤氧耗量增加。

（2）缺氧、CO_2 潴留对机体的影响：①影响中枢神经系统，导致脑水肿，脑细胞死亡；②缺氧使交感神经兴奋（心率、血压、心排血量上升，肺循环阻力升高），严重缺氧降低心肌收缩力，CO_2 潴留扩张血管、加快心率、增加心排血量；③刺激呼吸，CO_2 浓度过高则抑制呼吸；④影响肝、肾和造血系统；⑤导致酸碱平衡失调和电解质紊乱。

二、心血管系统疾病

📖 **考点1　心力衰竭**

1. **概述**　心力衰竭是各种结构、功能性疾病导致心功能不全（心室充盈、射血功能受损，心排血量不足），以肺循环、体循环淤血、器官组织灌注不足为临床表现的一组综合征。

2. **病因分类**

原发性心肌损害			心脏负荷过重	
缺血性	心肌炎和心肌损害	心肌代谢障碍性疾病	压力负荷过重（后负荷）	容量负荷过重（前负荷）
心肌缺血、心肌梗死是引起心力衰竭最常见的原因	病毒性心肌炎及原发性扩张型心肌病最常见	糖尿病最常见	高血压、肺动脉高压、动脉瓣狭窄（主动脉瓣——左心、肺动脉瓣——右心）	瓣膜关闭不全（主动脉瓣关闭不全、二尖瓣关闭不全、三尖瓣关闭不全）；左右分流（间隔缺损、动脉导管未闭）；甲状腺功能亢进症、贫血

3.诱因

诱因 {
感染:呼吸道感染最常见,最重要
心律失常:最重要——心房颤动(器质性心脏病最常见的心律失常之一)
血容量增加:输液过多过快,摄入钠过多
停用降压药或利尿药
过劳、情绪激动
原有心脏疾病加重:冠心病并发心肌梗死
}

4.病理生理

(1)代偿机制

Frank-Starling 机制		前负荷↑,心排血量↑
心肌肥厚		可克服增加的心脏后负荷,心室容量负荷长期过重则致心肌肥大而失代偿
神经体液代偿	交感神经兴奋性增强	交感神经兴奋性↑,心肌收缩力↑
	RAAS 系统激活	心肌的收缩力↑,水钠潴留↑,前负荷↑

(2)体液因子:心钠肽和脑钠肽(评定心力衰竭进程和判断预后指标)、精氨酸加压素、细胞因子、内皮素。

(3)舒张功能不全。

(4)心室重构:心力衰竭发生发展的基本机制。

📖 **考点2　高血压病**

1.病因

原发性	继发性
摄盐过多、饮酒、肥胖、吸烟、遗传等	肾实质、肾血管病,原发性醛固酮增多症、嗜铬细胞瘤、皮质醇增多症,主动脉缩窄和妊娠高血压综合征等

2.降压药的应用原则

(1)小剂量开始。

(2)联合用药:1 级高血压且无并发症可单用;2 级或以上、有并发症者应联合用药。

(3)优先选择长效制剂。

(4)个体化用药。

注意:3 种联用必有利尿药。达到目标后继续用药。

3.降压药物种类及作用特点

(1)利尿剂

袢利尿剂	呋塞米
噻嗪类	氢氯噻嗪
保钾利尿剂	螺内酯
机制	排水排钠,细胞外液容量↓,外周血管阻力↓

（2）β受体拮抗剂:抑制 RAAS(肾素－血管紧张素－醛固酮系统)而降血压。

选择性(β_1)	美托洛尔(倍他乐克)、比索洛尔
非选择性(β_1 与 β_2)	普萘洛尔
兼有 α 受体阻滞作用	卡维地洛
机制	减慢心率,减弱心肌收缩力,降低血压,减少心肌耗氧量
不良反应	支气管哮喘的发作

（3）钙通道阻滞剂

二氢吡啶类	硝苯地平
非二氢吡啶类	维拉帕米、地尔硫草
机制	减弱兴奋收缩偶联,降低阻力

（4）血管紧张素转化酶抑制剂(ACEI)

代表药物	卡托普利、依那普利
代谢影响	改善胰岛素抵抗,减少尿蛋白
机制	血管紧张素 Ⅱ↓
不良反应	刺激性干咳、血管性水肿
适应证	伴心力衰竭、心肌梗死、蛋白尿、糖尿病或糖尿病肾病、肥胖患者
禁忌证	高血钾、妊娠、双侧肾动脉狭窄、血 $Cr > 265\ \mu mol/L$

（5）血管紧张素Ⅱ受体阻滞药(ARB):氯沙坦、缬沙坦、厄贝沙坦等。

4.降压治疗方案

（1）利尿剂＋β受体阻滞剂。

（2）利尿剂＋ACEI 或 ARB。

（3）钙通道阻滞剂＋利尿剂。

（4）钙通道阻滞剂＋β受体阻滞剂。

（5）钙通道阻滞剂＋ACEI 或 ARB。

5.降压药的选择

（1）无并发症:利尿剂。

（2）伴糖尿病并有微量蛋白尿者:ACEI。

（3）伴妊娠者:钙通道阻滞剂。

注意:高血压最常见死亡原因——脑血管意外,破裂的血管多为豆纹动脉。

📖 **考点3　冠状动脉粥样硬化性心脏病**

1.冠心病的发病机制

（1）冠状动脉狭窄→冠状动脉血流量↓→心肌急剧的、暂时的缺血缺氧→心绞痛。缓解后,无心肌损害。心肌耗氧量由心肌张力、收缩强度和心率决定。

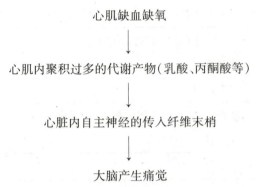

心肌缺血缺氧

↓

心肌内聚积过多的代谢产物(乳酸、丙酮酸等)

↓

心脏内自主神经的传入纤维末梢

↓

大脑产生痛觉

(2)危险因素:高胆固醇血症、糖尿病、吸烟、高血压等。

(3)粥样斑块形成的<u>首要条件</u>:<u>慢性、反复的血管内皮细胞损伤</u>,冠心病<u>发生率最高</u>的部分是<u>左前降支</u>。

2.急性心肌梗死的发病机制

(1)心肌血供急剧↓或中断→持久地急性缺血在20~30 min以上→心肌梗死。

(2)心肌梗死原因:多为<u>不稳定的粥样斑块破溃</u>,少数为血管持续痉挛所致。

(3)冠状动脉血流下降的原因及机制:①交感神经活动↑→心肌收缩力、心率、血压↑;②饱餐或多脂饮食后→血脂↑→血液黏稠度↑;③劳累、情绪过激、用力大便、血压剧升→左心室负荷↑;④休克、脱水、出血、手术、严重心律失常→心排血量↓。

📖 **考点4　心脏瓣膜病**

心脏瓣膜病是由多种原因引起的单个或多个瓣膜结构的异常,导致瓣口狭窄和(或)关闭不全。风湿性心脏病中<u>二尖瓣受累最常见</u>,其次为<u>主动脉瓣</u>。

二尖瓣狭窄	<u>风湿热</u>(多由链球菌感染)<u>最常见</u>,伴<u>心房颤动</u>,最常见并发症是<u>心力衰竭</u>
二尖瓣关闭不全	1.瓣叶　风湿性损害(最常见)、二尖瓣脱垂、感染性心内膜炎等 2.瓣环扩大 3.腱索病变 4.乳头肌病变
主动脉瓣狭窄	1.风湿性心脏病　瓣叶纤维化、僵硬、钙化和挛缩畸形 2.先天性瓣叶畸形(最常见) 3.<u>老年主动脉瓣钙化　65岁以上老年人主动脉瓣狭窄的主要原因</u>
主动脉瓣关闭不全	<u>原因:主动脉瓣本身病变、主动脉根部疾病所致</u> 1.急性　感染性心内膜炎、主动脉夹层、创伤等 2.慢性　多见于风湿性心脏病

📖 **考点5　心律失常**

1.概念　心脏冲动的频率、节律、起源部位、传导速度或激动次序的异常。按其发生原理,分为冲动形成异常和冲动传导异常两大类。

2.心律失常药物的作用机制　抗心律失常的药物分为4类。

Ⅰ类（阻断钠通道）			Ⅱ类（β受体肾上腺能受体阻滞剂）	Ⅲ类（阻断钾通道）	Ⅳ类（阻断钙通道）
ⅠA类	ⅠB类	ⅠC类			
机制：减慢动作电位0相上升速度，延长动作电位时程 代表药物：奎尼丁、普鲁卡因胺、丙吡胺	机制：不减慢动作电位0相上升速度，缩短动作电位时程 代表药物：美西律、苯妥英钠、利多卡因等	机制：减慢动作电位0相上升速度，轻微延长动作电位时程 代表药物：普罗帕酮、恩卡尼、氟卡尼等	代表药物：普萘洛尔、阿替洛尔、美托洛尔	机制：延长复极（延长动作电位时限） 代表药物：胺碘酮、索他洛尔	代表药物：维拉帕米和地尔硫䓬

二、消化系统疾病

📖 考点1 肝硬化

1. **病因** 常见病因有病毒性、酒精、胆汁淤积、血吸虫等。我国以病毒性肝炎为主，乙型肝炎最常见，国外以酒精性肝病多见。

2. **病理**

基本特征	组织学上特征	分类	形态上表现	原发性胆汁性肝硬化组织学表现
肝细胞坏死、再生、肝纤维化和肝内血管增殖、循环紊乱。正常肝小叶结构破坏或消失，被假小叶取代	假小叶形成，肝细胞索排列紊乱、中央静脉偏位或缺如，可见汇管区	小结节性（最常见）、大结节性、混合性3型	肝脏变形、早期肿大、晚期缩小、质地变硬、重量减轻	1.肝细胞结构消失 2.胆小管破坏 3.胆汁淤滞 4.汇管区纤维组织增生

📖 考点2 消化性溃疡

1. **概念** 发生在胃和十二指肠，溃疡形成与胃酸/胃蛋白酶的消化作用相关，溃疡的黏膜缺损超过黏膜肌层，不同于糜烂。

2. **病因、病理与发病机制**

(1)病因：①幽门螺杆菌；②非甾体抗炎药（NSAID）；③吸烟、遗传、急性应激等。其中①和②为重要病因。

(2)病理与发病机制：十二指肠溃疡多发在十二指肠球部，前壁较常见；胃溃疡多在胃角和胃窦小弯。胃酸激活蛋白酶，破坏防御屏障，保护性因子减少，而致黏膜甚至黏膜肌层缺损。

注意：幽门梗阻的典型特征是呕吐宿食。胃食管反流病的并发症：食管狭窄、食管腺癌、消化道出血、Barrett食管等。

📖 考点3　上消化道出血

1.**概念**　上消化道出血:屈氏韧带(Treitz)以上的消化道,包括食管、胃、十二指肠或胰胆等引起的出血。胃镜:确定消化道出血部位的可靠依据。临床表现:呕血或黑便,主要取决于出血的速度和量,消化性溃疡并发出血,出血50~100 ml 即可出现黑便。

2.**病因**

(1)最常见病因:①消化性溃疡(最主要、最常见);②食管胃底静脉曲张破裂(肝硬化);③急性糜烂出血性胃炎和胃癌。

(2)其他病因

食管疾病	食管癌、食管炎
胃十二指肠疾病	十二指肠憩室
胆道出血	胆管或胆囊结石、胆道蛔虫症
胰腺疾病累及十二指肠	胰腺癌或急性胰腺炎并发脓肿溃破

📖 考点4　急性胰腺炎

1.**概述**　急性胰腺炎是多种病因导致的胰腺自身消化(发病机制)、水肿、出血、坏死等炎性损伤。

2.**病因及发病机制**

(1)病因:胆道疾病、大量饮酒、暴饮暴食等,最常见的是胆道疾病。

(2)发病机制:乳头水肿、Oddi 括约肌功能不全,胆管内压力增高,胆汁逆流,胰管损坏并激活胰酶,最主要的酶为胰蛋白酶,引起胰腺的自身消化。

3.**病理变化**

水肿型	急性坏死型
胰腺肿大、水肿和炎症细胞浸润,少量脂肪坏死	红褐色或灰褐色,大范围脂肪坏死灶,散在的钙皂斑、脓肿,出血严重者呈棕黑色

注意:急性出血坏死性胰腺炎最常见的并发症——休克。

四、泌尿系统疾病

📖 考点1　泌尿系感染

1.**感染途径**

感染途径 { 上行感染:最常见,女性多见
血行性感染:不常见,多发于尿路梗阻或免疫力差者,多为金黄色葡萄球菌感染
淋巴管感染:很少见
直接感染:罕见

2.**常见致病菌**

(1)最常见:肠道革兰阴性杆菌,其中大肠埃希菌最常见,占85%以上。铜绿假单胞菌常发生在尿路器械检查之后,尿路结石者常见变形杆菌。

(2)泌尿系感染停用抗生素的原则:症状消失,尿细菌培养阴性。

📖 考点2　肾衰竭

1.**概念**　肾衰竭是肾功能下降而出现的临床综合征。按发病时间分类:急性和慢性肾衰竭。主要表现为氮质血症,水、电解质和酸碱平衡紊乱及全身各系统并发症。

2.急性肾衰竭病因及发病机制

肾前性	肾后性	肾性
肾脏低灌注	尿路梗阻,梗阻位于肾盂到尿道,如结石、肿瘤	肾实质损伤且以<u>肾小管损伤</u>为主,如肾小球、肾小管和肾间质性疾病,<u>庆大霉素可明显损伤肾小管</u>

3.慢性肾衰常见病因

(1)我国:原发性肾小球肾炎最多见。

(2)西方国家:糖尿病和高血压为两大首因。

📖 考点3　肾病综合征

1.**概述**　肾病综合征<u>肾小球基膜通透性增加</u>,表现为<u>大量蛋白尿(>3.5 g/24 h)、低蛋白血症、高度水肿、高脂血症</u>。

(1)诊断必备的依据:大量蛋白尿与低清蛋白血症。

(2)原发性病理类型:微小病变型肾病、系膜增生性肾小球肾炎、系膜毛细血管性肾小球肾炎、膜性肾病、局灶性节段性肾小球硬化。

注意:<u>肾病综合征并发症——感染、血栓及栓塞并发症、急性肾衰竭、蛋白质和脂肪代谢紊乱</u>。

2.继发性肾病综合征的常见原因及其特点

(1)继发性肾病综合征常见原因

青少年	系统性红斑狼疮肾炎、乙型肝炎病毒相关性肾炎、过敏性紫癜性肾炎
中老年	肾淀粉样变性、糖尿病肾病、骨髓瘤性肾病

(2)继发性肾病综合征特点

继发性肾病综合征	过敏性紫癜性肾炎	系统性红斑狼疮肾炎	乙型肝炎病毒相关性肾炎	糖尿病肾病	肾淀粉样变肾病	骨髓瘤性肾病
好发年龄	青少年	青壮年女性	年轻人	10 年以上糖尿病患者	中老年	中老年男性
临床特点	皮肤紫癜,关节痛,腹痛,黑便;4 周内有血尿、蛋白尿	<u>多系统受累</u>:发热、<u>皮肤损害</u>、关节痛、心血管、呼吸系统、血液系统及<u>肾脏等异常</u>	乙型肝炎+肾炎表现	最早:<u>水肿和蛋白尿</u>,从<u>微量的清蛋白尿</u>逐渐发展成大量蛋白尿、肾病综合征	全身性疾病	浆细胞恶性增生的疾病,突出表现为骨、造血系统、肾损害
实验室检查	<u>肾活检免疫病理</u>:主要为 IgA 沉积	抗核抗体、<u>抗双链 DNA 抗体、抗 Sm 抗体等阳性</u>,补体 C3↓	活检:<u>乙型肝炎病毒抗原沉积者可确诊</u>	<u>糖尿病病史及特征性眼底改变</u>	活检:<u>肾内淀粉样物质沉积</u>	<u>尿本周蛋白阳性</u>(提示浆细胞产生大量克隆性免疫球蛋白的轻链部分)

3. 糖皮质激素的应用

糖皮质激素是治疗肾病综合征的首选药。其机制：①抑制免疫反应、免疫介导的炎症反应；②抑制醛固酮和抗利尿激素分泌。

（1）用药原则和方案

起始足量	泼尼松 1 mg/（kg·d），服 8 ~ 12 周
缓慢减药	每 2 周减药 1 次，每次减少原用药量的 10% ~ 20%。当减至 20 mg/d 时症状易反复，应更加缓慢减量
长期维持	以最小有效剂量（10 mg/d）作为维持量，维持半年甚至更长；水肿严重、肝功能损害或泼尼松疗效不佳时，更换为泼尼松龙

【助记】糖皮用药原则 = 起始足，长期维，减药缓。

（2）糖皮质激素治疗的反应：①用药 8 ~ 12 周缓解——激素敏感型；②足量激素治疗缓解，激素减药时或停激素后 2 周内复发——激素依赖型；③激素抵抗，治疗无效——激素抵抗型。

第②、③类可加用或改用其他免疫抑制药物以提高疗效。

（3）糖皮质激素的不良反应：感染、药物性糖尿、骨质疏松、股骨头无菌性缺血性坏死等。

4. 常用免疫抑制剂及其他治疗

（1）不能耐受激素的不良反应而难以继续用药的可试用细胞毒药物治疗，和糖皮质激素联合应用。

环磷酰胺	环孢素及吗替麦考酚酯	盐酸氮芥
不良反应：骨髓抑制及中毒性肝损害、脱发、性腺抑制、恶心等胃肠道反应、出血性膀胱炎肝功能无异常者选用；用药期间密切关注肝功能及血象	二线免疫抑制药物	少用

（2）对症治疗：严重水肿患者应限盐，低蛋白、优质蛋白饮食。

📖 考点 4　多脏器功能衰竭

1. 概念　多器官功能障碍（MODS）是指机体遭受严重感染、创伤、休克、大手术等损害 24 h 后，同时或序贯发生两个或两个以上器官或系统功能不全或衰竭的临床综合征。多数继发于全身炎症反应综合征（SIRS），少数为原发性，多系统器官功能衰竭（MOFS）是 MODS 的终末阶段。多脏器功能障碍综合征最早受累的器官——肺脏。

2. 发病机制

（1）炎症反应和抗炎反应失衡：炎性因子的正性作用——应激时产生炎性因子，有利于灭菌；炎性因子的负性作用——大量致炎因子损伤机体组织细胞，产生全身炎症反应综合征（SIRS）。

（2）缺血 – 再灌注损伤。

（3）细胞凋亡。

（4）肠源性细菌和内毒素移位

（5）蛋白质 – 热量营养缺乏。

五、血液系统疾病

📖 考点 1　缺铁性贫血

1. 铁代谢

一般正常人造血每天需铁量为 20 ~ 25 mg，每天从食物中摄取铁 1 ~ 1.5 mg 维持铁平衡。

人体内铁 $\begin{cases}功能状态:血红蛋白铁、肌红蛋白铁、转铁蛋白铁等 \\ 贮存铁:铁蛋白、含铁血黄素\end{cases}$

铁来源	衰老红细胞
铁的吸收	以亚铁的形式、主要在十二指肠及空肠的上段吸收
铁的运输	借助于转铁蛋白,运到各组织中去。转铁蛋白仅 33% ~35% 与铁结合,血中转铁蛋白能与铁结合的总量称为总铁结合力,血浆铁除以总铁结合力即为转铁蛋白饱和度
铁的贮存	以铁蛋白和含铁血黄素的形式贮存于肝、脾、骨髓等器官的单核吞噬细胞系统中
铁的排泄	主要经胆汁或经粪便排出

2.病因和发病机制

（1）病因

铁需要量↑而摄入↓	多见于婴幼儿、青少年、妊娠和哺乳期妇女
铁吸收障碍	胃大部切除术后、胃肠道功能紊乱
铁丢失过多	慢性失血是最常见原因,多见于消化道慢性失血

（2）发病机制

影响代谢	储铁指标(铁蛋白、含铁血黄素)↓、血清铁和转铁蛋白饱和度↓、总铁结合力和未结合铁的转铁蛋白↑
影响造血系统	小细胞低色素性贫血
影响组织细胞代谢	影响患者的精神、行为、智力

考点2　急性白血病

1.概述　急性白血病:造血干细胞的恶性克隆性疾病,骨髓中异常的原始细胞大量增殖并抑制正常造血,广泛累及肝、脾、淋巴结等,表现为贫血、出血、感染等征象。急性白血病成人中以急性粒细胞白血病最多见,儿童中以急性淋巴细胞白血病多见。

2.分型

（1）FAB 分类

1）急性淋巴细胞白血病（ALL）

分型	特点
L_1	原始和幼淋巴细胞以小细胞(直径≤12 μm)为主
L_2	原始和幼淋巴细胞以大细胞(直径>12 μm)为主
L_3（Burkitt 型）	原始和幼淋巴细胞以大细胞为主,胞质内有空泡

2）急性髓系白血病（AML）

分型	中文名	特点
M_0	急性髓细胞白血病微分化型	原始细胞>30%,无嗜天青颗粒及 Auer 小体,过氧化物酶（MPO）、CD33、CD13 阳性

M_1	急性粒细胞白血病未分化型	原粒细胞占骨髓非红系有核细胞（NEC）>90%，其中 MPO 阳性细胞>3%
M_2	急性粒细胞白血病部分分化型	原粒细胞占 NEC 的 30%～89%，其他粒细胞≥10%，单核细胞<20%
M_3	急性早幼粒细胞白血病	以颗粒增多的早幼粒细胞为主，早幼粒细胞在 NEC 中≥30%
M_4	急性粒-单核细胞白血病	原始细胞占 NEC>30%，各阶段粒细胞占 30%～80%，单核细胞≥20%
M_5	急性单核细胞白血病	各阶段单核细胞占骨髓 NEC≥80%，原单核≥80% 为 M5a，<80% 为 M5b
M_6	红白血病	幼红细胞≥50%，NEC 中原始细胞≥30%
M_7	急性巨核细胞白血病	原始巨核细胞≥30%

（2）MICM 分型：即细胞形态学（M）、免疫学（I）、细胞遗传学（C）、分子遗传学（M）相结合的分型。

考点3　特发性血小板减少性紫癜

1.概念　特发性血小板减少性紫癜（ITP）是指血小板免疫性破坏，外周血血小板减少所致的出血性疾病。

特征：广泛皮肤、黏膜或内脏出血，血小板减少，骨髓巨核细胞发育、成熟障碍，血小板生存时间缩短及存在抗血小板自身抗体。

2.病因

感染	1.上呼吸道感染史（密切相关） 2.感染可加重 3.病毒感染后，血中抗病毒抗体或免疫复合物（IC）水平与血小板数及寿命呈负相关
免疫因素	发病的重要原因
肝、脾的作用	血小板破坏、清除的场所

3.发病机制

（1）体液和细胞免疫介导的血小板过度破坏：可检测到血小板膜糖蛋白特异性自身抗体。

（2）体液和细胞免疫介导的血小板生成不足：血小板膜糖蛋白特异性自身抗体可损伤巨核细胞释放血小板。

提示：特发性血小板减少性紫癜，脾脏一般不增大，治疗首选肾上腺糖皮质激素。

六、内分泌及代谢疾病

考点1　糖尿病

1.病因

（1）原发性：由遗传和环境因素引起，其中 1 型糖尿病为自身免疫病。

（2）继发性：如肾上腺皮质功能亢进、功能性垂体腺瘤、嗜铬细胞瘤等。

2. 病理生理　胰岛素生物活性或其效应绝对或相对不足引起糖尿病的代谢紊乱。高血糖的主要原因：葡萄糖在肝、肌肉、脂肪组织的利用↓和糖原输出↑。

3. 发病机制

1 型糖尿病	发病机制：免疫介导和特发性；胰岛 B 细胞破坏，胰岛素绝对缺乏，酮症酸中毒倾向；多见于青少年，起病急，代谢紊乱症状明显，需注射胰岛素
2 型糖尿病	胰岛素抵抗和胰岛素分泌缺陷；发病缓慢，不需要胰岛素治疗；遗传易患性较强；危险因素：老龄化、生活方式和肥胖
其他特殊类型糖尿病	继发性糖尿病
妊娠期糖尿病	妊娠期初次发现糖耐量低减（IGT）或糖尿病（不包括糖尿病患者合并妊娠）

考点2　甲状腺功能亢进症

1. 概念　甲状腺毒症是血液循环中甲状腺激素过多，引起以神经、循环、消化等系统兴奋性增高和代谢亢进为主要表现的一组临床综合征，其中Graves病最常见。

2. 病理　甲状腺呈不同程度的弥漫性肿大。浸润性突眼者的眶后组织中有脂肪细胞浸润、纤维组织增生、大量黏多糖沉积等。

3. 常见病因

自身免疫因素	遗传因素
1. Graves 病是一种器官特异性自身免疫性甲状腺疾病 2. TSH 受体抗体（TRAb）分为甲状腺阻断性抗体（TSBAb）、甲状腺兴奋性抗体（TSAb），TSAb 是甲状腺功能亢进症的致病抗体	有家族倾向，与 HLA 类型有关，是多基因、多因素的遗传病

提示：地方性单纯性甲状腺肿主要原因——土壤、食物和饮水中含碘量低而长期摄碘量不足。

七、风湿免疫疾病

考点1　系统性红斑狼疮（SLE）

1. 概念　系统性红斑狼疮是累及全身多个系统的自身免疫病，血清出现多种自身抗体，并有明显的免疫紊乱，女性多见。

2. 病因　不明，可能与遗传、药物、雌激素、阳光等有关。

3. 发病机制

（1）SLE 的免疫反应异常，产生多种自身抗体为本病的免疫学特征。自身抗体对 SLE 的发病、诊断和病情发展都起到了关键作用。诊断最特异的检查项目是抗 Sm 抗体。

（2）免疫复合物是导致 SLE 组织损伤的主要机制，其可沉积在各组织器官导致损伤。

考点2　类风湿关节炎

1. 病因　不清，可能与感染（病毒、支原体、细菌等）、遗传（与 MHC Ⅱ 类抗原有关，具有 HLA-DR4分子者发生类风湿关节炎的频率明显高于正常人群）、性别有关。

2. 发病机制　各种因素介导的异常免疫反应。

3. **基本病理** 滑膜炎和血管炎。

(1)滑膜炎:是关节表现的基础,滑膜组织有大量 CD4$^+$T 细胞浸润,其产生的细胞因子IL-2、IFN-γ 也增多,故 CD4$^+$T 细胞在该病发病中起重要作用。

急性期	滑膜充血水肿,关节腔积液,中性粒细胞↑
慢性期	关节破坏、畸形、功能障碍的基础——滑膜变得肥厚,形成血管翳

(2)血管炎:是关节外表现的基础。

八、神经系统疾病

考点1 脑血管病

1. **概念** 脑血管疾病是指起病急骤的脑部血管循环障碍的疾病,可分为急性(最多见)、慢性。

2. **脑血管解剖**

(1)脑的血液供应由颈内动脉系统和椎 – 基底动脉系统供应。

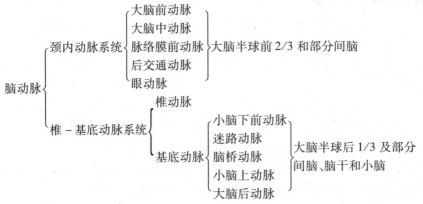

(2)两侧大脑前动脉之间由前交通动脉互相沟通,两侧颈内动脉末端和大脑后动脉由后交通动脉沟通,形成大脑动脉环(Willis 环)。大脑动脉环是脑部最重要的侧支循环。

【助记】大脑动脉环:大脑后,后交通,大脑前,前交通,加颈内,形成环,各之曰,威利环。

3. **病因** 危险因素:高血压、心脏病、糖尿病、吸烟、酗酒、血脂异常、肥胖等;还有年龄、性别、种族、遗传因素等。脑出血最常见的原因是高血压。蛛网膜下腔出血最常见的病因是颅内动脉瘤。

考点2 脑变性疾病

1. **概念** 脑变性疾病指进行性神经细胞变性,导致运动神经、自主神经系统功能障碍和认知障碍。

2. **分类、病理及发病机制**

分类	概念	病理	发病机制
运动神经元病	上、下运动神经元改变,以肌无力 + 萎缩 + 延髓麻痹 + 锥体束征为特征性表现	特征性表现为神经元细胞胞质内泛素化包涵体(TDP-43)	未明。以遗传为基础,氧化损害 + 兴奋性毒性作用→运动神经元损害→线粒体及细胞骨架的结构和功能受损害

分类	概念	病理	发病机制
帕金森病	又称震颤麻痹,特征:静止性震颤、肌强直、运动迟缓和姿势平衡障碍	黑质多巴胺能神经元大量变性;有嗜酸性包涵体(路易小体)	未明。与环境、遗传、神经系统老化等相关
阿尔茨海默病	以进行性认知功能障碍和行为损害为特征的中枢神经系统退行性变	神经炎性斑、神经元纤维缠结、神经元缺失和胶质增生	与遗传、环境因素有关
路易体痴呆	突出表现为波动性认知障碍 + 帕金森综合征 + 视幻觉的脑变性疾病	路易小体、神经元纤维缠结、神经炎性斑等	未明

📖 **考点3　周围神经疾病**

1. **概念**　周围神经病变表现为髓鞘和轴索损害,临床表现主要是感觉、运动、自主神经功能及反射的异常。

2. **病因**　营养代谢、药物及中毒、肿瘤、遗传、血管炎、外伤等。

3. **病理**　轴索变性、节段性脱髓鞘和神经元病。

九、传染病

📖 **考点1　病毒性肝炎**

1. **病原学及种类**

甲型肝炎病毒(HAV)	小核糖核酸病毒科,为嗜肝 RNA 病毒(单股)
乙型肝炎病毒(HBV)	DNA 病毒(Dane 颗粒)
丙型肝炎病毒(HCV)	RNA 病毒
丁型肝炎病毒(HDV)	RNA 病毒(缺陷型病毒),须借助 HBsAg 包裹才为感染性病毒颗粒
戊型肝炎病毒(HEV)	RNA 病毒

2. **抗原 - 抗体系统**

(1)甲型肝炎:只有 1 个抗原系统,主要在肝细胞胞质中复制。①IgM 抗体:感染后早期出现,仅存在 3～6 个月,有现症感染意义;②IgG 抗体:可存在多年,保护性抗体。

(2)乙型肝炎

HBsAg(+)	提示处于急慢性感染
抗-HBs 抗体(+)	保护性抗体;曾经感染过乙肝获得了抗体;接种了疫苗获得了抗体
HBeAg(+)	HBV 活动性复制和传染性强的标志

抗-HBe 抗体(+)	大部分 HBV 被消除,复制减少,传染性降低 注意:若同时伴有 HBV DNA 持续阳性,提示病毒仍在复制,具有传染性
HBcAg(+)	血清中有 HBV,传染性强,预后差
抗-HBc 抗体(+)	有 IgM、IgG 2 种;无保护力;IgM 型核心抗体只出现于急性乙型肝炎和慢性乙型肝炎急性发作时,代表有现症感染存在,而 IgG 型核心抗体则可长期存在

注意:血中检出 HBV DNA 和 HBeAg 说明病毒在复制,其中 HBV DNA 为最敏感最直接的 HBV 感染指标。如果抗-HBc 抗体(+)只有低滴度的抗-HBc IgG 存在,说明既往感染过 HBV。大三阳(1、3、5)传染性比小三阳(1、4、5)强,大三阳的 3 指 HBeAg(e 抗原)。

(3)丙型肝炎:若抗-HCV IgM 持续阳性,提示病毒持续复制,易转为慢性。

注意:血中常规检查检测不到的 HBV 标志物是 HBcAg。

📖 考点2 艾滋病

1.病原学 艾滋病又称获得性免疫缺陷综合征,HIV 又称为人免疫缺陷病毒,为单链 RNA 病毒,既有嗜淋巴细胞性又有嗜神经性,主要侵犯人体免疫系统。艾滋病患者肺部机会性感染最常见孢子菌。传染源:患者和 HIV 携带者。传播途径:性传播(最主要)、血液、母婴垂直传播。

2.发病机制

(1)HIV 表面的 gp120 与 CD4 分子具有特异性结合的亲和力,并以趋化因子受体 CXCR4 和 CCR5 作为第二受体,感染宿主细胞。

(2)主要感染富于 $CD4^+$ 分子的 T 细胞和表达 CD4 分子的单核巨噬细胞。

(3)$CD4^+T$ 细胞↓,免疫功能缺陷,导致各种机会性感染和肿瘤的发生(如卡波西肉瘤)。

📖 考点3 伤寒

1.概念及病原学 伤寒杆菌所致,以单核巨噬细胞增生为特点的急性传染病。

伤寒杆菌性质	传染源	传播途径
1.属沙门菌属 D 组 2.革兰染色阴性 3.周身鞭毛,活动力强 4.有脂多糖、菌体抗原(O 抗原)、鞭毛抗原(H 抗原),刺激机体产生 IgM、IgG 抗体 5.血清凝集试验检测抗体效价(肥达反应) 6.伤寒杆菌释放内毒素,导致机体中毒	伤寒患者和慢性带菌者。起病后 2 ~ 4 周排菌量最多,传染性最大	消化道传播,水源污染是传播的重要途径,治愈后获得持久性免疫

2.病理特点 全身单核吞噬细胞系统增生性反应,回肠末段集合淋巴结和孤立淋巴滤泡病变最为显著。病程可分为:髓样肿胀期、坏死期、溃疡形成期和愈合期。伤寒细胞(巨噬细胞吞噬淋巴细胞、红细胞、伤寒杆菌及坏死组织形成)是本病的特征性病变。

【助记】伤寒单核巨增生,消化传播水污染,回肠下段是病变,滤泡淋巴是表现。

考点4　流行性乙型脑炎

1. **概述**　简称乙脑,可经蚊虫传播,多见于夏秋季。临床表现:急性发病、高热、意识障碍、惊厥、强直性痉挛和脑膜刺激征等,可有后遗症。早期诊断特异性检测:乙型脑炎IgM抗体。有效预防措施:灭蚊和预防接种。

2. **病原体**　嗜神经病毒,RNA病毒,属于虫媒病毒乙组的黄病毒科。乙脑病毒易为常用消毒剂所杀灭,不耐热,对低温和干燥抵抗力较强。

考点5　肺结核

1. **概述**　结核病是感染结核分枝杆菌后,身体组织对结核菌及其代谢产物所发生的细胞免疫反应,此种反应属Ⅳ型(迟发型)变态反应。病理变化:渗出、增生、干酪样坏死3种类型。3种病变可同时存在而以1种为主。

重要传染源	排菌结核患者的痰,传染性大小取决于痰内带菌量
传播途径	飞沫传播最常见,其次是消化道
易感人群	免疫力低下及获得性免疫力低下者,如婴幼儿、老年人等
感染后,只有抵抗力↓或细胞介导的变态反应↑时,才发病	

2. **发病机制**

项目	原发型肺结核	血性播散性肺结核	浸润性肺结核	纤维空洞性肺结核
好发年龄	儿童	儿童、青少年	成人	——
发病	隐匿	急性、亚急性和慢性	缓慢	慢性迁延
好发部位	上叶下部和下叶上部或中部靠肺的边缘	全肺或双上、中肺野	肺尖和锁骨下	不定
特点	最易自愈的类型	最严重的类型	最常见的类型	肺组织破坏严重
X线	原发综合征表现(哑铃状阴影)	急性、亚急性和慢性表现不同	絮状阴影,边界模糊	空洞(薄壁空洞、炎性阴影内见透光区)形成;胸膜增厚

注意:浸润性肺结核是继发性肺结核最常见的类型。其感染途径主要为内源性感染。慢性纤维空洞性肺结核是结核病重要的社会传染源。

> 【助记】Ⅰ型原发哑铃灶,肺门淋巴见幼年。
> 　　　　Ⅱ型浸润干燥型,粟粒阴影肺满点。
> 　　　　Ⅲ型浸润干酪性,絮状阴影尤肺尖。
> 　　　　Ⅳ型空洞气管移,肺纹柳状症明显。
> 　　　　Ⅴ型胸水胸膜厚,另名结核胸膜炎。
> 　　　　Ⅰ型——原发型;Ⅱ型——血行播散性;Ⅲ型——浸润性;Ⅳ型——纤维空洞性。

十、急性中毒

📖 考点1　急性一氧化碳中毒

1.**接触机会**　冶金、煤气生产;煤矿爆炸;化学物质合成等。

2.**发病机制**　一氧化碳(CO)与血液中的血红蛋白结合,形成稳定的碳氧血红蛋白(COHb),不易解离(因为CO与血红蛋白的亲和力较氧与血红蛋白的亲和力大240倍)。CO中毒是血液运输氧障碍,皮肤呈樱桃红色,能发生迟发脑病。

注意:一氧化碳中毒现场急救首先撤离现场。一氧化碳中毒时最先受累的器官是脑。

📖 考点2　急性有机磷杀虫剂中毒

1.**接触机会**　职业、有机磷农药、杀虫药等。

2.**途径**　消化道、呼吸道及皮肤、黏膜。

3.**发病机制**　抑制胆碱酯酶的活性,阻断乙酰胆碱酯的分解,出现毒蕈碱样、烟碱样和中枢神经系统症状。

M样症状(毒蕈碱样)	与阿托品作用相反,平滑肌痉挛和腺体分泌增加:恶心呕吐、腹痛腹泻、针尖样瞳孔、流泪、大汗
N样症状(烟碱样)	肌束震颤(阿托品治疗无效)、肌肉强直性痉挛、血压高、心率快
典型症状	针尖样瞳孔 + 蒜臭味
迟发性脑病	症状消失2~3周后出现肢体感觉异常、瘫痪或精神失常等;因有机磷农药抑制神经靶酯酶并使其老化所致
中间型综合征	症状缓解后、迟发性脑病发生前,在中毒24~96 h后突然死亡;因胆碱酯酶长期受抑制,神经 – 肌肉接头处突触后的功能抑制所致

注意:呕吐物大蒜味 + 毒蕈碱样、烟碱样表现 = 有机磷中毒。诊断有机磷中毒的特异性指标:测定胆碱酯酶活性。

第四节　医疗机构从业人员行为规范与医学伦理学

一、医疗机构从业人员行为规范

📖 考点1　概述

《医疗机构从业人员行为规范》是由卫生部、国家食品药品监督管理总局、国家中医药管理局联合组织制定并印发的规范性文件。该《规范》分总则、医疗机构从业人员基本行为规范、管理人员行为规范、医师行为规范、护士行为规范、药学技术人员行为规范、医技人员行为规范、其他人员行为规范、实施与监督、附则等10章60条。于2012年6月26日起施行。

医疗机构从业人员	管理人员、医师、护士、药学技术人员、医技人员及其他
医师	依法取得执业医师、执业助理医师资格，经注册在医疗机构从事医疗、预防、保健等工作的人员

考点2　医疗机构从业人员基本行为规范

1. 以人为本，践行宗旨。
2. 遵纪守法，依法执业。
3. 尊重患者，关爱生命。
4. 优质服务，医患和谐。
5. 廉洁自律，恪守医德。
6. 严谨求实，精益求精。
7. 爱岗敬业，团结协作。
8. 乐于奉献，热心公益。

考点3　医师行为规范

1. 遵循医学科学规律，不断更新医学理念和知识，保证医疗技术应用的科学性、合理性。
2. 规范行医，严格遵循临床诊疗和技术规范，使用适宜诊疗技术和药物，因病施治，合理医疗，不隐瞒、误导或夸大病情，不过度医疗。
3. 学习掌握人文医学知识，提高人文素质，对患者实行人文关怀，真诚、耐心与患者沟通。
4. 认真执行医疗文书书写与管理制度，规范书写、妥善保存病历材料，不隐匿、伪造或违规涂改、销毁医学文书及有关资料，不违规签署医学证明文件。
5. 依法履行医疗质量安全事件、传染病疫情、药品不良反应、食源性疾病和涉嫌伤害事件或非正常死亡等法定报告职责。
6. 认真履行医师职责，积极救治，尽职尽责为患者服务，增强责任安全意识，努力防范和控制医疗责任差错事件。
7. 严格遵守医疗技术临床应用管理规范和单位内部规定的医师执业等级权限，不违规临床应用新的医疗技术。
8. 严格遵守药物和医疗技术临床试验有关规定，进行实验性临床医疗，应充分保障患者本人或其家属的知情同意权。

二、医学伦理道德

考点1　医患关系

1. 医患关系的内涵

（1）医学伦理学的核心问题和主要研究对象。

（2）医疗活动中最首要、最大量的关系。

2. 医患关系的性质

（1）平等的权利义务关系。

（2）具有契约性质的信托关系。

（3）服务与被服务的价值关系。

3. 医患双方的权利与义务

	医方	患方
权利	1. 在注册执业范围内,进行医学诊查、疾病调查、医学处置,出具相应的医学证明文件,选择合理的医疗、预防、保健方案 2. 按照国务院卫生行政部门规定的标准,获得与本人执业活动相当的医疗设备基本条件 3. 从事医学研究、学术交流,参加专业学术团体 4. 参加专业培训,接受继续医学教育 5. 在执业活动中人格尊严、人身安全不受侵犯 6. 获取的工资报酬和津贴,享受国家规定的福利待遇 7. 对所在的机构医疗、预防、保健工作和卫生行政部门工作提出意见和建议,依法参与所在机构的民主管理	1. 基本的医疗权、人类生存权、医疗保健的权利 2. 知情同意权 3. 保护隐私权 4. 获得休息和免除社会责任的权利
义务	1. 遵守法律法规,遵守技术操作规范 2. 树立敬业精神,遵守职业道德,履行医师责任,尽职尽责,为患者服务 3. 关心、爱护、尊重患者,保护患者的隐私 4. 努力钻研业务,更新知识,提高专业技术水平 5. 宣传卫生保健知识,对患者进行健康教育	1. 如实提供病情和有关信息 2. 在医师指导下接受治疗和积极配合医师诊疗 3. 遵守医院规章制度 4. 支持医学生学习和医学发展

4. 医患关系模式　①主动－被动型;②指导－合作型;③共同参与型。

5. 医患关系的发展趋势

(1)民主化趋势。患者民主意识增强,指导－合作型、共同参与型医患关系模式逐渐成为主流。要求医方增强民主意识、充分尊重患者主体权利,平等对待患者。

(2)法制化趋势。当代很多医患关系问题仅依靠道德调节远远不够,须通过法制调节制约。

(3)物化趋势。当代诊疗手段在一定程度上更广泛地依赖高新技术、设备,医患交流相对减弱。要求医方重视人文关怀,重视与患者的思想、情感交流。

(4)分解趋势。目前医学学科呈高度细化趋势。需要多学科、多个科室诊疗部门医护人员共同对患者负责。

6. 医患关系的伦理原则

(1)彼此尊重与平等协作。

(2)科学行医与文明就医。

(3)社会公益与以人为本。

(4)共同遵守法律、法规。

📖 **考点2　医疗行为中的伦理道德**

1. 医学伦理学的基本原则　有利、尊重、公正、不伤害原则。

2. 临床诊疗道德

(1)临床诊疗道德原则:最优化、知情同意、保密、生命价值原则。

（2）具体要求

询问病史	语言得当、耐心倾听、全神贯注	
体格检查	全面系统、认真细致、尊重患者、心正无私	
辅助检查	医师:目的纯正、综合分析、密切联系	
	医技人员:工作敏捷、保证安全、加强协作	
手术治疗	手术前:知情同意;手术中:精诚团结;手术后:减少痛苦,加快康复	
临床急救	勇担风险、争分夺秒	
心理治疗	用健康、稳定的情绪影响患者	
药物治疗	对症、安全;合理配伍;节约费用,公正分配	

3. 临终关怀与死亡伦理

（1）1967 年,英国的桑德斯提出创建了临终关怀。

（2）临终关怀:不是"治疗",而是一种"特殊服务"。

1）服务对象:临终患者及家属。

2）参与人员:社会各个层面。

3）目的:提高生存质量,而不是延长生存时间。

（3）安乐死

1）荷兰(最早合法化)、比利时是安乐死合法的国家。我国医务人员只能提供临终关怀,而不能提供安乐死。

2）主动安乐死(积极安乐死)——促死、医生用药;被动安乐死(消极安乐死)——不再给予积极治疗,如拔除吸氧管、撤除呼吸机等。

（4）脑死亡标准(哈佛医学院制定):①对外部的刺激和内部的需要无接受性、无反应性;②自主肌肉运动及自主呼吸消失;③反射消失;④脑电波平直。以上 4 点全出现且持续 24 h,可诊断脑死亡。

4. 医学新技术研究和应用伦理

（1）人类辅助生殖技术伦理

1）原则:①有利于患者的原则;②知情同意原则;③保护后代原则;④社会公益原则;⑤保密原则(供方受方互盲);⑥严防商业化的原则;⑦伦理监督原则。

2）相关规定:①试管婴儿享有与亲生子女同等的权利及义务;②中国不允许任何形式代孕;③一个供精者最多提供 5 名妇女受孕;④不得实施非医学性别选择。

（2）人体器官移植伦理:①人体器官不能买卖,不得摘取未满 18 周岁公民的活体器官用于移植。②医疗机构摘取尸体器官必须取得死者配偶、成年子女、父母的书面同意。

（3）人的胚胎干细胞与生殖性克隆伦理:囊胚体外培养期限不得超过 14 d,禁止生殖性克隆人研究。

5. 医学伦理学文献

《希波克拉底誓言》	不伤害原则,系统阐述医生之间、医患之间的行为准则,提出了"液体学说"和功能整体的观点
《迈蒙尼提斯祷文》	为了世人的生命和健康,要时刻不忘医德,不要为贪欲、虚荣、名利所干扰而忘却为人类谋幸福的高尚目标

《生物医学伦理学原则》（美国学者比彻姆和邱卓斯）	提出"不伤害原则、行善原则、公正原则、尊重原则"，在国际上被普遍接受为生命伦理学的基本原则
《纽伦堡法典》	1946 年公布，制定了人体实验的基本原则
《赫尔辛基宣言》	1964 年通过，关于人体实验的第二个国际文件，比《纽伦堡法典》更加全面、具体和完善
《夏威夷宣言》	1977 年通过，重申医学良心和"慎独"，全世界精神科医师的行为规范
《吉汉宣言》	坚决主张科技必须考虑公共利益
《黄帝内经》	我国第一部有专门论述医德内容的医书，见于"疏五过论""征四失论""师传"等篇
《伤寒杂病论·自序》	明确从医目的，强调从医态度、知识博精
《千金要方》（唐·孙思邈）	"大医精诚"
《外科正宗》（明·陈实功）	把我国古代医德的总结为"医家五戒十要"

📖 **考点3 医学伦理道德的评价和监督**

1. 医学道德的修养原则

（1）主体性原则。

（2）实践性原则（医德修养的根本途径）。

（3）自律与他律相统一原则。

2. 医学伦理道德的评价

（1）评价标准：①疗效标准（评价医务人员医疗行为善恶标准的出发点和根本标准）；②社会标准；③科学标准。

（2）评价依据：①动机和效果的统一；②目的和手段的统一。

（3）评价方式：①社会舆论（医德评价中最普遍、最具有影响力的方式）；②内心信念；③传统习俗。

3. 医学伦理道德的监督

（1）医学道德监督的必要性：①加强医德医风建设的必要保证；②规范医疗机构及医务人员医疗行为的监测器。

（2）建立和完善医学道德监督机制：①完善行业监督机制，加强对医疗机构监管；②完善医疗机构规章制度和约束机制，加强医院内部管理；③建立和完善社会对医院的监督制度，强化社会监督机制。

（3）加强医学道德监督的措施：舆论监督、社会监督、制度监督、自我监督、法律监督。

第二章　心血管内科学

第一节　心力衰竭★

考点1　急、慢性心力衰竭

1. **本质**　心排血量绝对或相对减低。

2. **心力衰竭分级**

	NYHA 分级（非 AMI 引起的心力衰竭）	Killip 分级（AMI 引起的心力衰竭）
Ⅰ	日常不受限,一般活动不引起	无明显症状,无啰音
Ⅱ	轻度受限,一般活动引起	啰音≤50% 肺野
Ⅲ	严重受限,小于一般活动即引起	啰音 >50% 肺野,全肺大、小、干、湿啰音
Ⅳ	不能活动,休息状态下出现心力衰竭症状	心源性休克,有不同阶段和程度的血流动力学变化

3. **病因**

（1）心肌损害:冠心病心肌缺血、心肌梗死;心肌炎和心肌病;糖尿病心肌病;甲状腺功能亢进、甲状腺功能减退所致心肌病,心肌淀粉样变性。

（2）前负荷:心脏收缩前,舒张期,实质是容量大。如:心脏瓣膜关闭不全(主动脉关闭不全、二尖瓣关闭不全);慢性贫血;甲状腺功能亢进;左右心分流(间隔缺损)。

（3）后负荷:心脏收缩后,收缩期,实质是压力大。

4. **诱因**　感染(首要病因呼吸道感染);心律失常(房颤最常见);血容量增加(静脉液体输入过多);过度体力消耗与情绪激动(妊娠、分娩、暴怒);治疗不当(停利尿药、降压药使用不当);原有心脏病变加重或并发其他病。

5. **机制**

（1）Frank-Starling 代偿机制:一定限度内增加前负荷→回心血量上升→心排血量增加。

（2）心室重塑:心肌纤维化,心肌收缩力下降,心肌顺应性下降导致恶性循环。

（3）舒张功能不全。

（4）体液因子:①心钠肽(ANP):心力衰竭时升高,具有扩血管,利尿排钠作用。②脑钠肽(BNP)与 ANP 水平与心力衰竭严重程度为正相关。③内皮素:强烈缩血管效应。④细胞因子。

6. **临床表现**

	慢性左侧心力衰竭	慢性右侧心力衰竭
特点	肺循环淤血,心排血量↓(呼吸困难等)	体循环淤血为主(胃肠道及肝淤血等)
症状	劳力性呼吸困难(最早、最常见),端坐呼吸,夜间阵发性呼吸困难,急性肺水肿(最重)	消化道症状,恶心、呕吐、腹胀、食欲不振最常见
咳嗽咳痰	浆液性痰、白色、粉红色泡沫痰(急性肺水肿)	咳嗽咳痰不明显
心脏扩大	左室(靴型心)	右室(心尖圆隆上翘)

	慢性左侧心力衰竭	慢性右侧心力衰竭
心脏体征	二尖瓣关闭不全,肺动脉瓣区第二心音及舒张期奔马律	三尖瓣关闭不全
脉搏	交替脉	奇脉
肺部	湿啰音	单纯右侧心力衰竭无异常
其他	疲劳、乏力、运动耐量低、头晕、心慌等	水肿、颈静脉征(特征性表现)、肝大等

全心衰竭:有左、右侧心力衰竭表现,可以其中之一为主。

【助记】右心继发于左侧心力衰竭形成全心衰竭的呼吸困难反而减轻(左侧心力衰竭后右侧心力衰竭→右心排血量少→肺动脉血少→肺淤血少→呼吸困难减轻)。

7.诊断

病史+症状+体征+辅助检查。体征、症状是关键。常用辅助检查如下。

辅助检查名称	意义
X线胸片	心脏扩大,肺淤血(肺静脉压增高、Kerley B 线为特征性表现),肺门蝴蝶影是急性肺泡性肺水肿的特征性表现。肺淤血反映左侧心力衰竭程度
超声心动图	LVEF 值:收缩功能,正常>50%,心力衰竭时降低 E/A 值:舒张功能,正常≥1.2,心力衰竭时降低
有创检查	中心静脉压(CVP)、肺小动脉楔压(PCP)、心脏指数(CI)、心排出量(PiCCO)等,直接反应左心功能,更好地指导容量管理
BNP 血浆心钠肽	心力衰竭诊断,患者管理,预后评估等

8.鉴别诊断

(1)心源性哮喘与支气管哮喘:①前者心脏病史,后者多为青少年,有过敏史;②前者发作时需坐起,咳粉红色泡沫痰或咯血,而后者不需坐起,咳白黏痰;③BNP 检查。

(2)肾性水肿晨起发生,面部水肿,而心源性水肿表现为低垂性。

(3)肝硬化腹水伴下肢水肿,心源性肝硬化表现为颈静脉怒张等上腔静脉回流受阻的体征。

9.治疗

(1)病因治疗:及早治疗,基本病因治疗。

(2)消除诱因:抗感染治疗,特别是呼吸道感染。快心室率房颤:控制心室率。冠心病、糖尿病、甲状腺功能亢进、贫血的早期管理。

(3)一般治疗:休息,控制体力活动,降低心脏的负荷。控制钠盐摄入,控制液体入量。

(4)药物治疗

1)利尿剂:改善心力衰竭水钠潴留的唯一药物,是心力衰竭治疗的基石。原理:排钠排水。原则:利尿剂应长期维持,水肿消失后,应以最小剂量维持使用。副作用:电解质紊乱,低血钾或高血钾,应注意监测。

分类	代表	作用机理	注意
袢利尿剂	呋塞米	髓袢升支,排钠排钾	轻度心力衰竭小剂量起始,逐渐加量 重度心力衰竭静脉注射效果好,注意低血钾

分类	代表	作用机理	注意
噻嗪类利尿剂	氢氯噻嗪	抑制肾远曲小管及髓袢升支对钠的吸收	副作用为高尿酸血症,影响糖、脂代谢,常与保钾利尿药同用
保钾利尿剂	螺内酯	使远曲小管保钾排钠	可能产生高钾血症,常与排钾利尿剂联合应用

2)RAAS 抑制剂(ACEI、ARB):ACEI 作用机制见下表。

作用机制	抑制 RAAS;抑制缓激肽降解而促使前列环素的生成
作用	扩血管;抑制交感神经兴奋;抑制醛固酮;改善心室重构,延缓心力衰竭进展,降低死亡率
常见药物	卡托普利;贝那普利;吲哚普利
副作用	低血压;肾功能一过性恶化;高血钾;干咳;血管性水肿
禁忌证	低血压;妊娠;血肌酐 >265 μmol/L;高血钾 >5.5 mmol/L;干咳不耐受

ARB 与 ACEI 的作用机制相同,它适用于对 ACEI 引起的干咳不耐受的患者,常见氯沙坦、缬沙坦。

3)β 受体阻滞剂:常见美托洛尔、比索洛尔(β₁ 受体阻滞剂、无血管扩张作用)、卡维地洛(非选择性 β 受体阻滞剂,有血管扩张作用)。禁忌证:支气管痉挛性疾病、严重心动过缓、二度及二度以上房室传导阻滞、急性心力衰竭。突然停用可致临床症状加重。

4)正性肌力药:洋地黄类药物为重点。

药理作用	正性肌力作用(升高细胞内 Ca^{2+} 浓度,降低 K^+ 浓度);电生理作用(抑制心脏传导系统,特别是房室交界区);拮抗迷走神经兴奋作用;减少钠吸收,抑制肾素分泌
适应证	最佳适应:收缩性心力衰竭伴快速心房扑动、心房颤动
禁忌证	高排血量心力衰竭;预激综合征合并心房颤动;二度或以上房室传导阻滞;病态窦房结综合征;单纯舒张性心力衰竭(如肥厚型心肌病,尤其伴流出道梗阻者);单纯二尖瓣狭窄伴窦性心律;急性心肌梗死发病 24 h 内,除非合并快速室上性心律失常
中毒表现	胃肠反应(厌食为最早表现) 神经系统毒性(视物模糊、黄视或绿视等) 心脏毒性(心力衰竭加重;室早二联律,鱼钩样改变;特征是快速房性心律失常伴传导阻滞)
中毒处理	立即停用洋地黄;用苯妥英钠或利多卡因纠正心律失常,注意补钾。严禁电复律

5)非洋地黄正性肌力药物:cAMP 依赖性正性肌力药,如氨力农或米力农兼有正性肌力和血管扩张作用;β 受体激动剂,如多巴胺、多巴酚丁胺有增强心脏收缩力作用。

考点2 急性心力衰竭的病因及临床表现、抢救措施

病因	急性广泛前壁心肌梗死,室间隔破裂,感染性心内膜炎引起瓣膜穿孔,高血压,输液过多
临床表现	突发呼吸困难、端坐呼吸、咳嗽、咳粉红色泡沫痰、发绀、大汗、烦躁不安,严重时血压下降甚至发生心源性休克。两肺满布湿啰音或哮鸣音、心率快、第一心音减弱,可闻及舒张早期奔马律

治疗措施	1. 氧疗　严重者行气管插管、呼吸机辅助通气 2. 体位　坐位,双腿下垂 3. 镇静　吗啡,减轻心脏负担 4. 利尿　呋塞米首选 5. 扩血管　硝普钠、硝酸甘油、酚妥拉明 6. 洋地黄类药　如毛花苷 C 缓慢静脉注射。不宜用于单纯二尖瓣狭窄伴窦性心律、肺水肿者,除非合并快心室率房颤。急性心肌梗死 24 h 禁用 7. 缓解支气管痉挛　如氨茶碱

考点3　心源性休克

1. 概念

心源性休克是指各种原因致使心脏在短时间内心排血量急剧且明显降低从而导致各器官严重灌注不足引起全身微循环功能障碍,出现一系列缺血、缺氧、代谢障碍以及重要脏器损害为特征的临床综合征。急性心肌梗死为其最常见的病因。

2. 治疗

(1)纠正低氧血症:面罩给氧,必要时气管插管,呼吸机辅助通气。

(2)血管加压药:多巴胺、间羟胺(阿拉明)。

(3)血管扩张药:硝普钠、酚妥拉明、硝酸甘油与升压药合用。

(4)毛花苷 C、多巴酚丁胺:适用于心肌收缩功能不全。

(5)主动脉内球囊反搏(IABP):适合于急性心肌梗死合并心源性休克。

(6)积极治疗原发病。

第二节　心律失常★

考点1　窦性心律失常

	窦性心动过速	窦性心动过缓	病态窦房结综合征
病因	1. 生理性　常人吸烟、饮茶、运动、激动 2. 病理性　甲状腺功能亢进、贫血、休克、心肌缺血、心力衰竭、应用肾上腺素或阿托品	1. 生理性　正常人健康青年、运动员、睡眠 2. 病理性　窦房结病变、急性下壁心肌梗死、使用减慢心率的药物、颅内疾患、甲状腺功能减退严重缺氧、低温	窦房结病变、甲状腺功能减退、淀粉样病变、窦房结周围神经和心房肌病变
临床表现	无或原发病表现	无或有心排血量低表现	发作性头晕、黑蒙、乏力等,严重者可发生晕厥。如有心动过速发作,则出现心悸、心绞痛等症状

	窦性心动过速	窦性心动过缓	病态窦房结综合征
心电图	心率 > 100 次/min，窦性心律	心率 <60 次/min，窦性心律	1. 持续显著的窦性心动过缓，心率 <50 次/min 2. 窦性停搏与窦房传导阻滞 3. 窦房传导阻滞与房室传导阻滞共存 4. 心动过缓 – 心动过速综合征
治疗	治疗原发病；必要时使用 β 受体阻滞剂、地尔硫䓬	阿托品、异丙肾上腺素；永久性心脏起搏器	有症状，应安置起搏器

📖 考点2　房性心律失常

1.归纳总结

	房性期前收缩	心房扑动	心房颤动
病因	常人及器质性心脏病患者	1. 无器质性心脏病患者 2. 风湿性心脏病、冠心病、甲状腺功能亢进、肺栓塞、心包炎等	1. 正常人术后、情绪激动等 2. 风湿性心脏病、冠心病、高血压心脏病、甲状腺功能亢进、心肌病
临床表现	心慌、心悸，部分患者无症状	1. 心率不快无症状；心率快可诱发心绞痛与心力衰竭 2. 有不稳定倾向，可恢复窦律或发展为心房颤动	1. 心室率快易诱发心绞痛与心力衰竭 2. 听诊有心音强弱不等、心律绝对不齐、脉搏短绌 3. 有发生体循环栓塞的危险
心电图	1. 无窦性 P 波 2. 提早出现 P' 波，形态与 P 波不同 3. P' 波后多有 QRS，少数无 QRS 波，形态多正常，也可宽大畸形 4. P'-R 间期≥0.12 s 5. 代偿间歇不完全	1. P 波消失，代之以规律锯齿状扑动 F 波，等电位消失。 2. 心房率250 ~ 300 次/min 3. 心室率规则或不规则，QRS 波群大致正常，心室律是否规则取决于房室传导比例是否恒定	1. P 波消失，代之以大小不等、形状不同、节律完全不规则 f 波（频率为350 ~ 600 次/min） 2. RR 绝对不等，脉搏短绌 3. 心室率 100 ~ 160 次/min，QRS 波形态多正常
治疗	1. 通常无需治疗 2. 戒烟酒、治甲状腺功能亢进 3. 严重者服用 β 受体阻滞剂	1. 直流电复律最有效 2. 食道起搏（电复律无效适用） 3. 射频消融根治房扑 4. 药物　合并冠心病、充血性心力衰竭用胺碘酮，禁用ⅠA 类、ⅠC 类，易引起严重室性心律失常	1. 抗凝　合并瓣膜病——华法林；不合并用 CHADS₂ 评分治疗 2. 复律　药物ⅠAL 类、ⅠC 类、Ⅲ类（胺碘酮首选）；电复律；导管消融（不作为首选，适用于药物无效） 3. 维持窦律　普罗帕酮、胺碘酮、索他洛尔 4. 控制心室率　β 受体阻滞剂、钙通道阻滞剂、地高辛；无器质性病变控制在 110 次/min

2.心房颤动考点补充

(1)心房颤动并发体循环栓塞病因:最常见的是风湿性心脏病二尖瓣狭窄。

(2)无心脏病的中青年心房颤动患者,心脏各瓣膜未见异常,排除风湿性心脏病二尖瓣狭窄,叫作孤立性房颤。

(3)心房颤动持续24 h以上,在复律前要持续抗凝3周,复律成功后继续服用华法林3~4周。

【助记】朝三(3周)暮四(4周)。

(4)口服华法林时最常用的监测指标为凝血酶原时间的国际标准化率(INR),应维持在2.0~3.0。

考点3　房室交界区性心律失常

1.室上性心动过速的病因　折返、自律性增高及触发活动为发病机制,以折返最多见。

2.室上性心动过速的临床表现　突发突止的心悸、晕眩、心绞痛,长时间心率过快者可出现心力衰竭与休克。

3.心电图

(1)心室率150~250次/min,节律规则,突发突止。

(2)QRS波形态与时限正常,有室内差异性传导或原有束支传导阻滞时可呈宽大畸形。

(3)逆行P波,与QRS波群保持固定关系。

(4)心房期前刺激能诱发与终止心动过速,刺激迷走神经有时可终止心动过速。

【助记】对迷走神经刺激可鉴别室性心动过速与阵发性室上性心动过速。

4.治疗

(1)短阵发作、症状不明显者可不治疗。

(2)刺激迷走神经:尝试颈动脉窦按摩、Valsalva动作、诱导恶心等方法。

(3)药物治疗:①首选腺苷静脉注射。②伴心力衰竭者首选洋地黄。③心力衰竭、哮喘者慎用β受体阻滞药;心力衰竭、低血压、宽QRS波者慎用维拉帕米静脉注射。

(4)直流电复律:急性发作经药物治疗无效,出现心绞痛、低血压、心力衰竭者可用。已应用洋地黄者禁用。

(5)射频消融术:根治。

考点4　室性期前收缩

1.病因　正常人及各种心脏病患者均可发生。

2.临床表现　心悸,频发或呈二联律者可引起心绞痛与低血压。

3.心电图表现

(1)提前出现的QRS波群宽大畸形,时限通常超过0.12 s,其前无相关P波。

(2)T波与主波方向相反,有完全代偿间歇。

(3)存在室性融合波。

4.治疗

(1)积极治疗原发心脏病,纠正电解质紊乱等。

(2)无器质性心脏病者、无症状者不必药物治疗。

(3)有症状者首选β受体阻滞药。急性心肌梗死发生窦性心动过速与室性期前收缩,早期应用β受体阻滞剂可能减少心室颤动的危险。

考点5　室性心动过速

1. **病因**　最常见于冠心病。还有心肌病、心力衰竭、二尖瓣脱垂、心瓣膜病、代谢障碍、电解质紊乱、长 QT 综合征等。偶可见于无器质性心脏病患者。

2. **临床表现**　因室性心动过速发作持续的时间、心室率、基础心脏病不同而异。发作时间小于30 s:无症状或头晕、心悸、胸闷;发作时间大于 30 s:低血压、少尿、气促、心绞痛、甚至晕厥。听诊:心律轻度不规则,第一心音强度不一。可见颈静脉间歇出现巨大 a 波。

3. **心电图表现**

(1)3 个或 3 个以上的室性期前收缩连续出现。

(2)QRS 波群时限超过 0.12 s,T 波倒置。

(3)心室率通常为 100～250 次/min,心率规则,或略不规则。

(4)房室分离。

(5)确立室性心动过速的最重要依据——心室夺获、室性融合波。

4. **治疗**

(1)无器质性心脏病者发生无症状的非持续性室性心动过速(发作时间 <30 s),可自行复律暂不治疗。

(2)终止发作:无血流动力学障碍患者首选利多卡因静脉注射,无效者直流电复律;洋地黄中毒引发的室性心动过速不宜用电复律。

(3)积极治疗原发疾病,预防复发。

考点6　房室传导阻滞

分度	病因	临床表现	心电图	治疗
一度阻滞	正常人或运动员,任何部位传导缓慢可致	无症状	PR 间期 >0.20 s;PR 间期恒定	无需治疗(心室率不太慢)
二度Ⅰ型阻滞(文氏阻滞)	功能性,房室结或希氏束近端	心悸、心搏脱落	PR 间期进行性延长;RR 间期进行性缩短;QRS 正常;包含受阻 P 波在内的 RR 间期小于正常窦性 PP 间期的 2 倍;最常见房室比为3:2或5:4	无需治疗(心室率不太慢)
二度Ⅱ型阻滞	器质性,希氏束远端	心悸、心搏脱落	PR 恒定不变,部分 P 波后无 QRS;QRS 正常或畸形	阻滞于房室结——阿托品;阻滞于任何部位——异丙肾上腺素(急性心肌梗死慎用)症状明显、心室率缓慢者应早期植入永久心脏起搏器
三度阻滞	器质性,希氏束及附近、室内传导系统远端	大炮音、心力衰竭、晕厥	完全阻滞,P 与 QRS 无关,PR 间期不固定,QRS 正常或增宽	

📖 **考点7　预激综合征**

1.病因　房室旁路的存在。

2.临床表现　预激本身不引起症状,80%预激患者有房室折返性心动过速,15%～30%有心房颤动,5%有心房扑动。心动过速(频率过快,如持续发作的心房颤动)可恶化为心室颤动、充血性心力衰竭、低血压。最有价值的诊断方法是临床电生理检查。

3.心电图表现　窦性心搏的 PR 间期短于 0.12 s,QRS 波起始部粗钝(delta 波),终末部分正常;ST-T 段呈继发性改变,与 QRS 主波方向相反。

4.治疗　射频消融是最有效的治疗手段。

📖 **考点8　抗心律失常药物**

分类	作用原理	代表药物
Ⅰ类	阻断快速钠通道	——
ⅠA类	减慢动作电位 0 相上升速度,延长动作电位时程	奎尼丁、普鲁卡因胺等
ⅠB类	不减慢动作电位 0 相上升速度,缩短动作电位时程	美西律、苯妥英钠、利多卡因
ⅠC类	减慢动作电位 0 相上升速度,轻微延长动作电位时程	氟卡尼、恩卡尼、普罗帕酮
Ⅱ类	阻断 β 肾上腺素能受体	普萘洛尔、美托洛尔、阿替洛尔
Ⅲ类	阻断钾通道、延长复极	胺碘酮、索他洛尔、溴苄铵
Ⅳ类	阻断慢钙通道	维拉帕米、地尔硫䓬

📖 **考点9　人工心脏起搏器**

1.适应证

永久起搏器植入适应证	临时起搏器植入适应证
1.传导阻滞　如三度房室传导阻滞、二度Ⅱ型房室传导阻滞、双侧分支和三分支传导阻滞、伴有心动过缓引起的症状尤其有阿-斯综合征发作或心力衰竭者 2.窦房结功能障碍　如病态窦房结综合征,心率过慢引起心脑供血不足症状或有快-慢综合征者 3.反复发作的颈动脉窦性晕厥,心室停搏 4.药物治疗无效的异位快速心律失常　使用抗心动过速起搏器或自动复律除颤器	1.血流动力学障碍性心动过缓(可逆病因导致) 2.外科手术前后的"保护性"应用 3.临时用于心脏病的诊断及治疗

2.并发症

(1)电极移位,电极或导线损坏和断裂引起起搏失效。

(2)起搏阈值增高,起搏感知障碍。

(3)心脏穿孔;心律失常。

(4)胸壁、膈肌或腹壁肌肉抽动。

(5)血栓栓塞;局部感染。

(6)起搏器综合征。

考点10　心脏电复律

1.**机制**　短时间内给予心脏一定强度的电流,使全部或大部分心肌纤维瞬间同时除极,异位心律也被消除,自律性最高的窦房结能重新主导控制心搏,转复为窦性心律。

2.**适应证**　恶性心律失常及持续时间较长的快速型心律失常。

【助记】心室颤动、心室扑动(非同步)首选的治疗方法。

3.**禁忌证**

(1)下列几种状况的心房颤动或心房扑动:病程长、心脏增大明显、心腔存在血栓、伴完全性房室传导阻滞、伴病窦综合征的异位快速心律失常。

(2)洋地黄中毒或低钾血症。

4.**并发症**　各种心律失常、急性肺水肿、低血压、体循环栓塞和肺动脉栓塞、血清心肌酶增高、皮肤烧伤等。

考点11　心导管消融治疗

1.**射频导管消融(RFCA)明确适应证**

(1)预激综合征合并阵发性心房纤颤和快速心室率。

(2)房室折返性心动过速、房室结折返性心动过速、房性心动过速、典型心房扑动和正常心脏室性心动过速:呈反复发作性者、合并有心动过速心肌病者、有血流动力学障碍者。

(3)心房扑动:发作频繁、心室率不易控制者。

(4)不适当窦性心动过速合并心动过速心肌病。

(5)合并器质性心脏病室性心动过速:发作频繁和或症状重、药物预防发作效果不好。

2.**禁忌证**　①心腔内血栓形成;②急性心肌梗死并发的室性心动过速。

3.**并发症**　①完全性房室传导阻滞;②血栓形成;③心脏压塞;④局部动脉出血(损伤左冠状动脉主干);⑤气胸;⑥过敏反应。

第三节　心脏骤停和心脏性猝死

1.**定义**

(1)心脏骤停:心脏射血功能突然终止,常为心脏性猝死的直接原因。

(2)心脏性猝死:急性症状发作后1 h内发生的以意识突然丧失为特征、由心脏原因引起的,无法预料的自然死亡。

2.**心脏骤停的病理生理机制**

(1)快速性室性心律失常(心室颤动和室性心动过速)。

(2)缓慢性心律失常或心室停顿。

(3)无脉性电活动。

3.**心脏性猝死临床表现**

(1)前驱期:症状可有可无。有症状多表现为非特异性的胸痛、气促、乏力、心悸等。

(2)终末事件期:严重胸痛、急性呼吸困难、突发心悸或眩晕。

(3)心脏骤停:①意识突然丧失,伴有局部或全身性抽搐;②呼吸断续,或呈叹息样,或呈短促痉挛性，直至呼吸停止；③瞳孔散大，皮肤苍白、发绀，可有二便失禁。

（4）生物学死亡：心脏骤停后，多数患者常在 4～6 min 后发生不可逆脑损害，后即过渡到生物学死亡。有效避免生物学死亡的关键：尽早进行有效的心肺复苏、尽早除颤。

4. 识别心脏骤停

大动脉搏动、心音消失、意识丧失、无呼吸或异常呼吸为心脏骤停。以心音消失为主要标准。

5. 急救措施

（1）呼救：发现患者应立即喊人帮忙。

（2）初级复苏：C→A→B 步骤。C——胸外按压及早期除颤；A——开放气道；B——人工呼吸。

（3）高级复苏：①通气、供氧；②除颤、复律及起搏治疗；③药物治疗。首选肾上腺素。经 2～3 次除颤加 CPR 及应用肾上腺素之后仍然是室颤或无脉室性心动过速，首选胺碘酮。

（4）复苏后处理：①治疗原发病；②维持有效循环及呼吸；③防治脑缺氧、脑水肿及急性肾衰竭；④及时发现和纠正水电解质紊乱和酸碱失衡，防治继发性感染；⑤对肠鸣音消失和机械通气伴有意识障碍者，应留置胃管，予以胃肠道营养。

> **【助记】**冠心病是心脏性猝死最常见的病因，恶性室性心律失常是发生心脏性猝死最常见的病理生理机制。预防心脏性猝死的抗心律失常药物中，β 受体阻滞剂是唯一证实能降低死亡率的药物。

第四节　先天性心血管病

考点 1　房间隔缺损（ASD）

1. 病理解剖及分类

原发孔缺损	继发孔缺损（最常见）
部分心内膜垫缺损，常同时合并二尖瓣和三尖瓣发育不良	单纯房间隔缺损 分型：中央型缺损（最多见）、下腔型缺损、上腔型缺损和混合型缺损

> **【助记】**房间隔缺损是最常见的成人先天性心脏病，女性多于男性。房间隔缺损为左向右的分流，对血流动力学的影响主要取决于分流量的多少，晚期可因重度肺动脉高压逆转为右向左分流而出现青紫（艾森门格综合征）。

2. 临床表现

（1）症状：缺损小、心功能代偿良好者无症状。一般表现为心悸、气短、乏力、发育差，易患呼吸道感染，房性心律失常多见，可发生心力衰竭，感染性心内膜炎少见。

（2）最典型体征：肺动脉瓣区第二心音亢进，呈固定分裂，并有收缩期吹风样杂音。

3. 诊断

（1）病史。

（2）心脏听诊（典型杂音）。

（3）超声心动图检查（确诊检查）：房间隔回声失落，心房处左至右分流，可有右心室肥大。

（4）X 线片：肺血流增多，肺门血管影粗大且搏动增强，肺动脉段突出，右心室、右心房增大。

（5）心电图：可有电轴右偏、右室肥大、右束支传导阻滞等表现。

4.**鉴别诊断**　主要是杂音的鉴别。如与肺静脉畸形引流、肺动脉瓣狭窄及小型室间隔缺损等鉴别。

5.**治疗**　主要为介入治疗和外科手术两种。介入封堵术治疗的适应证和禁忌证如下。

（1）适应证：①继发孔型，直径≥5 mm伴右心容量负荷加重，≤36 mm的左向右分流；②缺损边缘至冠状静脉窦，上、下腔静脉及肺静脉的开口距离≥5 mm，至房室瓣的距离≥7 mm；③房间隔的直径＞所选用封堵伞左房侧的直径；④不合并必须外科手术的其他心脏畸形。

（2）禁忌证：①原发孔型ASD及静脉窦型ASD；②已有右向左分流者；③近期有感染、出血性疾病，左心房和左心耳有血栓。

📖 **考点2　室间隔缺损（VSD）**

1.**病理解剖分类**　膜部缺损（最常见）、肌部缺损、漏斗部缺损（干下型、嵴内型）。

【助记】室间隔缺损为左向右的分流，可因重度肺动脉高压逆转为右向左分流而出现青紫（艾森门格综合征）。

2.**临床表现**

	小型室间隔缺损	中型室间隔缺损	大型室间隔缺损
分流量	不大	较大	大
肺循环血流量（Qp）/体循环血流量（Qs）	＜1.5	1.5～2.0	＞2.0
症状	无	可有劳力性呼吸困难	出现右向左分流，呈青紫；呼吸困难及心脏负荷能力下降
体征（胸骨左缘第3～4肋间）	Ⅳ～Ⅵ级全收缩期杂音伴震颤，P₂轻度分裂，无明显亢进	Ⅳ～Ⅵ级全收缩期杂音伴震颤，P₂轻度亢进；心尖区闻及舒张中期反流性杂音	胸骨左缘收缩期杂音常减弱至Ⅲ级左右，P₂亢进；舒张期杂音（继发肺动脉瓣关闭不全所致）

3.**诊断**　根据临床表现和超声心动图（确诊检查）所见做出诊断。

4.**鉴别诊断**　应与房间隔缺损、肺动脉狭窄、肥厚型心肌病等鉴别。大型室间隔缺损合并肺动脉高压应与原发性肺动脉高压及法洛四联症鉴别。

5.**治疗**　主要为介入治疗（室间隔缺损封堵术）。

（1）适应证：①有血流动力学异常的单纯性VSD，3 mm＜直径＜14 mm；②VSD上缘距主动脉右冠瓣≥2 mm，无主动脉右冠瓣脱入VSD及主动脉瓣反流；③在超声心动图大血管短轴五腔心切面9～12点位置；④肌部VSD＞3 mm；⑤外科手术后残余分流。

（2）禁忌证：①巨大VSD、缺损解剖位置不良，封堵器放置后可能影响主动脉瓣或房室瓣功能；②重度肺动脉高压伴双向分流；③合并出血性、感染性疾病，或者有心、肝、肾功能异常以及栓塞风险等。

【助记】最佳手术时机在学龄前，成年人选择在无右至左分流时。

📖 **考点3　动脉导管未闭（PDA）**

1.概念及分类

（1）概念：动脉导管（连接肺动脉总干与降主动脉）1 岁后仍未闭塞为动脉导管未闭。

（2）分类：导管型、窗型和漏斗型。

【助记】多见于女性，为左向右的分流。

2.临床表现

临床表现主要取决于分流量大小。差异性青紫（上半身不紫而下半身紫）为动脉导管未闭的特殊表现。

3.诊断　根据临床表现与超声心动图（确诊检查）检查可做出诊断。PDA 特征性变化：X 线透视下可见肺门舞蹈征。

4.治疗　绝大多数的 PDA 均可经介入封堵，成功率高。

【助记】本病易合并感染性心内膜炎。

第五节　高血压病★

📖 **考点1　原发性高血压**

1.临床表现（起病慢、非特异、昼夜有差异）

（1）一般表现。症状：头晕、头痛、疲劳、心悸、颈部板滞、视物模糊、鼻出血等症状。血压可随季节、昼夜、情绪等因素波动。体征：主动脉瓣区第二心音亢进、收缩期杂音，少数在颈部或腹部可听到血管杂音；长期高血压可见左心室肥大体征（心尖搏动向左下移位、心界向左下扩大）等。

（2）并发症：靶器官损伤。①心（左室肥厚→高血压心脏病→心力衰竭）；②脑（高血压脑病、脑血管病、危象）；③肾（肾动脉硬化、慢性肾衰竭）；④血管（主动脉夹层）；⑤视网膜病变（血管痉挛、水肿、出血、渗出）。

【助记】左心室肥厚最早出现，高血压脑病为最常见死亡原因。

2.诊断（两非一多）　必须以未服用降压药物情况下，2 次或 2 次以上，非同日多次血压测定所得的平均值为依据。收缩压≥140 mmHg 和（或）舒张压≥90 mmHg 可诊断为高血压。

3.分级

分类	收缩压/mmHg		舒张压/mmHg
正常血压	<120	和	<80
正常高值血压	120～139	和（或）	80～89
高血压	≥140	和（或）	≥90
1 级高血压（轻度）	140～159	和（或）	90～99
2 级高血压（中度）	160～179	和（或）	100～109
3 级高血压（重度）	≥180	和（或）	≥110
单纯收缩期高血压	≥140	和	<90

4. 高血压危险分层

高血压分级	其他危险因素（或靶器官损害）和病史			
	0	1~2	≥3	有并发症或合并糖尿病
1 级	低危	中危	高危	很高危
2 级	中危	中危	高危	很高危
3 级	高危	很高危	很高危	很高危

5. 治疗原则

（1）改善生活方式：减重、减盐、减脂、减压；补钾、钙、叶酸（必要时）；戒烟限酒。

（2）药物治疗降压对象：①高血压2级及以上；②合并糖尿病；③有靶器官损害或并发症；④改善生活行为无效，高血压仍持续者；⑤高危、很高危患者。

（3）降压目标

分类	目标
一般患者	< 140/90 mmHg
高血压 + 心力衰竭	< 130/90 mmHg
高血压 + 糖尿病（或慢性肾病或病情稳定的冠心病）	< 130/80 mmHg
老年收缩期高血压患者	收缩压 < 150 mmHg，能耐受者应控制在 140 mmHg 以下

6. 降压药物治疗

（1）用药基本原则：小剂量，联合用药，长效制剂（优先选择），个体化。

（2）降压药种类及特点：A——血管紧张素转换酶抑制剂（ACEI）、血管紧张素 Ⅱ 受体拮抗剂（ARB）；B——β 受体阻滞剂；C（CCB）——钙通道阻滞剂；D——利尿剂。

种类	代表药物	适应证	禁忌证
A	卡托普利、依那普利	特别适用于伴有心力衰竭、心肌梗死、心房颤动、蛋白尿、糖耐量减退或糖尿病肾病的高血压患者	双侧肾动脉狭窄，高血钾，妊娠，肾衰竭
B	美托洛尔、阿替洛尔	尤其适用于快的中、青年患者或合并心绞痛和慢性心力衰竭者	不宜与维拉帕米合用；切忌突然停药；急性心力衰竭、病态窦房结综合征、房室传导阻滞患者禁用
C	二氢吡啶类（硝苯地平）、非二氢吡啶类（维拉帕米）	对血脂、血糖等无明显影响，对老年患者疗效好	非二氢吡啶类不宜用于心力衰竭、窦房结功能低下、心脏传导阻滞患者

种类	代表药物	适应证	禁忌证
D	噻嗪类（氢氯噻嗪、吲达帕胺）、袢利尿剂（呋塞米）、醛固酮拮抗剂（螺内酯）	轻、中度高血压；老年患者单纯收缩期高血压；高血压伴心力衰竭患者；对合并有氮质血症或尿毒症的患者可选用呋塞米	1.噻嗪类　糖尿病、高脂血症慎用，痛风禁用 2.保钾利尿剂　可引起高钾血症，不宜与 A 类合用；肾功能不全禁用

【助记】吲达帕胺不引起血脂改变。ACEI 特征性不良反应——刺激性干咳。前列腺肥大者可加用 α 受体阻滞剂（哌唑嗪）；合并抑郁症、支气管哮喘，不宜选用 B 类。妊娠期高血压患者——B 类；老年人收缩期高血压——D、C（长效二氢吡啶）类。

考点2　高血压急症的临床表现和处理

1.高血压急症与恶性高血压

（1）高血压急症：短期内（数小时或数天）血压急剧升高，舒张压 >130 mmHg 和（或）收缩压大于 200 mmHg，且伴有一系列严重症状，甚则危及生命。可出现恶性高血压、高血压脑病、急性主动脉夹层等病症。

（2）恶性高血压：也称急进型高血压，发病急骤，舒张压持续≥130 mmHg，伴头痛、视物模糊、眼底出血、渗出和视盘水肿，肾损害显著（表现为持续蛋白尿、血尿、管型尿）。

2.高血压急症的处理

（1）治疗原则：合理选择降压药，及时、控制性降压（持续静脉滴注短效降压药物，开始的 24 h 内将血压降低 20% ~25% ,48 h 内血压不低于 160/100 mmHg）。

【助记】避免使用的药物：利舍平；强效利尿药（治疗开始时）。

（2）降压药选择与应用

药物	作用特点
硝普钠	1.适用于各种高血压急症 2.能同时直接扩张动脉和静脉，降低前、后负荷 3.一般临床常用最大剂量为 200 μg/min。起效迅速，维持时间短
硝酸甘油	1.主要用于高血压急症伴急性心力衰竭或急性冠状动脉综合征 2.降低动脉压作用不及硝普钠 3.起效迅速，维持时间短
尼卡地平	1.主要用于高血压急症合并急性脑血管病或其他高血压急症 2.降压同时，可改善脑血流量 3.起效迅速，维持时间短
拉贝洛尔	1.主要用于高血压急症合并妊娠或肾功能不全患者 2.β 受体阻滞剂，兼有 α 受体阻滞剂作用 3.起效迅速，维持时间长（3 ~6 h）

📖 **考点3　继发性高血压常见病因及临床特点**

名称	病因	临床特点
肾实质病变	水钠潴留及细胞外液增加	发现血压高时已经有尿改变和肾功能不全
肾血管性高血压	肾动脉狭窄（单侧或双侧）	1. 30 岁以下或 55 岁以上突然发生 2、3 级以上的高血压，上腹部和背部肋脊角处有高调血管杂音 2. 诊断金标准——肾动脉造影 3. 治疗禁用 ACEI 或 ARB
嗜铬细胞瘤	肾上腺髓质或交感神经节肿瘤，导致的肾上腺素和去甲肾上腺素间歇或持续分泌过多	1. 大多为良性 2. 阵发性或持续性血压升高，同时伴有心动过速、头痛、出汗、面色苍白等症状，或伴血糖升高、代谢亢进表现 3. 对一般药物治疗无效
原发性醛固酮增多症	肾上腺皮质增生或肿瘤导致醛固酮分泌过多	特征：长期高血压伴顽固性低钾血症。可有肌无力、周期性瘫痪、多尿
皮质醇增多症	肾上腺皮质增生或肿瘤导致糖皮质激素分泌过多	高血压、向心性肥胖、满月脸、血糖升高
主动脉缩窄	先天性血管畸形（多数），或者多发性大动脉炎（少数）所致	1. 上肢血压增高而下肢血压不高或降低 2. 胸部 X 线检查　肋骨受侧支动脉侵蚀引起的切迹。确诊检查——主动脉造影

第六节　冠状动脉粥样硬化性心脏病★

📖 **考点1　冠心病概述**

1. **危险因素**　吸烟、高血压、年龄（>40 岁，男）、高胆固醇血症（最危险）、糖尿病（糖耐量异常）、家族早发冠心病史、肥胖、紧张。

2. **分型**

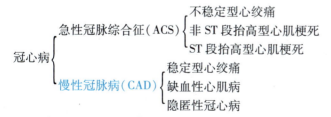

📖 **考点2　稳定型心绞痛**

1. **发病机制**　因冠状动脉固定性严重狭窄或部分闭塞导致冠状动脉血流量不能满足心肌代谢

的需要,引起心肌急剧、暂时的缺血缺氧。

2.临床表现(与急性心肌梗死对比)

鉴别要点	心绞痛	急性心肌梗死
诱因	体力劳力、情绪激动、受寒、饱食等	没有
部位	胸骨体中、上段之后,可向左肩、左臂内侧或后背放射	相同,但可在较低位置或上腹部
性质	压榨性或紧缩性疼痛,也可呈烧灼感	相似,但程度更剧烈
时限	短(3~5 min,很少超过30 min)	长(数小时或1~2 d)
发作频率	频繁	不频繁
缓解方式	停止其诱发活动;舌下含服硝酸甘油可显著缓解	不能缓解
心电图	无变化或暂时性ST-T改变	动态性与特征心电图变化(病理性Q波)
血压变化	高或无明显变化	常降低或出现休克
心包摩擦音	无	可有
发热	无	常有
白细胞	正常	常升高
血清心肌酶	正常	升高

3.实验室检查

(1)心电图检查(最常用、首选方法):发作时绝大多数有ST-T下移、倒置;变异性心绞痛可见ST段抬高。

(2)放射核素:是诊断心绞痛最有价值的无创检查。

(3)冠脉造影("金标准"):狭窄≥50%具有病理意义,狭窄>70%~75%以上会严重影响血供,为严重冠脉狭窄。

(4)动态心电图监测(Holter):ST-T改变是伴胸痛发作时出现,具有重要诊断价值也有助于发现无症状性心肌缺血。

(5)多层螺旋CT冠状动脉成像(CTA):判断冠脉狭窄程度、管壁钙化、板块分布范围和性质。

4.诊断与鉴别诊断

(1)诊断主要依据:典型临床症状(重要依据)、心电图等实验室检查。诊断确有困难的需行冠状动脉造影。

(2)鉴别诊断

急性心肌梗死	疼痛性质更剧烈,持续时间更长
心脏神经官能症	疼痛性质多为短暂刺痛或持久隐痛;女性多见;伴其他神经官能症症状
肋间神经痛与肋软骨炎	疼痛性质多为持续性灼痛或刺痛;疼痛常累及1~2个肋间,沿神经行径处有压痛;刺激(如咳嗽、变换体位)疼痛加剧

其他	严重的主动脉瓣狭窄或关闭不全、风湿性冠状动脉炎、梅毒性主动脉炎引起冠状动脉口狭窄或闭塞、肥厚型心肌病、急性心包炎等

5. 心绞痛分级(加拿大心血管病学会)

Ⅰ级,一般体力活动不受限,强活动发生。Ⅱ级,一般体力活动轻度受限。步行平地 200 m 以上,登楼梯 >1 层受限。Ⅲ级,一般体力明显受限,步行平地 <200 m 或登楼梯 1 层即引起发作。Ⅳ级,轻微活动或休息即可发生。

6. 治疗

(1)发作时:立刻休息,舌下含服硝酸甘油(1~2 min 即开始起作用,药效持续约半小时)或硝酸异山梨酯(2~5 min 见效,药效维持 2~3 h)。

(2)缓解期:改善生活方式、药物治疗。

改善缺血、减轻症状	β 受体阻滞剂	减慢心率、降低血压,减低心肌收缩力和氧耗量,减低运动时血流动力的反应,使在同一运动量水平上心肌氧耗量减少
	硝酸酯制剂	减低心绞痛发作的频率和程度,增加运动耐量
	钙通道阻滞剂	抑制心肌收缩,减少心肌氧耗;扩张周围血管,降低动脉压,减轻心脏负荷;改善心肌的微循环。更适用于同时有高血压的患者
改善预后,预防心肌梗死	阿司匹林	抑制环氧化酶和血栓烷 A_2 的合成,从而抗血小板聚集
	氯吡格雷	减少 ADP 介导的血小板激活和聚集。不能耐受阿司匹林的患者可用氯吡格雷替代治疗
	β 受体阻滞剂	减低心肌收缩力和氧耗量;长期服用可显著降低死亡等心血管事件
	他汀类药物	有效降低 TC、LDL-C,延缓斑块进展、稳定斑块、抗炎
	ACEI 或 ARB	显著降低终点事件(心血管死亡、非致死性心肌梗死)的相对危险性

📖 考点3 不稳定型心绞痛(劳力性心绞痛)

1. 概念 动脉粥样斑块破裂或糜烂,伴有不同程度的表面血栓形成、血管痉挛、远端血管栓塞所导致的一组临床症状。

2. 临床表现

(1)恶化型:原为稳定型心绞痛,在 1 个月内疼痛发作的频率增加,程度加重、持续时间延长、诱发因素变化,硝酸类药物缓解作用减弱。

(2)初发型:首发症状 1~2 个月之内新发生的心绞痛,较轻的负荷即可诱发。

(3)静息型:休息状态下或较轻微活动即可发作。持续时间通常 >20 min。

【助记】体征:一过性第三或第四心音、收缩期杂音。变异性心绞痛特征:静息心绞痛。ST 一过性抬高,为冠脉痉挛所致。

3. 治疗原则 即刻缓解缺血和预防严重的不良后果。

📖 **考点4　ST 段抬高型急性冠脉综合征**

1.发病机制　不稳定的粥样斑块破裂、糜烂,继发血栓形成,导致冠状动脉完全闭塞性血栓形成。

2.最常见的病因　冠状动脉管腔闭塞,血供急剧减少或中断,使心肌缺血达 20～30 min 以上即可发生心肌梗死。

3.促使斑块破裂出血及血栓形成的诱因　饱餐;重体力活动;情绪过分激动;血压剧升或用力大便;休克、脱水、出血、外科手术或严重心律失常。

4.临床表现

先兆	发病前数日乏力、胸部不适,活动时心悸、气急、烦躁、心绞痛。以新发心绞痛或原心绞痛加重为最突出
缺血性胸痛	最突出,最先出现,多发于凌晨,程度更剧烈,烦躁不安、出汗、恐惧或濒死感;持续时间更长,达数小时～数天;休息或硝酸甘油多不能缓解
胃肠道症状	多伴有恶心、呕吐、上腹胀痛呃逆,多见于下壁心肌梗死
心律失常	24 h 内多见。室性期前收缩最多见;心室颤动是入院前主要死因(心室颤动前兆:室性期前收缩多于 5 次/min,成对出现,或呈短阵室性心动过速;多源室性心动过速;R-on-T)
低血压和休克	心源性休克(心排血量急剧下降),提示心肌广泛坏死(达 40% 以上)。疼痛缓解而收缩压 <80 mmHg,伴有烦躁不安、面色苍白、皮肤湿冷、脉细快、大汗淋漓、尿量减少等症状为休克
心力衰竭	前壁心肌梗死:急性左侧心力衰竭,肺水肿;右室心肌梗死:急性右侧心力衰竭,伴血压下降
全身症状	发热;心动过速;白细胞升高;红细胞沉降率增快
体征	心脏轻、中度扩大;第一心音减弱,可有 S_4 奔马律;各种心律失常;心包摩擦音;心尖区收缩期杂音或收缩中晚期喀喇音

5.心电图改变

(1)特征性改变:T 波倒置(缺血性改变);ST 段弓背向上型抬高(损伤性改变);出现病理性 Q 波(坏死性改变)。

【助记】非 ST 段抬高型:始终无 Q 波;普遍性 ST 段压低≥0.1 mV,aVR 导联 ST 段抬高,或出现对称性 T 波倒置,或无 ST 段变化而仅有 T 波倒置。

(2)动态性改变

超急期	起病数小时内,可无异常或出现异常高大两肢不对称的 T 波
急性期	1.数小时后,ST 段明显弓背向上抬高,与直立的 T 波相连接,形成单向曲线 2.数小时至 2 d 内出现病理性 Q 波(在 3～4 d 内稳定不变),R 波减低
亚急性期	数天至 2 周内,ST 段基本恢复至基线水平,T 波逐渐倒置或平坦,Q 波留存
慢性期	数周至数月后,T 波呈 V 型倒置,T 波可永久存在(多数)或恢复正常

【助记】心电图区别心肌梗死和心绞痛最有意义的是病理性 Q 波。

（3）梗死定位和范围

心肌梗死部位	导联改变	可能受累的冠脉
前间壁	V_1、V_2、V_3	左前降支近端、间隔支
前壁	V_3、V_4、V_5	左前降支及其分支
前侧壁	V_5、V_6	左前降支中部或左回旋支
高侧壁	Ⅰ 、aVL	左回旋支
广泛前壁	$V_1 \sim V_5$	左前降支近端
下壁	Ⅱ、Ⅲ、aVF	右冠脉、回旋支或前降支远端（不常见）
后壁	V_7、V_8	后降支

6. 血清心肌酶学改变

指标	出现	高峰	恢复	特点
肌红蛋白 SMB	2 h	12 h	24 ~ 48 h	高峰出现最早
肌钙蛋白 I(cTnI)	3 ~ 4 h	11 ~ 24 h	7 ~ 10 d	——
肌钙蛋白 T(cTnT)	3 ~ 4 h	24 ~ 28 h	10 ~ 14 d	——
肌酸激酶同工酶 CK-MB	4 h 内	16 ~ 24 h	3 ~ 4 d	特异性；溶栓指标,高峰提前示溶栓成功；反映受损心肌面积大小

7. 诊断和鉴别诊断

（1）诊断:典型持续缺血性胸痛、特征性心电图改变、血清酶升高。3 项中具备 2 项诊断即成立。对突发原因不明的心律失常、心力衰竭、休克等急症需考虑发生本病的可能性,应进一步行心电图、血清酶测定等检查。

【助记】对非 ST 段抬高型急性冠脉综合征患者,血清心肌酶的诊断价值更大。

（2）鉴别诊断

1）主动脉夹层:急性胸背部撕裂样剧痛,两上肢血压和脉搏有明显差异,伴有虚脱症状,血压升高,控制不佳。腹部血管杂音。

2）急性肺栓塞:主要表现为胸痛、咯血、呼吸困难、低氧血症和休克。心电图 Ⅰ 导联 S 波加深,Ⅲ导联 Q 波显著,T 波倒置。听诊 P_2 亢进,右心室增大,右侧心力衰竭体征。放射性核素肺通气灌注扫描、螺旋 CT(CTPA)、磁共振检查等可助诊断。D-二聚体:阳性。

8.并发症

并发症	特征	出现时间
乳头肌功能失调或断裂	可引起心力衰竭,心尖区收缩中晚期喀喇音和吹风样收缩期杂音(二尖瓣脱垂),多发生在二尖瓣后乳头肌	50%发生,乳头肌断裂多发生于梗死后1周内,下壁心肌梗死多见
心脏破裂	好发左心室游离壁(最常见)。胸骨左缘第3~4肋间收缩期杂音,伴震颤,因可迅速导致心脏压塞而发生猝死	多见于老年、高血压病、女性患者 多发于发病3~7 d
栓塞	最常引起脑栓塞(左心室附壁血栓脱落引起)下肢深静脉血栓脱落,则产生肺栓塞	1%~3%发生,见于起病后1~2周
室壁瘤	好发于左心室,不能溶栓治疗。左侧心界扩大或心脏搏动较广。心电图ST段持续抬高(一般2周恢复,若持续抬高要考虑室壁瘤)	5%~20%发生
心肌梗死后综合征	炎症性并发症,如出现心包炎、胸膜炎或肺炎,有发热、胸痛、白细胞增多和红细胞沉降率增快等症状	约10%发生,见于心肌梗死后数周至数月

📖 考点5 急性心肌梗死的治疗措施

1.**治疗原则** 尽快恢复心肌的血液灌注(到达医院30 min内溶栓,90 min内介入)。

2.**监护和一般治疗**

(1)急性期(12 h内)卧床休息。

(2)监测心电图、血压和呼吸;吸氧;建立静脉通道。

【助记】若无并发症,24 h内可在床上行肢体活动;若无低血压,第3 d可在病房内走动;梗死后第4~5 d,逐步增加活动(直至每天3次步行100~150 m)。

3.**解除疼痛** 吗啡(最常用,减低神经耗氧量)、β受体阻滞剂、硝酸酯类。

4.**抗血小板治疗** 阿司匹林、ADP受体拮抗剂联合应用,负荷剂量后给予维持剂量。

5.**抗凝治疗** 普通肝素、低分子肝素。

6.**再灌注心肌** 是急性心肌梗死早期最重要措施(溶栓、介入、外科搭桥)。

(1)溶栓治疗

1)适应证:只适合ST抬高的心肌梗死。①2个或2个以上相邻导联ST段抬高(胸导联≥0.2 mV,肢导联≥0.1 mV),或病史提示AMI伴左束支传导阻滞,起病时间<12 h,患者年龄<75岁;②年龄>75岁的ST段显著抬高MI患者,经慎重权衡利弊仍可考虑;③ST段抬高性MI,发病时间已达12~24 h,但如仍有进行性缺血性胸痛,广泛ST段抬高者也可考虑。

2)禁忌证:出血或出血倾向。①既往出血性脑卒中,6个月内发生过缺血性脑卒中或脑血管事件;②颅内肿瘤;③近期(2~4周)有活动性内脏出血;④未排除主动脉夹层;⑤入院时有严重且未控制的高血压(>180/110 mmHg)或慢性严重高血压病史;⑥目前正在使用治疗剂量的抗凝药或已知有出血倾向;⑦近期(2~4周)创伤史,包括头部外伤、创伤性心肺复苏或较长时间(>10 min)的心肺复苏;⑧近期(<3周)外科大手术;⑨近期(<2周)曾有在不能压迫部位的大血管行穿刺术。

3)溶栓再通标准:①CK-MB酶峰值提前(14 h内);②ST段于2 h内回降>50%;③2 h内胸痛基

本消失;④2 h内出现再灌注心律失常。

（2）介入治疗（PCI）

1）直接PCI:①所有症状发作12 h以内并且持续新发的ST段抬高或新发左束支传导阻滞的患者;②症状发作超过12 h,但仍有进行性缺血证据或仍有胸痛和心电图变化。

2）补救性PCI:溶栓治疗后仍有胸痛,抬高的ST段无明显降低者,应尽快进行冠状动脉造影,如显示TIMI0～Ⅱ级血流,说明相关动脉未再通,宜立即施行补救性PCI。

3）溶栓治疗再通者的PCI:溶栓成功后稳定的患者,实施血管造影的最佳时机是3～24 h。

（3）紧急冠状动脉旁路搭桥术:介入治疗失败或溶栓治疗无效有手术指征者,宜争取6～8 h内施行该术。

7.心律失常的治疗

（1）电复律、电除颤:心室颤动或持续多形性室性心动过速尽早应用非同步直流电除颤或同步直流电复律。单形性室性心动过速药物无效,尽早用同步直流电除颤。

（2）药物治疗:①伴室性期前收缩或室性心动过速,用利多卡因;室性心律失常反复,可用胺碘酮治疗。②伴缓慢性心律失常用阿托品。③室上性快速心律失常选用维拉帕米、地尔硫草、美托洛尔、洋地黄制剂或胺碘酮等药物。

（3）人工起搏器:房室传导阻滞发展到二、三度房室传导阻滞,伴血流动力学障碍者适用（临时使用,传导阻滞消失后撤除）。

8.控制休克　补充血容量（首选的措施）;应用升压药、血管扩张剂;纠正酸中毒、避免脑缺血、保护肾功能,必要时应用洋地黄制剂。

9.治疗心力衰竭　吗啡和利尿剂为主,也可以选用血管扩张剂（减轻左心室的后负荷）。

【助记】梗死后24 h内禁止用洋地黄类,有右心室梗死的患者慎用利尿剂。左侧心力衰竭——使用利尿剂;右侧心力衰竭——慎用利尿剂。

10.并发症治疗　栓塞——溶解血栓和（或）抗凝疗法。心室壁瘤（影响心功能或引起严重心律失常）——手术切除同时作紧急冠状动脉旁路搭桥术。

11.右心室心肌梗死的处理　右心室心肌梗死引起右侧心力衰竭伴低血压,而无左侧心力衰竭的表现时,宜扩张血容量。不宜用硝酸酯药物、利尿药。伴有房室传导阻滞者可予以临时起搏。

第七节　心脏瓣膜病★

考点1　二尖瓣狭窄

1.病因

（1）最常见、最主要:风湿热。

（2）其他:二尖瓣环或环下钙化;先天性畸形;类癌瘤及结缔组织疾病;病毒感染。

2.生理病理

（1）正常二尖瓣膜口面积是4～6 cm^2。狭窄分度:

分度	瓣口面积
轻度	1.5～2.0 cm^2
中度	1.0～1.5 cm^2
重度	<1.0 cm^2（<1.5 cm^2时出现症状）

（2）血流动力学：①二尖瓣狭窄→血液由左心房到左心室受阻→左房压力升高（最早的血流动力学改变）→左房扩大；肺回流受阻→肺淤血，肺间质水肿→呼吸困难，咳嗽咯血。②肺淤血→肺静脉、肺毛细血管压增高→反射性肺小动脉收缩→肺动脉高压→右心室大，右侧心力衰竭。

3. 临床表现

症状	1. 呼吸困难——最常见、最早期 2. 咳嗽——劳动后或夜间多见 3. 咯血　①大咯血——肺静脉压升高，支气管静脉破裂出血；②痰中带血、血痰——感染，肺充血、肺毛细血管破裂；③胶冻状暗红色痰——肺梗死；④粉红色泡沫痰——急性肺水肿 4. 血栓栓塞——本病严重并发症 5. 其他　①声音嘶哑、吞咽困难——左心房显著扩大、左肺动脉扩张压迫左喉返神经或食管；②消化道淤血表现——右侧心力衰竭；③胸痛
体征	1. 二尖瓣狭窄体征 2. 肺动脉高压及右心室扩大体征 3. 右侧心力衰竭体征
并发症	1. 心房颤动——最常见心律失常 2. 急性肺水肿——重度二尖瓣狭窄的严重并发症 3. 血栓栓塞：80% 伴心房颤动，脑栓塞最常见，栓子常来自左心房伴心房颤动，右心房栓子造成肺栓塞 4. 右侧心力衰竭——晚期常见 5. 心内膜炎，较少见，肺部感染（最常见并发症）

4. 实验室检查

（1）X 线：早期左房大，后期右室大；右前斜位食管向后移位（左心房扩大所致）；左前斜位左主支气管上移；右心缘可见双房影像；肺淤血时见肺门影浓，间质肺水肿时可见 Kerley B 线；梨形心等。

（2）超声心电图：首选、确诊。M 型可见二尖瓣回声增粗，"城墙样"改变。测定瓣口面积、二尖瓣压差，判断狭窄程度。

（3）心电图：电轴右偏，二尖瓣型 P 波，右室肥厚。

（4）彩色多普勒：可实时观察二尖瓣狭窄的射流等。

5. 治疗

（1）一般治疗：预防性抗风湿热治疗（苄星青霉素 120 万 U/月，肌内注射，长期或终身）。

（2）并发症处理

1）咯血：端坐位，镇静剂，静脉注射利尿剂。

2）急性肺水肿：同急性左侧心力衰竭，避免使用动脉扩张药和洋地黄。

3）急性心房颤动：控制心室率，洋地黄；血流动力障碍，电复律。

4）慢性心房颤动：手术解决狭窄，保持窦性心律，抗凝，预防血栓栓塞。

5）预防栓塞：合并心房颤动，华法林抗凝，INR 2.5～3.0。

（3）手术治疗：缓解单纯二尖瓣狭窄的首选方法——经皮球囊瓣膜扩张成形术。人工瓣膜置换术适用于严重瓣叶和瓣下结构钙化、畸形，不宜做分离术者及二尖瓣狭窄合并明显二尖瓣关闭不全者。

📖 **考点2 二尖瓣关闭不全**

1.病因

	瓣叶－瓣环（扩大、钙化）	腱索－乳头肌	心肌
慢性	1.风湿性（最常见） 2.黏液样变性 3.瓣环钙化 4.结缔组织疾病 5.先天性	1.瓣膜脱垂 2.乳头肌功能不全	1.扩张型心肌病 2.梗阻性肥厚型心肌病 3.冠心病节段运动异常或室壁瘤
急性	1.感染性心内膜炎 2.外伤 3.人工瓣周漏	1.腱索断裂（原发性、继发性） 2.感染性心内膜炎或慢性瓣膜病变 3.急性心肌梗死或创伤所致的乳头肌功能不全、断裂或腱索断裂	——

2.病理生理 二尖瓣关闭不全→左室射出的血液经关闭不全的二尖瓣口反流到左房→左室扩大（左侧心力衰竭），左房肥大（肺淤血，右侧心力衰竭）。

3.临床表现

（1）慢性二尖瓣关闭不全：最早的症状是疲乏、无力；肺淤血症状；晚期有右侧心力衰竭症状，视诊心界向左下扩大，心尖搏动向左下移位，心尖抬举样搏动，心尖区可闻及全收缩期吹风样杂音，向左腋下和左肩胛区传导。腱索断裂者杂音可呈音乐性或海鸥鸣，二尖瓣脱垂者可闻及收缩期喀喇音。

（2）急性二尖瓣关闭不全：轻度仅有劳力性呼吸困难，重度可见急性左侧心力衰竭、肺水肿或心源性休克的症状。心尖区可闻及粗糙吹风样杂音。

4.实验室检查

彩色多普勒测定：二尖瓣反流束左房内射血面积 <4 cm^2 为轻度反流，达 4~8 cm^2 为中度反流，>8 cm^2 者为重度反流。

5.并发症 心房颤动；感染性心内膜炎（较二尖瓣狭窄多见）；栓塞（较二尖瓣狭窄少见）见于左房扩大伴慢性心房颤动者；心力衰竭，急性者早期出现，慢性者晚期发生。

6.治疗

（1）内科治疗：①急性：降低肺静脉压，增加心排出量。②慢性：预防风湿热复发和预防感染性心内膜炎。有症状予以 ACEI，减低左心室容积，缓解症状。合并心房颤动，抗凝。

（2）手术治疗（根本措施）

1）急性：在药物控制症状的基础上，采取紧急或择期手术治疗。

2）慢性手术适应证：①重度二尖瓣关闭不全伴心功能 NYHA Ⅲ 或Ⅳ级；②心功能 NYHA Ⅱ级伴心脏增大，左心室收缩末期容量指数（LVESVI）>30 ml/m^2；③重度二尖瓣关闭不全，左室射血分数（LVEF）减低，左室收缩及舒张末期内径增大，LVESVI 高达 60 ml/m^2，无症状也应考虑手术治疗。

📖 **考点3 主动脉瓣狭窄**

1.病因

（1）炎性病变——风湿热。

（2）先天性畸形——二叶瓣畸形、三叶瓣畸形等。

（3）退行性病变——老年性主动脉瓣钙化。65岁以上老年人单纯主动脉瓣狭窄的常见病因。

2. 生理病理　主动脉瓣狭窄→左室射血减少→左室扩大→体循环血减少→冠脉缺血（心绞痛）→脑缺血（晕厥）→肺淤血（呼吸困难）。

3. 临床表现

（1）**主动脉瓣狭窄三联征**：心绞痛、晕厥（或晕厥先兆）、心力衰竭。

（2）体征：①主动脉瓣区有3/6级以上收缩期杂音，粗糙，呈喷射性，向颈部传导。可伴有喷射性喀喇音，第二心音减弱，心尖区有第四心音。②在主动脉瓣区可触及收缩期震颤。③严重狭窄者，收缩压降低，脉压变小。

> **【助记】**杂音传导方向：二尖瓣关闭不全——左腋下、左肩胛下区；二尖瓣狭窄——局限；主动脉瓣狭窄——颈部、胸骨上窝；主动脉瓣关闭不全——沿胸骨左缘下传至心尖部。

4. 并发症

（1）心律失常：常见的有心房颤动、房室传导阻滞。

（2）心力衰竭（主要为左侧），心脏性猝死。

（3）感染性心内膜炎（少见），胃肠道出血（多见于老年瓣膜钙化患者）。

（4）体循环栓塞（少见）：栓子主要来自钙化性主动脉狭窄。

5. 实验室检查　超声心动图检查是确诊狭窄程度及病因的可靠方法。轻度狭窄：射流速度<3 m/s，平均压力阶差<25 mmHg，主动脉瓣口面积>1.5 cm²。中度狭窄：射流速度3~4 m/s，平均压力阶差25~40 mmHg，主动脉瓣口面积1.0~1.5 cm²。重度狭窄：射流速度>4 m/s，平均压力阶差>40 mmHg，主动脉瓣口面积<1.0 cm²。

6. 治疗

（1）内科治疗：主要为预防感染性心内膜炎。

（2）手术治疗

1）主动脉瓣瓣膜置换术：一旦出现主狭症状或脉压>50 mmHg应尽快行置换术，手术指征为重度狭窄伴心绞痛、晕厥或心力衰竭症状。

2）直视下行瓣膜交界处分离术：适用于儿童、青少年的非钙化性严重主动脉瓣狭窄。

3）经皮球囊主动脉瓣成形术

适应证为严重主动脉瓣狭窄基础上：①导致的心源性休克患者；②为其后人工瓣膜置换术的过渡性治疗；③妊娠妇女；④拒绝手术治疗的患者。

4）经皮主动脉瓣置换术（经股动脉或经胸部小切口）。

📖 考点4　主动脉瓣关闭不全

1. 病因

急性主动脉瓣关闭不全	感染性心内膜炎；主动脉夹层破裂累及主动脉瓣和瓣环；人工瓣膜撕裂；创伤导致的升主动脉根部损伤、瓣叶损伤或脱垂
慢性主动脉瓣关闭不全	主动脉瓣本身病变：①风湿性心脏病；②先天性畸形；③感染性心内膜炎；④退行性主动脉瓣病变；⑤主动脉瓣黏液样变性
	主动脉根部扩张：①Marfan综合征；②梅毒性主动脉炎；③高血压性主动脉环扩张、特发性升主动脉扩张、主动脉夹层形成、强直性脊柱炎、银屑病性关节炎

2. 临床表现

(1)症状。急性:轻者可无症状,重者出现急性左侧心力衰竭。慢性:早期可无症状;中度以上有心悸、头颈部搏动感;心绞痛;晚期出现左侧心力衰竭。

(2)体征:①主动脉瓣第二听诊区闻及舒张早中期及全舒张期叹气样递减型杂音,坐位并前倾身体、呼气末听诊最清楚,向心尖部传导。有时在心尖部可闻及低调的舒张中期杂音,即Austin-Flint杂音,第一心音与第二心音减弱。②周围血管征(急性主动脉瓣关闭不全不明显)。毛细血管搏动征、枪击音、水冲脉。③左心室向左下扩大,呈靴形心(急性主动脉瓣关闭不全不明显)。④脉压大。

3. 并发症　感染性心内膜炎;充血性心力衰竭;室性心律失常(猝死少见)。

4. 实验室检查

(1)X线检查:靴形心,升主动脉扩张,肺淤血征。

(2)超声心动图(明确诊断)。

分度	射流宽度	每搏反流量	反流分数
轻度	<左心室流出道的25%	<30 ml	<30%
中度	<左心室流出道的25%~65%	30~59 ml	30%~49%
重度	≥左心室流出道的65%	>60 ml	>50%

5. 治疗

(1)内科治疗:定期随访,预防感染性心内膜炎及风湿活动。

(2)外科治疗:瓣膜置换术(根本措施)。

第八节　感染性心内膜炎

1. 分类

		急性感染性心内膜炎	亚急性感染性内膜炎
病程	病原体	金黄色葡萄球菌	草绿色链球菌(多见)、肠球菌
	中毒症状	明显	轻
	病程进展	迅速,数天至数周即引起瓣膜破坏	数周至数月
	感染迁移	多见	少见
	发病机制(主要累及瓣膜)	尚不清楚	1. 血流动力学因素 2. 非细菌性血栓性心内膜炎 3. 短暂性菌血症 4. 细菌感染无菌性赘生物
获得途径		卫生保健相关性、社区获得性、静脉毒品滥用	
瓣膜材质		自体瓣膜心内膜炎、人工瓣膜心内膜炎	

2.临床表现

（1）发热、心脏杂音。

（2）周围体征。亚急性多见：瘀点；Roth 斑（视网膜的卵圆形出血斑，中心呈白色）；Osler 结节（中指和示指和趾垫出现的豌豆大的红或紫色痛性结节）。急性多见：Janeway 损害（掌和足底处直径 1～4 mm 无痛性出血性红斑）。

（3）动脉血栓：脑栓塞最多见。

（4）感染的非特异性症状：脾大、贫血（亚急性多见，急性少见）。

3.并发症

（1）心脏

1）非感染性：心力衰竭、急性心肌梗死。

【助记】心力衰竭主要由瓣膜关闭不全所致：主动脉瓣（75%）、二尖瓣（50%）、三尖瓣（19%）。

2）感染性：心肌脓肿、化脓性心包炎、心肌炎。

（2）细菌性动脉瘤（多见于亚急性患者）、迁移性脓肿（多见于急性患者）。

（3）神经系统（1/3 患者出现）：①脑栓塞（占 1/2，大脑中动脉及其分支最常受累）；②脑细菌性动脉瘤；③脑出血；④中毒性脑病；⑤脑脓肿；⑥化脓性脑膜炎。

（4）肾损害：①肾动脉栓塞和肾梗死（急性患者多见）；②局灶性和弥漫性肾小球肾炎（亚急性患者多见，免疫复合物所致，后者可致肾衰竭）；③肾脓肿（不多见）。

4.辅助检查

项目	异常结果
尿常规	镜下血尿、轻度蛋白尿。肾梗死——肉眼血尿；弥漫性肾小球性肾炎——红细胞管型和大量蛋白尿
血常规	1.亚急性——正常色素型正常细胞性贫血；白细胞计数正常（轻度升高），轻度核左移 2.急性——白细胞计数高，明显核左移
红细胞沉降率	均升高
免疫学检查	1.高丙种球蛋白血症——25% 患者出现 2.循环免疫复合物——80% 患者出现 3.类风湿因子阳性——50% 的病程 6 周以上亚急性患者出现 4.血清补体降低——弥漫性肾小球肾炎患者出现
血培养（"金标准"）	未经过抗生素治疗，阳性率95%以上（本病的菌血症为持续性，无需在体温升高时采血）
超声心动图	经胸——可诊断出 50%～70% 的赘生物；经食管——可检出≤5 mm 赘生物者
X 线检查	1.肺部多处小片状浸润阴影——脓毒性肺栓塞所致肺炎 2.肺淤血和肺水肿征——左侧心力衰竭 3.主动脉增宽——主动脉细菌性动脉瘤
心电图	1.偶见急性心肌梗死或房室、室内传导阻滞表现 2.传导阻滞提示主动脉瓣环或室间隔脓肿

5.诊断

(1)诊断两大基石:超声心动图、血培养。

(2)Duke 诊断标准

主要标准		次要标准
血培养阳性(至少符合一项)	1. 两次不同时间的血培养检出同一典型 IE 致病微生物(如草绿色链球菌、链球菌、金黄色葡萄球菌) 2. 多次血培养检出同一 IE 致病微生物(2 次至少间隔 12 h 以上的血培养阳性;所有 3 次血培养均阳性,或 4 次或 4 次以上的多数血培养阳性) 3. Q 热病原体 1 次血培养阳性或其 IgG 抗体滴度 >1:800	1. 易患因素　心脏本身存在易患因素、静脉药物成瘾者 2. 发热　体温≥38 ℃ 3. 血管征象　主要动脉栓塞,感染性肺梗死,细菌性动脉瘤,颅内、结膜出血,Janeway 损害 4. 免疫性征象　肾小球肾炎,Osler 结节,Roth 斑,类风湿因子阳性 5. 致病微生物感染证据　不符合主要标准的血培养阳性;与 IE 一致的活动性致病微生物感染的血清学证据
心内膜受累证据(至少符合一项)	1. 超声心动图异常(如赘生物、脓肿、人工瓣膜裂开) 2. 新出现的瓣膜反流	
确诊:满足 2 项主要标准,或 1 项主要标准和 3 项次要标准,或 5 项次要标准 疑诊:满足 1 项主要标准和 1 项次要标准,或 3 项次要标准		

6.治疗

(1)药物治疗

原则:早期应用;足量;长疗程;静脉给药;根据药敏实验结果给药(病原菌不明确时,经验性用药)。

病原	适用药物
草绿色链球菌、牛链球菌、肺炎球菌	①首选青霉素;②青霉素 + 庆大霉素;③青霉素过敏时选头孢曲松或万古霉素
青霉素耐药的链球菌	①青霉素 + 庆大霉素;②万古霉素
肠球菌心内膜炎	①青霉素 + 庆大霉素;②氨苄西林 + 庆大霉素
金黄色葡萄球菌和表皮葡萄球菌	1. 甲氧西林敏感——①萘夫西林或苯唑西林 + 庆大霉素;②头孢唑啉(青霉素过敏或无效者) + 庆大霉素;③万古霉素(青霉素和头孢菌素无效) 2. 甲氧西林耐药——万古霉素
真菌	两性霉素 B
【助记】在我国,庆大霉素耐药率高、肾毒性大,故多选用阿米卡星替代	

（2）外科治疗

主要适应证	次要适应证
1. 瓣膜功能衰竭所致心力衰竭 2. 积极抗生素治疗后仍有败血症 3. 再发血栓	1. 脓肿；假性动脉瘤；1个或多个瓣叶破裂或瘘引起异常交通的征象（表明局部感染扩散） 2. 不易治愈或对心脏结构破坏力大的病原微生物感染 3. 抗生素治疗后病原体不明 4. 伴有心力衰竭的左侧急性金葡菌性心内膜炎 5. 血培养阴性，足够抗生素治疗，持续发热10 d以上的再发
应尽早手术——二尖瓣赘生物>10 mm；抗生素治疗下赘生物体积增大或赘生物位于二尖瓣闭合的边缘 必须手术——复发的肺动脉栓塞后三尖瓣赘生物>20 mm	

第九节　心肌疾病★

考点1　概述

1. **概念**　一组异质性心肌疾病，由不同病因引起的心肌病变导致心肌机械和心电功能障碍，常表现为心室肥厚或扩张。

2. **分类**

横向	1. 遗传性心肌病（较多见）　如肥厚性心肌病；右心室发育不良心肌病；左心室致密化不全；糖原贮积症等 2. 获得型心肌病　如感染型心肌病、心动过速心肌病、心脏气球样变、围生期心肌病 3. 混合型心肌病　如扩张型心肌病，限制型心肌病
纵向	扩张型心肌病；肥厚型心肌病；限制型心肌病

考点2　扩张型心肌病

1. **临床表现**

（1）症状：早期多无症状，或可表现为活动时呼吸困难和活动耐量下降；病情严重表现为左心功能不全（夜间阵发性呼吸困难和端坐呼吸）及右心功能不全（食欲下降、腹胀、下肢水肿等）症状。合并心律失常可表现心悸、头晕、黑蒙、猝死。持续性低血压是终末期表现。

（2）体征：心界扩大，听诊心音减弱，可闻及第三或第四心音，心率快时可呈奔马律，可闻及心尖部收缩期杂音。左侧心力衰竭肺部湿啰音；右侧心力衰竭颈静脉怒张、肝大、水肿。

2. **辅助检查**

（1）胸片：心影大，心胸比>50%，可出现肺淤血、肺水肿、肺动脉高压的X线表现。

（2）心电图：可为各种类型的心律失常。

（3）超声心电图：最重要的检查。左心室扩大为主，室壁运动普遍减弱，心肌收缩功能下降，左心室射血分数显著降低。可见二、三尖瓣反流。

3. 诊断及鉴别诊断

（1）诊断：慢性心力衰竭表现＋超声心动图检查（示心腔扩大与心脏收缩功能减）。

（2）鉴别诊断：①排除其他引起心脏扩大、收缩功能降低的其他继发原因；②诊断家族性扩张型心肌病（家族内出现2个及以上本病患者），要排除各种继发性、获得性心肌病。

4. 治疗

（1）病因治疗。

（2）心力衰竭治疗，包括药物、起搏器、心脏移植。

（3）抗凝治疗；心律失常以及心脏性猝死的防治。

考点3　肥厚型心肌病

1. 概念　常染色体显性遗传性疾病，左心室或右心室肥厚，常为不对称肥厚并累及室间隔，左心室充盈受阻、舒张期顺应性下降。为青少年和运动性猝死的主要原因之一，常有明显家族史。

2. 临床表现

（1）症状：①最常见劳力性呼吸困难（夜间阵发性呼吸困难少见）和乏力；②1/3患者有劳力性胸痛；③心房颤动为本病最常见的持续性心律失常；④部分患者常于运动时出现晕厥，与室性快速心律失常有关。

（2）体征：心脏轻度增大；胸骨左缘第3、4肋间可闻及粗糙的收缩期喷射样杂音；常闻及心尖部收缩期杂音。杂音减轻：心肌收缩力下降或左室容量增加（如使用β受体阻滞剂，下蹲位、举腿）。杂音增强：心肌收缩力增强或左室容量减少（硝酸甘油，Valsalva动作，洋地黄）。

3. 辅助检查

（1）超声心动图（最主要检查）：特征性改变为心室不对称肥厚而无心室腔增大。舒张期室间隔厚度达15 mm或与左室后壁厚度之比≥1.3。

（2）胸片：心影正常或左心室增大。

（3）心电图主要表现：QRS波左心室高电压、倒置T波和异常Q波。

4. 诊断及鉴别诊断

（1）诊断：病史、体格检查、超声心动图（确诊价值）、家族史有助于诊断。

（2）鉴别诊断：需与本病鉴别的有高血压性心脏病、冠心病、主动脉瓣狭窄、先天性心脏病等。

5. 治疗

（1）药物治疗。①减轻左心室流出道梗阻：β受体拮抗剂（一线治疗用药）、非二氢吡啶类钙通道阻滞剂，二者一般不合用。②治疗心力衰竭。③治疗心房颤动：阵发性心房颤动发作——胺碘酮；持续性心房颤动——β受体阻滞剂。一般口服抗凝药物，有禁忌证除外。

（2）室间隔切除术、酒精室间隔消融术：适用于严重流出道梗阻行。

（3）双腔起搏治疗：适用于药物治疗效果差，且不适宜室间隔切除术、酒精室间隔消融术治疗的患者。

考点4　病毒性心肌炎

1. 病因　多种病毒引起，柯萨奇B组病毒最常见。

2. 临床表现

（1）症状

1）前驱症状：发病前1～3周有病毒感染症状，如发热、全身倦怠感、上呼吸道感染症状或恶心、呕吐、腹泻等消化道症状。

2）心血管系统症状：心悸、气短、胸痛、呼吸困难、晕厥、水肿，甚至出现阿－斯综合征。临床常以心律失常为主诉或首见症状。

（2）体征：①与发热程度不平行的心动过速；②心力衰竭患者有颈静脉怒张、肺部湿啰音、肝大等；③各种心律失常；④可闻及第三、四心音或奔马律，部分患者可闻及心尖部收缩期吹风样杂音。

3. 辅助检查

（1）血肌酶：CK、CK-MB、cTnT 或 cTnI 增高。

（2）病毒血清学检查：不作为确诊依据，仅对病因有提示。

（3）心电图：ST-T 改变，包括 ST 轻度移位和 T 波倒置；各种心律失常，特别是室性期前收缩、房室传导阻滞；重症急性心肌炎可出现异常 Q 波及 ST 段抬高，系严重心肌损害所致。

（4）心内膜心肌活检（EMB）：确诊检查。适用于病情重、治疗反复、病因不明，轻症不做。

（5）X 线检查：可见心影增大，有心包积液时可呈烧瓶心。

4. 诊断与鉴别诊断

（1）诊断：主要为临床诊断。根据前驱病史、临床表现及体征、辅助检查等诊断。

（2）鉴别诊断：排除甲状腺功能亢进、二尖瓣脱垂综合征及其他影响心功能的其他疾患如结缔组织病、血管炎、药物毒物引起的心肌炎。

5. 治疗
以针对左心功能不全的支持治疗为主。休息是治疗急性病毒性心肌炎最重要的措施；不主张应用糖皮质激素，尤其病程早期；抗生素仅作为防止继发感染用。

【助记】急性期应卧床休息 2 周，3 个月内不参加重体力活动；严重心律失常和（或）心力衰竭患者需卧床 4 周，6 个月内不参加重体力活动。

第十节　心包炎★

考点 1　急性心包炎

1. 概念　心包脏层和壁层的急性炎症性纤维化反应疾病。

2. 病因　最常见——特发性、感染性（病毒感染最常见）。

3. 临床表现

（1）症状：①胸痛。程度、性质不一。疼痛部位与心肌梗死类似（胸骨后、心前区疼痛，可放射至颈部、左肩部、左臂）。加重因素与胸膜炎类似（与呼吸活动有关，常因咳嗽、深呼吸、变换体位或吞咽加重）胸痛相类似。②呼吸困难（心包积液时最突出）。③全身性症状（感染性多有毒血症状）。

（2）体征：①特征性心包摩擦音。呈抓刮样粗糙的高频音（最具诊断价值），多位于心前区、以胸骨左缘第 3、4 肋间最明显。典型的摩擦音可以听到心房收缩、心室收缩、心室舒张相一致的三部分，称为三相摩擦音。身体前倾、深吸气或者将听诊器胸件加压更容易听到；心包积液增多时摩擦音消失。②心包积液（心包积液体征、左肺受压征、心脏压塞征）。

【助记】心包压塞 Beck 三联征：低血压、心音低弱、颈静脉怒张。

4. 辅助检查

（1）X 线检查：可无异常发现；心包积液多时（通常成人 >250 ml，儿童 >150 ml），可见心影增大。

（2）超声心动图：可确诊有无心包积液，判断积液量，协助判断临床血流动力学改变是否由心脏压塞所致；超声引导心包穿刺增加成功率。

（3）特异性心电图表现：低电压和 QRS 波电交替，常提示心脏压塞。

5. 治疗

（1）一般对症治疗以及针对原发病治疗。

（2）解除心脏压塞：心包穿刺抽液、心包腔引流术。

考点2 缩窄性心包炎

1. 概述

（1）概念：心脏被致密厚实的纤维化心包所包围，导致心脏舒张期充盈受限而产生一系列循环障碍的症状体征。

（2）病因：结核性最常见；其次是急性非特异性心包炎、化脓性或由创伤性心包炎后演变来。放射性心包炎和心脏手术后引起的逐渐增多。

（3）主要病理改变：心包增厚粘连、脏壁层融合钙化。

2. 临床表现

（1）症状：心悸、劳力性呼吸困难、活动耐量下降、疲乏、肝大、腹腔积液、胸腔积液、周围水肿。

（2）体征：①具有诊断意义的重要体征——心包叩击音（胸骨左缘第3、4肋间听诊最清楚）；②颈静脉怒张（吸气时更明显——Kussmaul现象）、肝大、腹水、下肢水肿，心率快；③心浊音界不大，心尖冲动减弱，心音减低。

3. 辅助检查

（1）X线：心影偏小、正常或轻度增大，左右心缘变直，主动脉弓小或难以辨识，上腔静脉常扩张，多属患者心包钙化。

（2）心电图：QRS波群低电压、T波低平或倒置。

（3）超声心动图：室间隔矛盾运动、室壁活动减弱、心包增厚等。

（4）CT和CMR诊断价值优于超声心动图。

（5）右心导管检查：肺毛细血管压力、肺动脉舒张压力、右心室舒张末期压力、右心房压力均升高且都在同一高水平。

4. 诊断与鉴别诊断 高等体循环淤血体征 + 无显著心脏扩大或瓣膜杂音 + 相关的辅助检查。主要与右心功能不全鉴别，缩窄性心包炎用利尿药后静脉压多不下降。

5. 治疗 主要治疗方式为心包剥离术、心包切除术。通常在心包感染控制后尽早手术，结核患者应在术后继续抗结核治疗1年。

第十一节 主动脉夹层

1. 概述

（1）概念：由于血液通过动脉内膜破口进入主动脉壁中层形成夹层血肿，并延伸剥离而引起的严重心血管急症，又称主动脉夹层动脉瘤。少见，预后差，死亡率高。

（2）病因：高血压（最常见病因）；结缔组织病（其中遗传性血管病变Marfan综合征最常见）；动脉粥样硬化；创伤性因素等。

（3）发病机制：主动脉囊性中层坏死或退行变性是造成夹层裂口的先决条件。高血压促使动脉夹层的发展，血压的波动幅度是导致分裂的主要因素。

2. 临床表现

（1）胸痛（最常见的首发症状，90%的患者可出现）：特征为突发性、剧烈性（刀割样、撕裂样）、持续性。当假腔由近端向远端发展时，可向颈项、肩胛间区、背、腰、腹部转移。

（2）神经系统症状：脑供血不足，甚则出现昏迷、偏瘫等。降主动脉的夹层累及肋间动脉可影响脊髓供血引起瘫痪。

（3）休克症状：急性期约有1/3的患者可出现面色苍白、大汗淋漓、四肢皮肤湿冷、脉搏快而弱、呼吸急促等休克表现,但血压仅略有下降或正常甚至可升高。

(4)心血管系统:可合并主动脉关闭不全引起急性左侧心力衰竭;波及冠状动脉——急性心肌梗死;夹层血肿破入心包——急性心脏压塞。

(5)消化系统:可有剧烈腹痛、恶心呕吐、吞咽困难、肝功能损害、血便。

(6)泌尿系统:可有腰痛、血尿、甚至肾衰竭、肾性高血压。

(7)呼吸系统:常见左胸积血,可有胸痛、咳嗽、呼吸困难、咯血等。

3.辅助检查

主要检查为超声心动图检查;CT、MRI;主动脉造影(确立诊断,实施手术治疗者必不可少)。

4.治疗

(1)即刻处理:①严密监测相关指标。血流动力学指标(血压、心率、心律及出入液量),心力衰竭或低血压患者应监测中心静脉压、肺毛细血管楔压和心排血量。②绝对卧床,强效镇静与镇痛,必要时静脉注射较大剂量吗啡或进行冬眠治疗。

(2)药物治疗:降压(迅速将收缩压降至<100~120 mmHg)、降低心肌收缩力(首选β受体阻滞剂;减慢心率至60~70次/min)。

(3)及时行介入治疗(大多数降主动脉夹层的优选方案)及手术治疗(适用于升主动脉夹层及少数降主动脉夹层有严重并发症者)。

> **【助记】**主动脉夹层最常见病因——高血压;最常见、最具特征性症状——突发剧烈疼痛;药物治疗的主要目的——降压、降低心肌收缩力(首选β受体阻滞剂);最重要的治疗手段——外科手术及介入治疗。升主动脉夹层(特别是波及主动脉瓣或心包内有渗液者)——急诊外科手术;降主动脉夹层(急性期病情进展迅速,病变局部血管直径≥5 cm,或有血管并发症者)——置入支架(动脉腔内隔绝术)。主动脉夹层A型(Ⅰ型和Ⅱ型)——手术治疗为主;B型(Ⅲ型)——内科治疗为主。

第三章　呼吸内科学

第一节　急性上呼吸道感染 ★

1. 概述

（1）概念：鼻腔、咽喉部急性炎症的总称。

（2）病因：70%～80%由病毒感染引起，细菌感染以溶血性链球菌多见。

（3）发病机制：取决于传播途径和人群易感性，免疫防御功能下降。

2. 临床表现

疾病	主要病原体	临床特点
普通感冒（上呼吸道卡他）	鼻病毒、冠状病毒、流感病毒等	鼻部症状，喷嚏、鼻塞、流清水样鼻涕，也可有咳嗽、咽干、咽痒或烧灼感。一般5～7 d痊愈
急性病毒性咽炎和喉炎	鼻病毒、腺病毒、流感病毒等	咽痒+灼热感，咽痛不明显
疱疹性咽峡炎	柯萨奇病毒A等	咽峡部灰白色疱疹
急性扁桃体炎	溶血性链球菌（最主要）、流感嗜血杆菌、肺炎链球菌和葡萄球菌等	咽痛明显+发热（可达39 ℃以上）、畏寒。查体可见扁桃体肿大和充血
咽结膜热	腺病毒、柯萨奇病毒等	发热+咽痛+畏光，咽及结膜充血

3. 辅助检查

（1）血液一般检查：白细胞计数常正常或偏低，伴淋巴细胞比例↑。细菌感染者有白细胞计数与中性粒细胞增多和核左移现象。

（2）病原学检查：一般不需要；某些流行性、传染性疾病明确诊断或做药敏试验指导临床用药时，常用细菌培养。

4. 诊断与鉴别诊断

（1）诊断：主要为临床诊断。根据病史、流行情况、鼻咽部的卡他症状、炎症症状和体征，结合外周血象和胸部X线检查结果等作出诊断。病因诊断（一般不需要）：细菌培养、病毒分离或血清学检查。

（2）鉴别诊断：①过敏性鼻炎。过敏因素+连续喷嚏、鼻痒、鼻塞、大量清涕等。②急性气管－支气管炎。表现咳嗽、咳痰，鼻部症状轻，血白细胞升高，X线胸片示肺纹理增强。

5. 治疗

对症治疗（主要治疗方式，减轻鼻部卡他症状、解热镇痛等）；必要时给予抗生素、抗病毒药物治疗；辨证给予中药治疗（改善症状，缩短病程）。

第二节　流行性感冒★

1. 概述

(1)概念：流感病毒引起，通过接触、空气飞沫传播的急性呼吸道传染病。

(2)病原体：甲、乙、丙 3 型，以及一些亚型；甲型流感病毒可造成大流行。

(3)发病机制：通过空气中的病毒颗粒人 – 人传播；在神经氨酸酶的作用下，病毒进入细胞内繁殖。

2. 临床表现

(1)潜伏期：1 ~ 3 d。

(2)分型：单纯型、胃肠型、肺炎型、中毒型。

(3)主要症状：全身中毒症状。起病急，畏寒 + 高热 + 头痛 + 头晕 + 全身酸痛、乏力等表现。可伴咽痛、流涕、流泪、咳嗽等症状。少数患者有食欲减退、腹痛、腹泻等消化道症状(多见于胃肠型)。严重者可出现呼吸衰竭、休克等危重表现。

3. 实验室检查

(1)外周血象：白细胞总数不高，淋巴细胞相对↑。

(2)病毒分离：鼻咽分泌物或口腔分离出流感病毒。

(3)血清学检查：流感病毒抗原阳性。恢复期血清中抗流感病毒抗体滴度比急性期有 4 倍↑。

4. 治疗　隔离；对症治疗；发病 48 h 内应用抗病毒药物；支持治疗和预防并发症。

5. 预防　加强锻炼，增强体质，劳逸结合，避免受凉，冬季多开窗通气。流行季节减少聚会和少去公共场所。药物预防，口服抗病毒药物。疫苗预防。

第三节　急性气管 – 支气管炎

1. 病因及发病机制　由微生物(病毒、细菌、衣原体、支原体)，物理、化学因素；过敏等所致的急性气管 – 支气管黏膜炎症。反复发作或迁延不愈→慢性支气管炎。

2. 临床表现

(1)上呼吸道感染症状：咳嗽、咳痰 + 发热 + 气促感。

(2)体征：干、湿啰音散在，部位不固定。

3. 实验室检查　血象多正常；细菌感染可见白细胞总数和中性粒细胞↑；痰培养见致病菌。

4. 诊断　根据病史 + 症状 + 体征 + 胸片。病毒、细菌学检查确定病因。

5. 鉴别诊断

(1)流行性感冒：起病急，发热较高，全身中毒症状明显，呼吸道症状较轻。流行病史、分泌物病毒分离和血清学检查有助于鉴别。

(2)急性上呼吸道感染：鼻咽部症状明显、咳嗽轻微，一般无痰。胸部 X 线正常。

第四节　慢性阻塞性肺疾病★

📖 **考点1　慢性支气管炎**

1. 病因和发病机制

(1)吸烟：主要原因。

(2)大气污染。

(3)感染:发生、发展的重要因素。

(4)过敏:喘息型常伴过敏史。

(5)机体内在因素:自主神经功能失调、老年人呼吸道防御功能下降、营养和遗传等。

2.临床表现

(1)症状:咳嗽(长期、反复、逐渐加重)、咳痰(多为白色黏液和浆液泡沫性)+喘息(或气促)。

(2)体征:急性发作期可有散在的干、湿啰音。

(3)急性发作的主要原因为呼吸道感染。

3.辅助检查

(1)X线检查:早期一般无异常;反复发作有肺纹理增粗、紊乱,呈网状或条索状、斑点状阴影,双下肺野明显。

(2)细菌感染时偶出现白细胞总数和(或)中性粒细胞↑。

4.诊断

咳嗽、咳痰或伴喘息,每年发病持续3个月,连续2年或以上,并排除其他心、肺疾患可诊断。

5.治疗

(1)急性加重期的治疗:①控制感染(最主要措施)。抗菌药物:半合成广谱青霉素、头孢菌素或氟喹诺酮类为主。②镇咳祛痰。可选用复方甘草合剂、盐酸氨溴索、桃金娘油、右美沙芬等。③平喘。支气管扩张剂。

(2)缓解期治疗:①戒烟,避免吸入有害气体和其他有害颗粒;②增强体质,预防感冒;③反复呼吸道感染者,可试用免疫调节剂或中医中药。

考点2 慢性阻塞性肺疾病(COPD)

1.概念 以持续气流受限为特征(必备条件)的肺疾病,气流受限不完全可逆,且肺功能呈进行性减退。

2.病因 ①吸烟(最主要的病因);②大气污染;③感染(发生发展的重要因素);④职业粉尘和化学物质;⑤基因遗传因素:目前唯一肯定的是与 α_1-抗胰蛋白酶缺乏有关。

3.发病机制

与炎症机制、蛋白酶 – 抗蛋白酶失衡机制、氧化应激机制等有关。

(1)小气道慢性炎症,使管腔狭窄,气道阻力增加。

(2)肺气肿病变,肺组织弹性回缩力减低,进一步导致气道阻力上升。

4.病理生理

COPD 最重要的病理生理改变:气道阻塞和持续气流受限。

5.临床表现

(1)症状:气短或呼吸困难(标志性症状);慢性咳嗽、咳痰;喘息和胸闷。

(2)体征:桶状胸;双侧语颤减弱;肺部过清音,心浊音界缩小,肺下界和肝浊音界下降;两肺呼吸音减弱,呼气延长。

(3)并发症

1)慢性呼吸衰竭:急性加重期表现为低氧血症、高碳酸血症。肺功能检查确诊:$PaO_2 < 60$ mmHg 和(或)$PaCO_2 > 50$ mmHg。

2)自发性气胸:表现为突然加重的呼吸困难,伴明显发绀,患者肺部鼓音,听诊呼吸音减弱或消失。通过 X 线可确诊。

3)慢性肺心病:由于肺动脉高压,右心室肥厚扩大,最终发生右心功能不全。

6.辅助检查

(1)判断气流受限的主要客观指标:肺功能检查。

(2)FEV_1/FVC。

7.诊断

(1)明确诊断:吸入支气管扩张剂后,FEV_1/FVC <70%可确定为持续性气流受限。

(2)肺功能分级(据气流受限严重程度)

肺功能分级	肺功能 FEV_1 占预计值的百分比(FEV_1 % pred)
GOLD 1 级(轻度)	FEV_1% pred≥80%
GOLD 2 级(中度)	50% ≤FEV_1% pred <80%
GOLD 3 级(重度)	30% ≤FEV_1% pred <50%
GOLD 4 级(极重度)	FEV_1% pred <30%

(3)稳定期病情严重程度评估还包括:症状评估、急性加重风险评估。

8.治疗

(1)稳定期:①戒烟。②药物治疗。支气管舒张药:β_2 受体激动剂、抗胆碱能药物、茶碱类。糖皮质激素:高风险组用药。祛痰药:盐酸氨溴索、羧甲司坦。③长期家庭氧疗。

(2)急性加重期

1)确定病情加重的诱因:最常见诱因是细菌或病毒感染。抗感染治疗(首选)。

2)支气管舒张药:①沙丁胺醇气雾剂、特布他林气雾剂;②异丙托溴铵气雾剂,属于抗胆碱药。

3)低流量吸氧(一般氧浓度为28% ~30%)。

4)糖皮质激素:主要对重度和极重度患者、反复加重患者。

5)祛痰剂:溴己新、盐酸氨溴索等酌情使用;禁用中枢性强镇咳剂。

6)预防:戒烟是预防 COPD 的最重要措施。

(3)长期家庭氧疗(LTOT)

1)益处:对 COPD 并发呼吸衰竭的患者,可提高生活质量和生存率,对血流动力学、运动能力、精神状态产生有益改善。

2)指征:PaO_2≤55 mmHg 或 SaO_2≤88%(有或无高碳酸血症);PaO_2 55 ~ 60 mmHg,或 SaO_2 < 89%(并发肺动脉高压、心力衰竭所致水肿或红细胞增多症)。

3)方法:一般用鼻导管吸氧,氧流量——1 ~2 L/min,吸氧时间——10 ~ 15 h/d。

4)目的:使患者静息状态下,达到 PaO_2≥60 mmHg、SaO_2≥90%。

考点3 慢性肺源性心脏病

1.概述

本病为支气管 - 肺组织、胸廓、肺血管病变等因素使肺循环阻力增加,形成肺动脉高压,导致右心室结构或(和)功能改变的疾病。

2.临床表现

主要表现为:急性发作期与缓解期交替出现的原有肺、胸疾病的各种症状和体征 + 逐步出现的肺、心功能不全,其他器官受损征象。

	肺、心功能代偿期	肺、心功能失代偿期
症状	咳嗽、咳痰、气促,活动后心悸、呼吸困难	1. 呼吸衰竭　呼吸困难加重,夜间为甚;肺性脑病表现 2. 右侧心力衰竭　呼吸困难加重,心悸、食欲减退、腹胀、恶心等
体征	1. 缺氧　不同程度发绀 2. 原发肺病　肺气肿体征,干、湿性啰音,$P_2 > A_2$ 3. 肺动脉高压　三尖瓣区可出现收缩期杂音或剑突下心脏收缩期搏动,提示右心室肥大;颈静脉充盈	1. 呼吸衰竭　明显发绀;球结膜充血、水肿,甚则出现颅内压升高表现;腱反射减弱或消失,出现病理反射;周围血管扩张表现(皮肤潮红、多汗,高碳酸血症导致) 2. 右侧心力衰竭　明显发绀;颈静脉怒张;心率增快、心律失常,三尖瓣区收缩期杂音;肝大且有压痛,肝颈静脉回流征阳性(最特异性体征),下肢水肿,重者可有腹水;肺水肿及全心衰竭的休征(少数)

3. 诊断与辅助检查

(1)根据病史、症状、体征结合 X 线、心电图、超声心动图等进行诊断。

X 线诊断标准 (具有一条即可诊断)	心电图诊断标准 (具有一条即可诊断)	超声心动图诊断标准
1. 右下肺动脉干扩张。横径 ≥15 mm(或右下肺动脉横径与气管横径比值≥1.07;或动态观察右下肺动脉干增宽 >2 mm) 2. 肺动脉段明显突出,其高度≥3 mm 3. "残根"征——中心肺动脉扩张,外周血管分支纤细 4. 圆锥部显著凸出(右前斜位45°),或其高度≥7 mm 5. 右心室增大	1. 电轴右偏(额面平均电轴≥ +90°) 2. $V_1 R/S \geq 1$ 3. 重度顺时针转位($V_5 R/S \leq 1$) 4. $R_{V1} + S_{V5} \geq 1.05$ mV 5. $V_1 \sim V_3$ 呈 QS、Qr 或 qr 6. 肺型 P 波 7. aVR R/S 或 R/Q≥1	1. 右心室流出道内径≥30 mm 2. 右心室内径≥20 mm 3. 右心室前壁厚度≥5 mm 或前壁搏动幅度增强 4. 左、右心室内径比值 <2 5. 右肺动脉内径≥18 mm 或肺动脉干≥20 mm 6. 右心室流出道/左心房内径 >1.4 7. 肺动脉瓣曲线出现肺动脉高压征象者(a 波低平或 < 2 mm,或有收缩中期关闭征等)

(2)其他检查:血气分析——肺功能失代偿期可出现低氧血症甚至呼吸衰竭或合并高碳酸血症;血液一般检查——红细胞及血红蛋白可升高。

4. 治疗

(1)肺、心功能代偿期:以提高免疫力,家庭氧疗为主。

(2)肺、心功能失代偿期:①控制感染(急性加重期治疗的关键);②改善呼吸功能,纠正呼吸衰竭;③控制心力衰竭以及心律失常;④并发症的防治。

第五节 肺动脉高压

1. 概述

（1）概念:各种原因引起的肺动脉压异常升高的病理生理状态,是一种"致丛性肺动脉病"——动脉中层肥厚、向心或偏心性内膜增生及丛状损害和坏死性动脉炎等构成的疾病。

（2）血流动力学诊断标准:在海平面、静息状态下,右心导管测量平均肺动脉压（mPAP）≥25 mmHg。依据静息状态下 mPAP 水平,肺动脉高压的严重程度分度:轻度——26～35 mmHg;中度——36～45 mmHg;重度—— >45 mmHg。

（3）病因和发病机制:遗传因素;免疫与炎症反应;肺血管内皮功能障碍;血管壁平滑肌细胞钾通道缺陷。

2. 临床表现　缺乏特异性。

（1）症状:呼吸困难（以活动后呼吸困难为首发症状）、胸痛、头晕或晕厥、咯血;其他,疲乏无力、雷诺现象,Ortner 综合征（增大的肺动脉压迫喉返神经出现声音嘶哑）。

（2）体征:肺动脉高压和右心室负荷增加相关体征。

3. 诊断与鉴别诊断

（1）多普勒超声心动图肺动脉收缩压 >50 mmHg,结合临床可以诊断为肺动脉高压。

（2）确诊标准:右心导管检查,测定平均肺动脉压≥25 mmHg。

（3）凡能引起肺动脉高压的疾病均应进行鉴别。

4. 治疗

（1）氧疗:保持动脉血氧饱和度持续 >90%。

（2）药物治疗

1）舒张血管:①钙通道阻滞剂（用药指征:急性血管反应试验阳性）;②前列环素（扩张血管降低肺动脉压,长期使用能够逆转肺血管重构）;③NO;④内皮素受体拮抗剂（选择性——安立生坦;非选择性——波生坦）;⑤磷酸二酯酶-5 抑制剂。

2）抗凝首选华法林。右侧心力衰竭,出现水肿、腹腔积液时应用利尿剂。

（3）肺或心肺移植:疾病晚期治疗可考虑。

（4）预防肺部感染,育龄期妇女注意避孕。

> 【助记】（1）2008 年世界卫生组织（WHO）肺动脉高压分类（5 大类）:①动脉性肺动脉高压;②左心疾病所致肺动脉高压;③肺部疾病和（或）低氧所致肺动脉高压;④慢性血栓栓塞性肺动脉高压;⑤未明多因素机制所致肺动脉高压。
>
> （2）COPD 是继发性肺动脉高压最常见的病因。

第六节 支气管哮喘★

1. 概念　本质是一种气道慢性炎症,易感者对各种激发因子（嗜酸性粒细胞、肥大细胞、T 细胞、中性粒细胞、气道上皮细胞等）具有气道高反应性,并可引起气道狭窄。临床表现为反复发作性的喘息、呼气性呼吸困难、胸闷或咳嗽等症状,常常出现广泛多变的可逆性气流受限。

2. 病因　未明,与家族倾向的多基因遗传有关,同时受遗传和环境因素双重影响。环境因素主要是激发因素,包括尘螨、花粉、真菌等特异性吸入物;病毒、细菌、原虫等感染;鱼、虾、蛋类等食物;普萘洛尔、阿司匹林等药物;气候变化、剧烈运动、妊娠等。

3. 发病机制

(1)气道免疫 - 炎症机制:①气道炎性形成(气道慢性炎症是哮喘的本质);②气道高反应性(哮喘的基本特征);③气道重构(哮喘的重要病理特征)。

(2)神经调剂机制:舒张支气管平滑肌神经介质(血管活性肠肽、NO);收缩支气管平滑肌神经介质(P物质、神经激肽);作用机制(两种神经介质平衡失调,引起支气管平滑肌收缩)。

【助记】 气道高反应性是哮喘的基本特征;气道炎症是导致气道高反应性重要机制;气道重构是哮喘的重要病理特征。

4. 临床表现

(1)症状:①典型表现,如呼吸性呼吸困难;发作性胸闷和咳嗽,伴哮鸣音、端坐呼吸、发绀。夜间及凌晨发作是特征。完全可逆气流受限(也就是治疗可恢复,自行可恢复)。②咳嗽变异型哮喘:以咳嗽为唯一的症状,日轻夜重。③运动性哮喘:青少年好发,症状在运动时出现,称为运动性哮喘。

(2)体征:发作时胸部叩诊呈过清音,可闻及广泛的哮鸣音,呼气延长。重度哮喘发作时,可表现为"沉默肺",心率增快、奇脉、胸腹矛盾运动和发绀。

5. 辅助检查

项目	阳性指标(表现)
通气功能检测	气流受限:$FEV_1/FVC\% < 70\%$ 或 FEV_1 低于正常预计值的 80%
支气管激发试验	气道高反应性:$FEV_1 \geqslant 20\%$(激发剂为醋甲胆碱、组胺)
支气管舒张试验	气道可逆性阻塞:吸入支气管舒张剂 20 min 后,FEV_1 较用药前增加 $\geqslant 12\%$ 且绝对值 $\geqslant 200$ ml
PEF 变异率	存在可逆性气道改变(反映气道通气变化,发作时 PEF↓):昼夜 PEF 变异率 $\geqslant 20\%$
血气分析	1. 轻中度哮喘 PaO_2 正常或稍低,过度通气 $PaCO_2\downarrow$,$pH\uparrow$——呼吸性碱中毒 2. 重度哮喘 缺氧和 CO_2 潴留,$PaCO_2\uparrow$——代酸 + 呼吸性酸中毒
痰液检查	可见较多嗜酸性粒细胞、尖棱结晶
特异性变应原检测	IgE↑
X 线	哮喘发作期可见两肺透亮度增加,并发呼吸道感染,可见肺纹理增加及炎性浸润阴影

6. 诊断与鉴别诊断

(1)诊断标准:①多为诱因导致的反复发作的喘息、呼吸困难、胸闷或咳嗽。②发作时双肺散在或弥漫性以呼气相为主的哮鸣音,呼气相延长。③上述症状可自行缓解或经平喘药物治疗后缓解。④除外其他疾病引起的喘息、气急、咳嗽、胸闷。⑤症状不典型者需有下列至少 1 项:a. 支气管激发试验或运动试验阳性;b. 支气管舒张试验阳性;c. 昼夜 PEF 变异率 $\geqslant 20\%$。(符合 1~4 条或 4、5 条,可诊断)

(2)病情分期及控制水平:分急性发作期和非急性发作期(慢性持续期)。急性发作期严重程度分级见下表。

项目	轻度	中度	重度	危重
症状	步行或上楼时气短、焦虑	稍事活动即气短,说话断续,时有焦虑	休息时即气短,端坐呼吸,单字表达,常焦虑,大汗淋漓	不能讲话,嗜睡或意识模糊
呼吸频率	轻度增快	增加	>30 次/min	
胸部体征	散在哮鸣音	三凹征,响亮弥漫哮鸣音,心率增快,奇脉	三凹征,响亮弥漫哮鸣音,心率增快,奇脉	腹部矛盾运动,哮鸣音消失,脉率不规则
肺功能	正常	舒张支气管后PEF占预计值60%~80%	舒张支气管后PEF占预计值<60%(或绝对值<100 L/min;或作用时间<2 h)	不可测量
血气分析	正常	SaO$_2$91%~95%	PaO$_2$<60 mmHg,PaCO$_2$>45 mmHg,SaO$_2$≤90%,pH↓	严重低氧血症和高二氧化碳血症,pH↓

(3) 鉴别诊断

鉴别要点	支气管哮喘	左侧心力衰竭呼吸困难
病史	家族史、过敏史、哮喘发作史	高血压、冠心病、风湿性心脏病、二尖瓣狭窄
发作年龄	儿童、青少年多见	40 岁以上多见
时间	夜间、凌晨	夜间
症状	呼气性呼吸困难	混合呼吸困难,粉红色泡沫痰
肺部体征	双肺哮鸣音	湿啰音、哮鸣音
心脏体征	正常	左心界扩大、心率快、心尖部奔马律
胸片	肺野清晰、肺气肿征象	肺淤血、左心扩大
治疗	支气管解痉剂	洋地黄

【助记】区分不明,不确定时,严禁使用吗啡、肾上腺素、异丙肾上腺素,可用氨茶碱。

7. 治疗

(1)确定并减少危险因素接触:脱离变应原是防治哮喘最有效的方法。

(2)常用缓解性药物:短效 β$_2$ 受体激动剂(SABA);短效吸入型抗胆碱药;短效茶碱;全身用糖皮质激素。解痉平喘药,按需使用,可缓解支气管痉挛。

(3)常用控制性药物:吸入型糖皮质激素(ICS);白三烯调节剂;长效 β$_2$ 受体激动剂(LABA);缓释茶碱;色甘酸钠等。

（4）代表药物

分类	药物	特点
茶碱类	氨茶碱	是目前治疗哮喘的有效药物之一。静脉给药主要用于重症和危重症哮喘
β₂ 受体激动剂	沙丁胺醇、特布他林	分为 SABA 和 LABA，SABA：治疗哮喘急性发作的首选药物；LABA 与 ICS 联合是目前最常用的哮喘控制性药物
白三烯调节剂	孟鲁司特、扎鲁司特	是目前除 ICS 外唯一可单独应用的哮喘控制性药物，尤适用于阿司匹林、运动性哮喘
糖皮质激素	地塞米松等	是目前控制哮喘最有效的药物。分吸入、口服和静脉用药
抗胆碱药	异丙托溴铵	用于夜间哮喘多痰
炎症细胞膜稳定剂	色甘酸钠	预防发作

第七节 支气管扩张

1. 概念 各种原因导致的支气管管壁破坏后管腔的不可逆性扩张。

2. 病因及发病机制

（1）最常见病因：支气管－肺组织感染（常见的是铜绿假单胞菌、结核分枝杆菌）、支气管阻塞。

（2）发病机制关键环节：支气管感染和支气管阻塞。特有机制：支气管静脉与肺动脉分流。

3. 临床表现

（1）典型症状：慢性咳嗽、大量脓痰、反复咯血。

（2）反复肺部感染以及慢性感染中毒症状。

（3）干性支气管扩张：以反复咯血为唯一症状，无咳嗽、咳痰等症状，病变好发位于引流良好的左上叶支气管，不易发生感染，常见于结合后支气管扩张。

（4）体征：分泌物较多时可闻及固定而持久的局限性粗湿啰音（特征性）。病情严重可见杵状指。

4. 实验室和其他检查

（1）X 线胸片：支气管柱状扩张——轨道征（双轨征）；支气管囊状扩张——卷发征。

（2）高分辨 CT：确诊检查。

（3）支气管造影：主要用于术前准备。

5. 诊断 病史、症状、体征结合影像学检查可以诊断。

6. 治疗

（1）治疗基础疾病。

（2）控制感染（为急性感染期的主要治疗措施，治疗重点为应用抗生素）。

（3）改善气流受限（支气管舒张剂）。

（4）清除气道分泌物。

（5）手术指征：反复感染、大咯血、病变范围局限，药物控制不佳。手术必须明确出血部位，决定手术的决定因素是病变范围。

7.大咯血的处理

(1)小量咯血:以对症为主。

(2)中等量或大量咯血:大咯血不止行纤维支气管镜下止血。反复大咯血治疗无效,可行肺段或肺叶切除。

第八节 弥漫性泛细支气管炎

1.概述 本质是弥漫性慢性炎症,以呼吸性细支气管病变为主。可能相关因素:①遗传因素;②吸入刺激性气体,大气污染;③免疫功能障碍,特别是 IgA 增高;④呼吸道感染等。

2.临床表现

(1)发病特点:隐匿、缓慢。

(2)症状:主要表现为咳嗽、咳痰、气短(活动时)等。常伴有鼻炎症状。

(3)体征:两肺细小或中小湿啰音或捻发音,伴哮鸣音。病情严重时或有发绀或杵状指。

3.诊断及辅助检查 据病史(鼻窦炎)+症状+体征+影像及肺功能检查可诊断。

(1)影像学检查:X 线——两肺早期弥漫性粟粒样结节影,晚期双肺弥漫性支气管扩张。CT——小叶中心性高密度影,细支气管扩张、"树芽征"(直径 2~4 mm 的小叶中心软组织密度结节影和与之相连的分支线状影)。晚期呈支气管扩张改变。

(2)肺功能检查:呈阻塞性通气功能障碍(特征性)。

(3)红细胞沉降率增快,冷凝集试验阳性。

(4)鼻窦影像学检查呈鼻窦炎改变。

4.治疗 长期(6 个月以上)小剂量红霉素治疗。克拉霉素、罗红霉素亦可。

第九节 呼吸衰竭☆

📖 **考点1 概述**

1.概念 一种关键以缺氧和 CO_2 潴留(呼吸功能障碍,气体交换不能有效进行导致)引起机体一系列损伤的临床综合征。

2.分类

(1)按动脉血气分类

1)Ⅰ型呼吸衰竭:$PaO_2 < 60$ mmHg,$PaCO_2$ 正常或下降。

2)Ⅱ型呼吸衰竭:$PaO_2 < 60$ mmHg,$PaCO_2 > 50$ mmHg。

(2)按照发病急缓分类:急性呼吸衰竭、慢性呼吸衰竭。

3.病因

(1)呼吸道阻塞:COPD 是引起Ⅱ型呼吸衰竭的最常见疾病、痉挛、肿瘤、异物。

(2)肺组织病因:急性呼吸窘迫综合征(ARDS)是引起Ⅰ型呼吸衰竭的最常见疾病。

(3)肺血管病变:肺动脉栓塞。

(4)胸廓胸膜病变:胸廓畸形、外伤、手术创伤、气胸、胸腔积液。

(5)神经肌肉疾病:脑血管病变、脑炎、脑外伤、药物中毒、吉兰-巴雷综合征。

【助记】COPD 是最常见病因,感染是最常见诱因。

4.低氧血症和高碳酸血症的发病机制

肺通气不足;弥散障碍;通气/血流比例失调;肺内动-静脉解剖分流增加(常见于肺动-静脉瘘);氧耗量增加。

考点2 急性呼吸衰竭

1.病因

(1)呼吸系统疾病:严重呼吸道感染、急性呼吸道阻塞性病变、重度哮喘等。

(2)中枢系统疾病:直接或间接抑制呼吸中枢。

(3)神经-肌肉传导系统损伤:脊髓灰质炎、重症肌无力等。

2.临床表现 呼吸困难(最早出现)、发绀(缺氧的典型表现),循环系统(心律失常、心肌损害等)精神神经(精神错乱、躁狂、昏迷、抽搐),消化、泌尿(肾功能不全、上消化道出血等)。

3.治疗

(1)最基本、最重要的治疗措施:保持呼吸道通畅。

(2)氧疗

| Ⅰ型呼吸衰竭 | 氧合功能障碍而通气功能正常,给氧可以迅速缓解低氧血症而不会引起 CO_2 潴留 | 高浓度(>35%) |
| Ⅱ型呼吸衰竭 | 伴有高碳酸血症的急性呼吸衰竭,CO_2 潴留严重,只能低氧刺激 | 持续低浓度吸氧(<35%) |

(3)呼吸兴奋剂:尼可刹米、洛贝林、多沙普仑。

(4)机械通气:救治呼吸衰竭的有效手段。

治疗指征:急性呼吸衰竭患者昏迷加深,呼吸不规则,呼吸道分泌物增多,咳嗽和吞咽反射明显减弱。

(5)病因治疗:治疗呼吸衰竭的根本。

考点3 慢性呼吸衰竭

1.病因 多由支气管-肺疾病引起,如 COPD、严重肺结核、肺间质纤维化等。

2.临床表现 呼吸困难(主要症状)、神经症状(慢性呼吸衰竭伴 CO_2 潴留时,随 $PaCO_2$ 升高可表现为先兴奋后抑制现象;肺性脑病)、循环系统(体表静脉充盈、皮肤充血、多汗、血压和心率上升)。一般没有发绀和消化、泌尿系统症状。

3.诊断 动脉血气分析是诊断呼吸衰竭的主要依据(见前)。

【助记】血气分析及酸碱测定常用指标:

项目	正常值	临床意义
pH	7.35 ~ 7.45	<7.35 为酸中毒; >7.45 为碱中毒
动脉血氧分压(PaO_2)	95 ~ 100 mmHg	<60 mmHg 为呼吸衰竭
动脉血二氧化碳分压($PaCO_2$)	35 ~ 45 mmHg	>50 mmHg 呼吸衰竭,肺性脑病时 >70 mmHg
标准实际碳酸氢盐(AB)	22 ~ 27 mmol/L	1. AB >SB(呼吸性酸中毒);AB <SB(呼吸性碱中毒) 2. AB↓SB↓(代谢性酸中毒);AB↑ SB↑(代谢性碱中毒)
标准碳酸氢盐(SB)		同上
剩余碱(BE)	(0±2.3) mmol/L	正值——代谢性碱中毒;负值——代谢性酸中毒
缓冲碱(BB)	45 ~ 55 mmol/L	血液中各种碱的总和,减少提示代谢性酸中毒,增加提示代谢性碱中毒

4.治疗 氧疗;机械通气;抗感染治疗(感染是慢性呼吸衰竭急性加重最常见诱因);呼吸兴奋剂的应用;纠正酸碱失调。

📖 **考点4 机械通气**

适应证	1.通气功能障碍为主的疾病 2.换气功能障碍为主的疾病 3.需强化气道管理者(使用某些药物或麻醉手术需要)
使用指征	1.意识障碍 2. >35~40 次/min 或 <6~8 次/min、呼吸节律异常或自主呼吸微弱或消失 3. PaO_2 <50 mmHg(尤其是吸氧后仍 <50 mmHg), $PaCO_2$ 进行性升高,pH进行性下降 4.呼吸衰竭常规治疗后效果不佳,有病情恶化趋势
相对禁忌证	气胸及纵隔气肿未行引流者
并发症	呼吸机相关肺损伤;呼吸机相关肺炎;血流动力学影响;气囊压迫导致食管 - 气管瘘
常用模式	控制通气;辅助通气;辅助 - 控制通气;同步间歇指令通气;压力支持通气;持续气道正压通气;呼气末正压通气;双向气道正压通气等
无创正压通气	经鼻、面罩行无创正压通气。简便易行,不需建立有创人工气道;并发症发生率低

【助记】呼吸衰竭变化七,脑心肾血与呼吸,水电酸碱难治理,血气分析做机理,发绀抽搐睡昏迷,给氧通气为第一。

第十节 肺 炎☆

📖 **考点1 概述**

1.概念 终末气道、肺泡和肺间质的感染性炎症。临床上通常以发热、寒战、胸痛、咳嗽和咳脓痰为其特征。X 线胸片上至少见一处不透光阴影。

2.分类

病因分类	1.细菌性肺炎(最常见。肺炎链球菌肺炎、金黄色葡萄球菌肺炎、流感嗜血杆菌肺炎) 2.非典型病原体所致肺炎(支原体肺炎、衣原体肺炎、军团菌肺炎) 3.病毒性肺炎(冠状病毒、腺病毒) 4.肺真菌病(白念珠菌、曲霉菌) 5.其他病原体(立克次体、弓形虫) 6.理化因素(放射性损伤、胃酸吸入引起的化学性肺炎)

解剖分类	1. 大叶性(肺泡性)肺炎　肺泡先感染,后累及肺段、肺叶,不累及支气管。多为肺炎链球菌感染。X线影像显示肺叶或肺段的实变阴影 2. 小叶性(支气管性)肺炎　经支气管感染,累及细支气管、终末细支气管及肺泡。常继发支气管炎、支气管扩张、上感以及长期卧床者。主要为金黄色葡萄球菌感染。可闻及湿性啰音,无实变体征和X线实变征象 3. 间质性肺炎　肺间质炎症为主。症状轻,体征少。多见于支原体、衣原体、卡氏肺囊虫、病毒等感染。X线影像显示为一侧或双侧肺下部不规则阴影,可呈磨玻璃状、网格状,其间可有小片肺不张阴影
患病环境分类	1. 社区获得性肺炎(CAP)　在医院外罹患的感染性肺实质炎症(包括具有明确潜伏期的病原体感染而在入院后平均潜伏期内发病的肺炎)。最常见病原体——肺炎链球菌 2. 医院获得性肺炎(HAP)　入院时不存在、也不处于潜伏期,而于入院48 h后发生的肺炎。最常见病原体:①无感染高危因素者——肺炎链球菌;②有感染高危因素者——金黄色葡萄球菌

考点2　肺炎链球菌肺炎

1. 概述

(1)发病机制:肺炎链球菌为 G^+ 球菌,有荚膜(为高分子多糖体,对组织的侵袭作用为该菌致病力),肺炎链球菌不产生毒素,不引起原发性组织坏死或形成空洞。

(2)病理:充血期、红肝变期(铁锈色痰)、灰肝变期、消散期。

2. 临床表现

(1)起病急骤,多有受凉、疲劳、醉酒、病毒感染史。

(2)寒战、高热、胸痛,痰可呈铁锈色。

(3)肺部早期无异常体征,实变期有典型体征(叩诊浊音、触觉语颤增强、支气管呼吸音),消散期可闻及湿啰音,口角及鼻周有单纯疱疹。

(4)自然病程为1~2周。

3. 辅助检查

(1)血白细胞计数升高达 $(10 \sim 20) \times 10^9/L$,中性粒细胞多在80%以上,并有核左移。

(2)痰涂片镜检,可发现典型的革兰染色阳性、带荚膜的双球菌或链球菌。

(3)痰培养24~48 h可以确定病原体。

(4)X线检查:大片炎症浸润阴影或实变影,在消散期,X线呈现"假空洞"征。

4. 诊断　诊断根据症状、体征、胸片等做出初步诊断。确诊的主要依据是病原菌检测。

5. 抗菌药物治疗

(1)首选青霉素G。对耐青霉素者可用喹诺酮类、头孢噻肟、头孢曲松等;多重耐药菌株感染者可用万古霉素。

(2)抗菌药物标准疗程通常为2周,治疗3 d后体温不降复升者应考虑肺外感染、混合细菌感染或合并其他疾病。

考点3　葡萄球菌肺炎

1. 概述

为葡萄球菌(革兰阳性球菌,致病物质为毒素和酶)引起的急性肺化脓性炎症。常发生于有基础疾病(如糖尿病、肝病、流感后、儿童麻疹)者。常表现为起病急骤,高热、寒战、胸痛,脓性痰,早期可出现循环衰竭。X 线影像显示为坏死性肺炎(如肺脓肿、肺气囊肿和脓胸),特点是多样性、易变性。

2. 临床表现 早期体征不明显;中毒症状及呼吸道症状重(二者不相平衡)。

(1)症状:起病急,寒战、高热、胸痛、脓痰量多、带血丝或呈粉红色乳状;毒血症状明显:肌肉、关节酸痛,重者周围循环衰竭;血源性葡萄球菌感染脓痰少量。

(2)体征:①肺实变体征,可有散在湿啰音(病变较大或融合时);②气胸、脓气胸者有相应体征;③血源性葡萄球菌肺炎有肺外病灶。

3. 治疗

(1)原则:早期清除和引流原发病灶(肺外原发病灶如疖、痈等),选用敏感的抗生素。

(2)抗菌药物的选择:耐青霉素酶的半合成青霉素或头孢菌素。对于 MRSA/MRSE:应用万古霉素,还有替考拉宁、恶唑酮类药物。

📖 考点4 克雷伯杆菌肺炎

1. 概述 致病菌为克雷伯杆菌,多见于老年人、营养不良、慢性酒精中毒和慢性肺疾病者。

2. 临床表现 起病急,畏寒、高热、咳嗽、痰呈砖红色胶冻样或灰绿色痰,或伴见胸痛、发绀、心悸,早期可出现休克。

3. 并发症 ①肺脓肿;②胸膜炎;③心包炎。

4. 辅助检查

(1)实验室检查:白细胞↑或正常。

(2)胸部 X 线检查:①大叶实变;②多发性蜂窝状肺脓肿、叶间隙下坠(原因是病变中的炎性渗出液黏稠而重)。

5. 诊断 年龄、营养不良患者,有肺炎表现、感染中毒症状重、且有血性黏稠痰者,结合 X 线胸片表现,应考虑本病。确诊有赖于病原学诊断。

6. 抗感染治疗 首选氨基糖苷类加半合成广谱青霉素。

📖 考点5 肺炎支原体肺炎

1. 概述

(1)由支原体引起的呼吸道和肺部急性炎症,以儿童及青年人居多。常同时有咽炎、支气管炎和肺炎。主要通过呼吸道传播。最易引起间质性肺炎。X 线影像多表现为多形态的下肺部浸润影,呈节段性分布。

(2)病理:肺部病变呈片状或融合成支气管肺炎、间质性肺炎、细支气管炎。

2. 临床表现 特点为阵发刺激性呛咳。肺外表现:皮炎较为常见。儿童偶可并发鼓膜炎或中耳炎,颈淋巴结肿大。可无明显体征,胸部体检与肺部病变程度常不相称。

3. 治疗 可自愈,首选大环内酯类,如红霉素等,喹诺酮类、四环素类也可用。

📖 考点6 军团菌肺炎

1. 发病机制 一种以肺炎为主的全身性疾病,可经空调、供水系统等传播。免疫力低或有基础病易并发本病。

2. 病理 化脓性支气管炎;大叶性肺炎;小肺脓肿形成。

3. 临床表现 高热、寒战、头痛、咳嗽等;消化道症状出现早、明显,低钠血症是其特点之一。

4.辅助检查

(1)胸部 X 线检查:片状浸润影,免疫功能低下者可出现空洞或肺脓肿。病变吸收较慢,治疗有效时,X 线显示病变仍为进展状态。

(2)血清学检查:①抗体检测,前后 2 次抗体滴度 4 倍以上增长;②抗原检测,尿液 ELISA 法检测。

5.治疗　首选红霉素。青霉素、氨基糖苷类、头孢类无效。

📖 考点7　肺念珠菌病感染

1.发病机制　肺深部真菌感染最常见。肺念珠菌病的致病菌为白色念珠菌或其他念珠菌。

2.临床表现　支气管炎型——乏力、盗汗,多无发热;阵发性刺激性咳嗽,白泡沫塑料状稀痰、量多;憋闷气喘(夜间为甚)。肺炎型——畏寒、高热;白色泡沫黏痰、有酵臭味。

3.诊断

(1)痰或支气管分泌物(合格标本):2 次显微镜检酵母假菌丝或菌丝阳性以及真菌培养有念珠菌生长且 2 次培养为同一菌种(血行播散者除外)。

(2)血清(1,3)-β 葡聚糖试验(G 试验)连续 2 次阳性。

(3)确诊需病理依据。

4.治疗　轻症消除诱因;重症用抗真菌药物(氟康唑等)。

📖 考点8　肺曲霉菌病

1.概述

主要致病原——烟曲霉,其内毒素使组织坏死,表现出浸润、实变、空洞、支气管周围炎、粟粒状弥漫性病变等。

2.分述

分类	特点	治疗
侵袭性曲霉病	1.最常见 2.多为局限性肉芽肿或广泛化脓性肺炎,伴脓肿形成 3.常见症状　干咳、胸痛。或有咯血,病变广泛时出现气急和呼吸困难,甚至呼吸衰竭。可出现中枢神经系统感染表现 4.X 线胸片　以胸膜为基底的多发的楔形、结节、肿块阴影或空洞 5.胸部 CT 典型表现　早期——"晕轮征"(肺结节影周围环绕有低密度影);后期——"新月体征"	首选伏立康唑
气管支气管曲霉病	1.病变主要局限于大气道 2.常见症状　频繁咳嗽、胸痛、发热和咯血 3.确诊需经支气管镜(可见气道壁假膜、溃疡、结节)	首选伏立康唑
曲霉肿	1.曲霉在慢性肺部疾病原有空腔内繁殖、蓄积,与纤维蛋白、黏液及细胞碎屑凝聚成曲霉肿 2.常见症状　刺激性咳嗽、反复咯血,可发生大咯血 3.胸部 X 线片　空洞内球形影,随体位变化而变动	主要是防治大咯血

分类	特点	治疗
慢性坏死性肺曲霉病（半侵袭性肺曲霉病）	1. 亚急性、非血管侵袭性、肺部空洞性病变,曲霉直接侵袭肺实质 2. 主要表现为长期呼吸道症状 3. 血清抗曲霉属抗体阳性 4. 未治疗患者1年生存率仅50%	首选伏立康唑
变应性支气管肺曲霉病	1. 烟曲霉引起的气道高反应性疾病,可引起肺部反复游走性浸润 2. 常见症状　哮喘（突出表现）、畏寒、发热、乏力、刺激性咳嗽、咳棕黄色脓痰,偶带血 3. 痰　有大量嗜酸粒细胞及曲霉丝,烟曲霉培养阳性 4. 外周血　嗜酸粒细胞增多,血清 IgE > 1 000 IU/ml,血清烟曲霉 IgG 抗体阳性,血清曲霉特异性 IgE 阳性,曲霉速发性皮肤反应阳性 5. X 线胸片或 CT　中央性支气管扩张（肺野内侧 2/3 的支气管）和一过性肺浸润（上叶一过性实变或不张,磨玻璃阴影伴马赛克征,黏液嵌塞,可发生于双侧）	首选糖皮质激素

📖 考点9　病毒性肺炎

1. **概述**　上呼吸道病毒（甲、乙型流感病毒、呼吸道合胞病毒和冠状病毒常见）感染向下蔓延所致。多为间质性肺炎,病变吸收后可表现为肺纤维化。

2. **临床表现**　好发于冬春季,症状轻,发热、头痛、全身酸痛、倦怠等。重症者,呼吸浅速、心率增快、发绀,肺部可闻及干、湿性啰音。

3. **治疗**
(1)对症治疗为主,明确合并细菌感染,选用敏感的抗生素。
(2)病毒抑制药物:利巴韦林、阿昔洛韦等。

📖 考点10　肺孢子菌肺炎

1. **概述**　最严重的机会感染疾病之一。病原体（感染人类）为伊氏肺孢子菌。潜伏期2周,AIDS者4周。临床表现差异大,常无明显体征。

2. **临床表现**
(1)流行型或经典型:早产儿、营养不良儿多见,起病慢,常见食欲缺乏、腹泻、低热、消瘦、干咳、气促、呼吸困难等。
(2)散发型或现代型:食欲缺乏、发热、发绀、干咳、呼吸困难（窘迫）等。病情进展迅速,好发于免疫缺陷症,未治疗病死率高。

3. **辅助检查**
(1)血常规:白细胞↑,嗜酸性粒细胞↑,淋巴细胞绝对值↓。
(2)肺功能:潮气量↓、肺总量↓、弥散量↓。
(3)血气分析:低氧血症、呼吸性碱中毒。
(4)胸部 X 线片:早期典型表现为双侧肺门周围弥漫性渗出,呈网状和小结节状,病情后期呈双肺门的蝶状影、肺实变。可见支气管充气征。

(5)病原学检查：病理标本中找到肺孢子菌包囊和滋养体。

4.诊断 症状 + X 线胸片 + 病原体检查。

5.治疗 对症治疗、病原治疗(首选复方磺胺甲噁唑)。

第十一节 肺脓肿

1.概述

多种病原菌引起的,肺组织坏死形成的脓腔。X 线胸片显示多发含气液平的空洞,若多个直径 < 2 cm 为坏死性肺炎。临床特征为高热、咳嗽和咳大量脓臭痰。慢性患者常见杵状指(趾)。以青壮年较多见,男多于女。典型 X 线显示肺实质呈圆形空腔并含有气液平面。

2.分述

分型	临床特点
吸入性肺脓肿	1.最多见。病原体(多为厌氧菌)经口、鼻、咽腔吸入致病,误吸为常见病因 2.多发部位——右肺(单发);坐位(右下叶后基底段);仰卧位(上叶后段或下叶背段);右侧卧位(右上肺叶前段或后段)
血源性肺脓肿	1.肺外感染病灶的细菌或脓毒性栓子经血行途径播散至肺部所致 2.最常见病原菌——金黄色葡萄球菌 3.多发部位——两肺外野
继发性肺脓肿	1.继发于肺部其他疾病。小儿肺脓肿,以支气管异物阻塞最多见 2.最常见病原菌——金黄色葡萄球菌 3.阿米巴肺脓肿——好发于右肺下叶

3.临床表现

	肺脓肿	支气管扩张
发病年龄	青壮年,男多于女	儿童或青年
起病缓急	70% ~ 90% 为急性起病	多慢性
典型表现	高热、咳嗽、咳大量脓臭痰	慢性咳嗽、脓痰、反复咯血
痰液特性	量多(300 ~ 500 ml/d)大量脓臭痰 放置后分 3 层	量多(100 ~ 400 ml/d)合并感染时呈黄绿色臭脓痰 放置后分 4 层:上层为泡沫,下悬脓性黏液,中为混浊黏液,底层为坏死组织沉淀物
咯血	1/3 病例;血源性肺脓肿患者极少咯血	50% ~ 70% 患者反复咯血,血量不等
体征	体征与脓肿大小和部位有关 慢性肺脓肿常有杵状指(趾)	急性肺脓肿没有杵状指;慢性支扩可有杵状指(趾)

	肺脓肿	支气管扩张
确诊方法	胸液、血培养对确定病原菌价值大	胸部高分辨 CT
致病菌	吸入性肺脓肿多为厌氧菌 继发性、血源性肺脓肿多为金黄色葡萄球菌	铜绿假单胞菌、金葡、流感嗜血杆菌、肺炎链球菌、卡他莫拉菌

【助记】慢性肺脓肿最常见的并发症是支气管扩张。

4. 治疗

(1)治疗原则:有效抗菌和痰液引流,慢性肺脓肿需手术治疗。

(2)抗生素治疗:疗程一般为 6~8 周。吸入性肺脓肿多为厌氧菌感染,首选青霉素。血源性肺脓肿为葡萄球菌和链球菌,选耐青霉素酶的半合成青霉素、头孢菌素等;耐甲氧西林金黄色葡萄球菌应首选万古霉素。革兰阴性杆菌感染,常用第二、三代头孢菌素加氨基糖苷类抗生素。阿米巴肺脓肿用甲硝唑。

(3)痰液引流:每天 2~3 次,每次 10~15 min。引流不畅者,可经支气管纤维镜将抗生素直接滴注到病变部位,每周 1~2 次。

(4)手术治疗:肺脓肿手术治疗的适应证。①病程超过 3 个月,经积极内科治疗脓腔不缩小,或脓腔大者(>5 cm)估计不易闭合;②危及生命或内科治疗无效的大咯血;③合并有支气管胸膜瘘或脓胸,经抽吸和冲洗疗效不佳者;④支气管阻塞影响引流,如肺癌。

第十二节　肺结核

1. 概述

(1)结核分枝杆菌分型:结核菌人型(肺结核最常见)、牛型、田鼠型。

(2)结核分枝杆菌特征:多形性;抗干燥、冷、酸、碱力强;生长缓慢;对紫外线敏感;菌体结构复杂(主要成分类脂质)。

(3)肺结核主要传播途径:飞沫传播。主要传染源:传染性肺结核患者排菌。

2. 基本病理改变

(1)基本病理变化:①炎性渗出;②增生;③干酪样坏死。

(2)病理过程特点:破坏与修复同时进行。

3. 临床表现和分类

(1)症状:发热(最常见。午后低热、盗汗、乏力、食欲减退、消瘦);咳嗽咳痰(常见可疑症状,黏液痰或脓性痰);咯血;胸痛(胸膜性胸痛,累及胸膜时出现不剧烈的刺痛);呼吸困难(多见于干酪样肺炎及大量胸腔积液患者)。

(2)体征:范围小无体征;渗出范围大或干酪样坏死(肺实变体征:语颤增强、叩诊浊音、支气管呼吸音和细湿啰音,见于渗出性病变范围大或干酪样坏死);较大空洞病变(支气管呼吸音);慢性纤维空洞型肺结核(气管移向患侧,患侧胸廓塌陷,叩诊浊音,呼吸音减弱,可闻及湿啰音);结核性胸膜炎(胸腔积液征);支气管结核(局限性哮鸣音);结核性风湿症(类似风湿热,青年女性多见,长累及四肢大关节,结节性红斑或环形红斑)。

(3)分类

分类	特点
原发性肺结核	典型病变:肺部原发灶、引流淋巴管和肺门或纵隔淋巴结的结核性炎症
血型播散型肺结核	儿童多见。成人多为原发感染后隐潜性病灶中的结核菌破溃进入血行而发病。急性患者常伴有结核性脑膜炎和其他脏器结核
继发性肺结核	成人最常见类型。好发于两肺上叶尖后段或下叶尖段

4.辅助检查

(1)X线胸片:常规首选方法。

(2)痰涂片:诊断肺结核具有重要意义,简单、快速、易行、可靠。

(3)痰培养:诊断金标准。

(4)纤维支气管镜:常用于支气管结核和淋巴结支气管瘘的诊断,可以取活组织检查。

(5)结核菌素试验:检出结核分歧杆菌的感染,并不是检出结核病;对儿童、少年、青少年的结核病有参考意义。

5.诊断程序

(1)筛选:对咳嗽>2周,咯血、午后低热、乏力、盗汗、月经不调,有肺结核接触病史和肺外结核,进行胸片及痰抗酸杆菌检查。

(2)判断是否为肺结核:进行X线肺部检查。

(3)有无活动性:活动性(模糊的斑片状阴影,可有中心溶解、空洞、播散灶);非活动性(胸片表现为钙化、硬结、纤维化,痰检查不排菌)。

(4)是否排菌:确定传染源的唯一办法。

6.治疗

(1)化疗原则:早期、规律、全程、联合、适量。短程化疗:6~9个月。

(2)常用药物

药物	药理作用	特点	主要副作用
异烟肼(INH)	抑制DNA合成	杀菌剂	周围神经炎,偶有药物性肝炎
利福平(RFP)	抑制mRNA合成	杀菌剂	肝损害,过敏反应
链霉素(SM)	抑制蛋白质合成	杀菌剂	听力障碍,肾损害
吡嗪酰胺(PZA)	吡嗪酸抑菌	杀菌剂	胃肠不适,肝损害,高尿酸
乙胺丁醇(EMB)	抑制RNA合成	抑菌剂	球后视神经炎
对氨基水杨酸(PAS)	干扰中间代谢	抑菌剂	胃肠不适,过敏反应,肝损害

7.初治涂阳肺结核治疗方案

(1)每日用药方案。①强化期:异烟肼、利福平、吡嗪酰胺和乙胺丁醇,顿服2个月;②巩固期:异烟肼、利福平,顿服,4个月。简写:2HRZE/4HR。

(2)间歇用药方案。①强化期:异烟肼、利福平、吡嗪酰胺和乙胺丁醇,隔日1次或每周3次,2个月;②巩固期:异烟肼、利福平,隔日1次或每周3次,4个月。简写:$2H_3R_3Z_3E_3/4H_3R_3$。

8.控制预防主要措施 尽早发现并治愈涂片阳性排菌患者和卡介苗接种。

第十三节　间质性肺疾病

考点 1　间质性肺炎疾病（ILD）

1. 概述

（1）亦称弥漫性实质性肺疾病。该病为一组以肺泡壁为主，并包括肺泡周围组织及其相邻支撑结构病变的非肿瘤、非感染性疾病群。共同特征：肺泡间隔的炎症和纤维化。

（2）分类

分类	代表性疾病
已知原因的 ILD	肺尘埃沉着病、药物（胺碘酮最常见）或毒物感染、肿瘤等所致的间质性肺病
特发性间质性肺炎	特发性肺纤维化（IPF）、急性间质性肺炎（AIP）
肉芽肿性 ILD	结节病、外源性过敏性肺泡炎、Wegener 肉芽肿
其他罕见 ILD	肺淋巴管平滑肌瘤病（PLAM）、肺朗汉斯细胞组织细胞增生症（PLCH）、特发性肺含铁血黄素沉着症

2. 临床表现

（1）症状：慢性进行性劳力性气促、呼吸困难是最常见症状；持续性干咳、胸痛、发热、消瘦、盗汗等。

（2）相关病史：如心脏病、结缔组织疾病、肿瘤、脏器移植；药物应用史（胺碘酮、甲氨蝶呤）、家族史、吸烟史、职业或家居环境暴露史等。

（3）体征：爆裂音或 Velcro 啰音；杵状指；肺动脉高压和肺心病体征；系统性疾病（皮疹、关节肿胀等）。

3. 辅助检查

（1）胸部 X 线：双肺弥漫性阴影。

（2）肺功能：主要为限制性通气功能障碍 + 气体交换障碍表现。

（3）支气管肺泡灌洗及肺活检有助于组织细胞学诊断。

考点 2　特发性肺纤维化

1. 发病机制与病理　可能是自身免疫病，以肺泡壁细胞浸润、增厚、间质纤维化为特点。

【助记】IPF 的特征性病理改变类型：普通型间质性肺炎（UIP）病理改变，其组织学特征是病变主要累及胸膜下外周肺腺泡或小叶，呈斑片状分布。

2. 临床表现　活动性呼吸困难，渐行性加重，常伴刺激性干咳。75% 有吸烟史。半数患者有杵状指，90% 患者在双肺基底部闻及吸气末细小的 Velcro 啰音，疾病晚期发绀、右心功能不全、肺动脉高压。

3. 实验室及其他检查

（1）胸部 X 线片示：双肺弥漫的网格状、蜂窝状阴影，以双下肺和胸膜下明显。

（2）肺功能：以限制性通气功能障碍伴弥散功能降低为主。

（3）HRCT：诊断准确率＞90%，典型 UIP 特征性改变（病变呈网格状改变、蜂窝改变伴或不伴牵拉支气管扩张；病变以胸膜下、基底部为主）。

4.诊断与鉴别诊断

（1）IPF 诊断标准：①ILD，但排除了其他因素（环境，结缔组织疾病，药物等）；②HRCT 表现为 UIP 型；③联合 HRCT 和外科肺活检病理表现诊断 UIP。

（2）IPF 急性加重期：①过去或现在诊断为 IPF；②1 个月内出现无法解释的呼吸困难加重或急性呼吸衰竭；③低氧血症加重；④新出现肺泡浸润影；⑤排除肺感染、气胸、心衰等。

5.鉴别诊断　排除其他原因的 ILD。

【助记】UIP 特征性改变是诊断 IPF 的金标准。

6.治疗

（1）肺移植是最有效治疗方法。

（2）药物治疗：无明确有效药物。对于 IPF 急性加重期患者，多采用大量糖皮质激素治疗，但无循证学意义。

（3）康复训练：明显低氧血症患者可进行长期氧疗。

考点3　结节病

1.概述　一种病因不明的慢性肉芽肿性疾病，侵犯全身多个器官（主要为肺和淋巴系统，眼、皮肤次之）。特征性病理特点是：非干酪样上皮样细胞性肉芽肿、淋巴细胞和单核－巨噬细胞组成。早期临床症状轻微而胸部 X 线改变明显，有咳嗽、痰量少、乏力、低热、盗汗、食欲减退、体重减轻等全身性症状。皮肤表现可见结节性红斑、冻疮样狼疮，眼部受累可有虹膜睫状体炎、急性色素层炎等。

2.辅助检查

（1）血液检查：红细胞沉降率增快、球蛋白增高、血钙增高等。

（2）结核菌素试验：可呈阴性或弱阳性反应。

（3）胸部 X 线检查（最重要）：两肺淋巴结肿大和肺部浸润影是主要表现。

分期	特点
0 期	正常
Ⅰ 期	两侧肺门和（或）纵隔淋巴结肿大，肺内正常
Ⅱ 期	肺门淋巴结肿大并肺浸润
Ⅲ 期	仅有肺浸润、纤维化，而无肺门淋巴结肿大
Ⅳ 期	广泛纤维囊性变、瘢痕化；肺容积缩小，蜂窝肺

（4）活体组织检查：受累的皮肤和浅表淋巴结是首选活检部位，支气管镜黏膜或肺活检阳性率较高。

（5）支气管肺泡灌洗液检查：淋巴细胞及多核白细胞显著升高，CD_4^+ 和 CD_4^+/CD_8^+ 明显增高常提示活动性病变。

（6）^{67}Ga 核素显像：可协助诊断及活动性的判断，但特异性差。

3. 治疗

(1) 本病有一定的自然缓解率。无需治疗的情况：①无症状和肺功能正常的 I 期结节病；②无症状和病情稳定（包括肺功能轻微异常）的 II 期和 III 期。

(2) 有症状需要治疗，可用糖皮质激素（不耐受、无效可使用其他免疫抑制剂），维生素 D 引起高钙血症应禁用。

考点4 肺泡蛋白质沉积症

1. 概述

(1) 特征性病理改变：肺泡腔内积聚大量的表面活性物质。

(2) 发病机制：肺泡巨噬细胞对表面活性物质清除障碍由抗粒细胞－巨噬细胞集落刺激因子（GM-CSF）自身抗体导致。

(3) 特征性生理功能改变：严重的低氧血症（肺内分流所致）。

2. 临床表现 进行性呼吸困难伴咳嗽（常见表现）；继发感染后可有低热、咳嗽，晚期有发绀及肺动脉高压的表现。

3. 诊断及辅助检查

本病诊断主要依靠胸部影像学检查和支气管肺泡灌洗液检查。

(1) X 线胸片："蝴蝶"样图案（两侧弥漫性的肺泡渗出，分布于肺门周围）。

(2) 胸部 HRCT 特征性表现：①"地图"样图案（磨玻璃影与正常肺组织截然分开）；②多边形、"不规则铺路石"样图案（小叶间隔和小叶内间隔增厚形成）。

(3) 支气管肺泡灌洗液检查：牛奶样外观（静置后沉淀分层）。存在过碘酸雪夫（PAS）染色阳性的脂蛋白样物质。

4. 治疗 1/3 的患者可以自行缓解。首选、有效治疗方法——全肺支气管肺泡灌洗。GM-CSF 替代治疗对部分患者疗效良好。

第十四节　肺栓塞

1. 概述

(1) 病因：各种栓子阻塞肺动脉或其分支。

(2) 分类：肺血栓栓塞症（PTE，最常见，主要来源于下肢深静脉血栓形成）、脂肪栓塞征、羊水栓塞、空气栓塞等。

(3) 危险因素：原发性（即遗传性）。如 V 因子突变、蛋白 C 缺乏、蛋白 S 缺乏、抗凝血酶缺乏等）；继发性（即获得性）。如创伤、手术、恶性肿瘤、口服避孕药、高龄等因素）。

(4) 发病机制：血流动力学改变；气体交换障碍；肺梗死；慢性血栓栓塞性肺动脉高压。

2. 临床表现

(1) 症状：原因不明的呼吸困难（PTE 最常见症状）；胸痛（类似胸膜炎或心绞痛）；晕厥（PTE 唯一或首发症状）；咯血（少量）；咳嗽、心悸。

(2) 体征：①呼吸急促（最常见于低氧血症、低碳酸血症），肺部哮鸣音、细湿啰音；②心动过速、颈静脉充盈、P_2 亢进、三尖瓣收缩期杂音；③低热。

3. 辅助检查

(1) X线胸片:PTE 的 X 线胸片表现多样。可显示为:①肺动脉阻塞征;②右心室大、肺动脉高压征象;③肺梗死征象,典型 X 线形态为位于肺脏外周,底部与胸膜相接,项部指向肺门的楔形影;④肺不张、胸腔积液的征象。

【助记】影像学发现栓塞更易发生于右侧和下肺叶。

(2) 心电图:最常见改变是窦性心动过速。电轴右偏、顺钟向转位、右束支传导阻滞。可有 $V_1 \sim V_2$,或 V_4 的 T 波倒置和 ST 段异常,$S_1 Q_{\text{III}} T_{\text{III}}$ 征改变。

(3) 超声心动图:呈右心室功能障碍表现(下列符合两项即可:①右心室扩张;②右心室壁运动幅度减低;③吸气时下腔静脉不萎陷;④三尖瓣反流压差 > 30 mmHg)。

(4) 放射性核素肺脏通气灌注显像:是无创、敏感性较高的方法,可发现亚段以上的 PTE。

(5) 肺动脉造影:肺动脉造影是目前诊断 PTE 最可靠的方法。CT、MRI 对诊断亦有帮助。

(6) D-二聚体:敏感性高,特异性低。增高对肺栓塞诊断有帮助,若正常(<500 μg/L)基本上可排除肺栓塞。

(7) 核素显像、静脉造影、血管超声及 MRI 等可用于下肢深静脉血栓的诊断。

4. 诊断

突发胸痛与肺部体征不相称的呼吸困难、发绀和休克等症状(尤其是伴有单侧或双侧不对称性下肢肿胀、疼痛者),结合相关检查(确诊检查为多排 CT 肺动脉造影)。

5. 治疗

(1) 一般治疗:卧床休息、吸氧、镇痛、纠正休克。

(2) 溶栓治疗:适应证——大块肺血栓栓塞症。次大块肺血栓栓塞症是否进行溶栓治疗应做个体化决定,对低危险肺血栓栓塞症不应进行溶栓治疗。

【助记】溶栓治疗时间窗 <14 d。溶栓治疗后,每2~4 h 测定一次凝血酶原时间、活化部分凝血酶原时间。

(3) 抗凝治疗:基础性治疗方法。无禁忌证,都应使用。

(4) 手术取栓:风险大,仅适用于危及生命的肺动脉主干或主要分支栓塞或溶栓有禁忌者。

第十五节　原发性支气管肺癌

1. 病因和发病机制　①吸烟,首要原因;②职业致癌因子;③空气污染;④电离辐射;⑤饮食与营养;⑥其他,如结核病史、原癌基因激活、免疫功能下降、内分泌失调等。

2. 病理分类

解剖学分类	中央型肺癌	1. 约占 3/4,为发生在段支气管至主支气管
		2. 多为鳞状上皮细胞癌和小细胞未分化癌
	周围型肺癌	1. 约占 1/4,发生在段支气管以下
		2. 多为腺癌

组织病理学分类	非小细胞肺癌	鳞状上皮细胞癌(鳞癌)	1. 最常见。多发于吸烟的老年男性 2. 分为乳头状型、透明细胞型、小细胞型和基底细胞样型 3. 中央型多见。生长慢,转移晚,手术切除机会多,5 年生存率高,对放、化疗不敏感
		腺癌	1. 女性多见,与吸烟关系小 2. 分为腺泡状、乳头状、支气管肺泡癌型 3. 多为周围型肺癌。转移较鳞癌早
		大细胞癌	1. 发生率最低 2. 分为大细胞神经内分泌癌、复合性大细胞神经内分泌癌、基底细胞样癌、淋巴上皮瘤样癌、透明细胞癌、伴横纹肌样表型的大细胞癌 3. 转移较小细胞癌晚,手术切除机会较大
		其他	鳞腺癌、类癌、支气管腺体癌等
	小细胞未分化癌(小细胞肺癌)		1. 恶性程度最高、预后最差。多发于有吸烟史的 40～50 岁患者 2. 分为燕麦细胞型、中间细胞型、复合燕麦细胞型 3. 生长快,转移早。对放、化疗比较敏感

3. 临床表现

相关因素	具体表现
原发肿瘤	①咳嗽(刺激性干咳或高调金属音性咳嗽、刺激性呛咳);②咳痰(大量黏液痰,多见于肺泡细胞癌)、痰血或咯血(多见于中央型);③气短或喘鸣;④发热;⑤体重下降
肿瘤局部扩展(肺外胸内)	①胸痛;②声音嘶哑(左侧喉返神经受压迫多见);③咽下困难;④胸水;⑤上腔静脉阻塞综合征(主诉领口进行性变紧);⑥Horner 综合征(肺尖部肺癌/肺上沟瘤,引起患侧眼睑下垂、瞳孔缩小、眼球内陷,同侧额部与胸壁少汗或无汗)
肿瘤远处转移(胸外转移)	多见于小细胞癌。①转移至中枢神经系统(颅内压增高、共济失调、脑神经麻痹等);②骨骼(骨痛、病理性骨折);③腹部(胰腺炎症或阻塞性黄疸等);④淋巴结(常见转移至锁骨上淋巴结)
肺外表现(副癌综合征)	①肥大性肺性骨关节病;②异位促性腺激素(多见于大细胞肺癌);③分泌促肾上腺皮质激素样物;④分泌抗利尿激素;⑤神经肌肉综合征(多见于小细胞未分化癌);⑥高钙血症(常见于鳞癌);⑦类癌综合征(面部、上肢躯干潮红或水肿;胃蠕动增快,腹泻;心动过速,喘息;瘙痒;感觉异常)

4.实验室及其他检查

(1)X线(重要、首选)。

(2)磁共振显像:明确肿瘤与大血管之间的关系优越,发现<5 mm病灶不如CT敏感。

(3)放射性核素扫描:肿瘤的定位、定性诊断,方法简便、无创。

(4)细胞学检查:痰脱落细胞检查,非小细胞肺癌的阳性率较高。

(5)活体组织病理学检查:活体组织病理学检查对确诊和分类有决定意义。

(6)肿瘤标志物检查。

5.诊断与鉴别诊断

(1)早期诊断:①普及肺癌防治知识,40岁以上长期吸烟或有危险因素应体检,CT筛查;②可疑症状的进行排查;③发展新的早期诊断方法。

(2)鉴别诊断:肺结核、肺炎、肺脓肿、结核性渗出性胸膜炎。

6.治疗

(1)非小细胞癌(NSCLC)治疗。①局限性病变:对于可耐受手术的,首选手术治疗;拒绝或不耐受的考虑根治性放疗;对伴有Horner综合征的肺上沟瘤放疗和手术治疗联合。②播散性病变:化疗、放疗、靶向治疗、转移灶治疗。

(2)小细胞癌(SCLC):化疗、放疗、综合治疗。

(3)其他治疗方法。

第十六节 胸腔积液 ★

考点1 概述

1.概念 正常人胸膜腔内有5~15 ml液体将脏层和壁层胸膜分开,若出现胸膜腔内液体增多,称为胸膜腔积液。

2.病因及机制

(1)胸膜毛细血管压内静水压增高:充血性心衰、缩窄性心包炎、上腔静脉或奇静脉受阻。

(2)胸膜通透性增加:胸膜炎症(肺结核、肺炎),风湿性疾病(系统性红斑狼疮,类风湿关节炎),胸膜肿瘤,肺梗死,膈下炎症。

(3)胸膜毛细血管内胶体渗透压降低:低蛋白血症、肝硬化、肾病综合征、急性肾小球肾炎、黏液性水肿。

(4)壁层胸膜淋巴引流障碍:癌症淋巴管阻塞。

(5)损伤:主动脉瘤破裂、食管破裂、胸导管破裂。

(6)医源性:药物、内镜检查、介入治疗等。

考点2 漏出液、渗出液的鉴别

鉴别要点	漏出液	渗出液
原因	非炎症	炎症
外观	淡黄色、清晰	草黄色、血性、脓性、乳糜性

鉴别要点	漏出液	渗出液
透明度	透明	混浊
比重	<1.018	>1.018
蛋白定性	<30 g/L	>30 g/L
细胞计数	<100×10⁶/L	>500×10⁶/L
细胞分类	淋巴细胞为主	各种细胞增多(中性、淋巴)
黏蛋白定性试验 (Rivalta 试验)	阴性	阳性
葡萄糖定量	与血糖相近	低于血糖水平
细菌学检测	阴性	可找到病原菌
积液/血清总蛋白比值	<0.5	>0.5
积液/血清 LDH 比值	<0.6	>0.6
LDH	<200 IU/L	>200 IU/L，>500 IU/L 提示恶性肿瘤或已并发细菌感染

考点3 结核性胸膜炎

1. **病因** 结核菌直接蔓延至胸膜。
2. **临床表现** 胸痛、发热、胸膜摩擦音、胸腔积液征等。
3. **实验室检查** ①胸腔积液为渗出液表现；②胸膜活检：典型表现为干酪样坏死或抗酸染色阳性。
4. **诊断** 病史＋体征＋相关检查。
5. **治疗** 支持治疗；抗结核治疗。

考点4 类肺炎性胸腔积液

1. **病因** 肺炎、肺脓肿和支气管扩张感染引起。
2. **临床表现** 发热、咳嗽、咳痰、胸痛。
3. **实验室检查** 血常规；X线检查；胸腔积液检查白细胞明显↑，颜色为草黄色或脓性；葡萄糖↓、pH↓。
4. **诊断** 肺实质浸润、肺脓肿、支气管扩张＋少量胸腔积液。
5. **治疗** 有效抗生素治疗后可吸收，积液多者应行胸腔穿刺抽液；闭式引流。

考点5 恶性胸腔积液

1. **病因** 胸内或胸外肿瘤直接侵犯或转移到胸膜所致,肺癌、乳腺癌、淋巴癌最常见。
2. **临床表现** 呼吸困难、胸部钝痛、体重减轻、全身乏力、食欲缺乏为最常见症状；胸腔积液表现(患侧胸廓饱满、触觉语颤减弱,伴气管、纵隔向健侧移位)。
3. **治疗** 原发肿瘤治疗；胸腔积液治疗。

第十七节 气 胸

1. **病因** 肺泡与胸腔之间产生破口;胸壁创伤产生与胸腔的交通;胸腔内有产气的微生物。

2. **分类** 原发性自发性气胸(瘦高男性);继发性自发性气胸(基础肺病,肺大疱破裂,月经性气胸)。

3. **临床分类** ①闭合性气胸(单纯性气胸):破口随肺萎陷而关闭,不漏气;②张力性气胸(高压性):须紧急处理;③交通性气胸(开放性气胸):破裂口持续开启。

4. **临床表现**

(1)症状:主要为突发胸痛和呼吸困难。一侧胸痛如针刺样或刀割样,时间短暂,继之呼吸困难、胸闷。

(2)体征:①大量气胸时,气管向健侧移位,患侧胸廓膨隆,呼吸运动、语颤减弱,叩呈过清音或鼓音,呼吸音减弱或消失,心或肝浊音界缩小或消失;②Hamman 征:左侧少量气胸或伴纵隔气肿时,在左心缘处可听到与心跳一致的气泡破裂的"咔嗒"音。

5. **实验室和其他检查**

(1)胸部 X 线:X 线胸片检查是诊断气胸的重要方法,并且可确定气胸量。

(2)肺部 CT:诊断少量气胸、局限性气胸有敏感性。

6. **诊断** 临床症状 + 体征 + X 线表现。

7. **鉴别诊断** 支气管哮喘和阻塞性肺气肿;肺梗死;肺大疱;急性心肌梗死。

8. **治疗**

(1)保守疗法:适应于闭合性气胸,气胸量 <20%,单纯性、首次发病、无明显症状。一般在 7 ~ 14 d 可自行吸收。

(2)排气疗法:①胸腔穿刺,每次抽气不超过 1 000 ml;②胸腔闭式引流:张力性气胸,交通性气胸,心肺功能较差、症状较重的闭合性气胸。

(3)手术治疗:可经胸腔镜或开胸手术治疗。适应证:经内科治疗无效的气胸。

(4)并发症的处理:①血气胸。应抽气排液、适当输血、止血。②脓气胸。抗生素治疗、冲洗、引流等。③皮下气肿和纵隔气肿。皮下气肿自行吸收、预防感染或吸入高浓度氧;纵隔气肿张力过高时,可作锁骨上窝切开或穿刺排气治疗。

第十八节 急性呼吸窘迫综合征

1. **概述**

(1)概念:肺内、外致病因素(肺炎、重度烧伤、非肺炎性感染性中毒症、胃内容物吸入、肺挫伤、胰腺炎等)所导致的急性弥漫性肺损伤和进而发展的急性进行性缺氧性呼吸衰竭。

(2)主要生理病理特征:炎症导致的弥漫性肺泡损伤(肺微血管通透性增高,肺泡腔渗出富含蛋白质的液体),主要表现为肺广泛性充血水肿及肺泡腔透明膜形成。常伴肺泡出血,并伴有肺间质纤维化。

(3)病理过程:重叠存在的渗出期、增生期、纤维化期。

2. **临床表现**

(1)多于原发病起病后 72 h 内发生。

(2)原发病症状、体征。

(3)呼吸加快是最早出现的症状,呈进行性加重的呼吸困难(呼吸深快、费力)、发绀、伴烦躁、焦虑等。

（4）体征：早期体征无异常；后期多可闻及水泡音，有管状呼吸音。

3. 实验室及其他检查

（1）X线胸片特点：符合肺水肿的变化，快速多变，后期出现肺间质纤维化。

（2）血气分析典型改变：$PaO_2\downarrow$、$PaCO_2\downarrow$、$pH\uparrow$。

（3）床边肺功能监测：肺顺应性降低，肺内明显分流（右向左），无呼吸气流受限。

4. 诊断

根据 ARDS 柏林定义，符合以下 4 个条件可诊断：①明确诱因下 1 周内出现急性或进展性呼吸困难；②胸部 X 线或 CT 显示双肺浸润影，不能完全用胸腔积液、肺叶不张等解释；③呼吸衰竭不能完全用全心衰和液体负荷过重解释；④低氧血症。

> **【助记】**低氧血症分度：①轻度——200 mmHg < PaO_2/FiO_2 ≤300 mmHg；②中度——100 mmHg < PaO_2/FiO_2 ≤200 mmHg；③重度——PaO_2/FiO_2 ≤100 mmHg。

5. 鉴别诊断　排除大面积肺不张、心源性肺水肿、高原肺水肿、弥漫性肺泡出血等。

6. 治疗

（1）原发病治疗：首要原则和基础；感染是常见原因，首位高危因素。首选广谱抗生素。

（2）纠正缺氧：给氧（高浓度）使 PaO_2 ≥60 mmHg 或 SaO_2 ≥90%。多数需机械通气。

（3）机械通气：应尽早进行。早期轻症行无创正压通气，无效或加重行有创机械通气。主要措施包括 PEEP 的调节、小潮气量。

（4）液体管理：早期除非有低蛋白血症，不宜输注胶体液；创伤出血者，输鲜血；液体出入量宜轻度负平衡。

（5）营养支持与监护：全胃肠营养，动态监测呼吸、循环、水电解质、酸碱平衡。

（6）其他治疗：糖皮质激素、表面活性物质等应用。

第十九节　睡眠呼吸暂停低通气综合征

1. 概述

（1）病因：解剖因素、功能因素（阻塞型睡眠呼吸暂停综合征，OSAHS，最常见），呼吸调节紊乱（中枢型睡眠呼吸暂停综合征，CSAHS）等多种原因导致。

（2）特点：睡眠状态下反复出现低通气和气流受限。从而引起间歇性低氧血症伴高碳酸血症以及睡眠结构紊乱，进而促使机体发生一系列病理生理改变的临床综合征。

> **【助记】**（1）反复：睡眠过程中（7 h/夜），呼吸暂停和低通气反复发作30 次或睡眠呼吸暂停低通气发作≥5 次/h 伴白天嗜睡等症状。
>
> （2）低通气：睡眠中口鼻气流较基础水平降低≥30% 伴动脉血氧饱和度降低≥4%；或口鼻气流较基础水平降低≥50% 伴动脉血氧饱和度降低≥3%。
>
> （3）呼吸中断：睡眠中口和鼻气流均停止 >10 s。

2. 临床表现

（1）夜间表现：①打鼾（交替出现鼾声→气流停止→喘气→鼾声）；②呼吸暂停；③憋醒；④多动不安；⑤夜尿增多；⑥睡眠行为异常。

（2）白天表现：①嗜睡（最常见主诉）；②疲倦乏力；③认知行为功能障碍；④头痛、头晕；⑤个性变化；⑥性功能减退。

（3）全身器官损害的表现：心血管系统异常表现常为的首发症状和体征。可出现高血压、冠心病、肺源性心脏病、呼吸衰竭、脑血管病、精神异常、糖尿病等。病情重者可引起猝死。

（4）体征：①CSAHS 可能有原发神经系统和运动系统的病变的相应体征；②OSAHS 可有肥胖、颈围＞40 cm、鼻甲肥大、下颌短小、下颌后缩、扁桃体肥大、悬雍垂（腭垂）肥大粗长、巨舌等。

3. 实验室检查

（1）血常规及动脉血气分析：病程长、低氧血症严重者，血红细胞计数和血红蛋白可有不同程度的增加。肺心病、呼吸衰竭可有低氧血症、高碳酸血症和呼吸性酸中毒。

（2）多导睡眠图（PSG）：多导生理记录仪进行睡眠监测是确诊的主要手段。

（3）胸部 X 线：并发肺动脉高压、高血压、冠心病，可有心影增大、肺动脉突出等。

（4）肺功能检测：可有不同程度的通气功能障碍。

4. 诊断及鉴别诊断

（1）根据症状及体形改变初步诊断；PSG 监测睡眠呼吸暂停低通气指数（AHI，即每小时呼吸暂停低通气次数）≥5 次/h，伴有日间嗜睡者可确诊。

（2）鉴别诊断：①原发性鼾症；②上气道阻塞综合征；③发作性睡病。

5. 治疗

（1）治疗目的：消除睡眠低氧和睡眠结构紊乱，改善临床症状，防止并发症的发生，提高患者生活质量，改善预后。

（2）一般治疗：减肥，睡眠体位改变（侧位睡眠、抬高床头），戒烟酒、慎用镇静促眠药。

（3）病因治疗：纠正基础疾病。

（4）药物治疗：滴鼻剂、呼吸兴奋剂等。

（5）无创气道正压通气：经鼻持续气道正压呼吸是治疗中、重度 OSAHS 的首选方法。

（6）口腔矫治器：有一定程度的治疗效果，简单易行、费用低。

（7）手术治疗：通过手术改善呼吸道梗阻情况，改善病情。如悬雍垂腭咽成形术、气管造口术或气管切开术、舌骨成形术、下颌前移或上下颌骨前移术、舌骨悬吊术等。

第四章　消化内科学

第一节　食管疾病

考点 1　反流性食管炎

1. 概念　反流性食管炎(RE)是胃食管反流病的一种,是指由多种因素引起的胃、十二指肠内容物反流入食管,属于消化道动力障碍性疾病,发病是抗反流防御机制下降和反流物对食管黏膜攻击作用增强的结果。

2. 发病机制
(1)食管抗反流屏障能力减弱。
(2)食管酸清除能力下降。
(3)食管黏膜防御机制削弱。
(4)胃排空延迟、胃窦 – 幽门、十二指肠运动不协调。

3. 临床表现

烧心(胃灼热)和反流	最常见和典型症状
胸骨后疼痛	由反流物刺激食管引起,是非心源性胸痛的常见病因
吞咽困难及吞咽痛	食管痉挛或食管炎致食管狭窄所致
其他	咽异症感;呼吸道症状;消化功能不良症状

4. 并发症

上消化道出血	因食管黏膜炎症、糜烂及溃疡所致,可有呕血、黑便、缺铁性贫血
食管狭窄	纤维组织增生所致
Barrett 食管	可形成 Barrett 溃疡,极少部分可发展为腺癌
食管腺癌	Barrett 食管是主要癌前病变

5. 实验室检查
(1)内镜检查:内镜检查是诊断反流性食管炎最准确的方法,能判断严重程度、有无并发症以及确定 RE 分级,结合活检可与其他食管病变(如食管癌等)做鉴别。
(2)24 h 食管 pH 监测:检测 24 h 内 pH < 4 的总百分时间,pH < 4 的次数,持续 5 min 反流次数及最长反流时间等;pH < 4 是酸反流指标。
(3)X 线造影检查:敏感性差,主要用于不耐受胃镜检查者,排除食管癌等疾病。
(4)食管滴酸试验:患者取坐位,插鼻胃管并固定于距门齿 30 ~ 35 cm 处,先滴入生理盐水 15 min,若无不适,再以同法滴入 0.1 mol/L 盐酸 15 min,若出现胸骨后疼痛或灼热感为阳性。
(5)食管功能检查。

6. 诊断　症状;内镜;食管过度酸反流;胃镜检查确诊。

7. 鉴别诊断　①以胸痛为主要表现者应与心源性胸痛相鉴别;②与其他病因的食管病变相鉴别,如食管炎、消化性溃疡、食管肿瘤、食管狭窄、贲门失弛缓症等。

8.治疗

（1）一般治疗:抬高床头,夜间睡前 2 h 禁食,白天进餐后亦不宜立即卧床;注意减少一切增高腹压的因素;避免进食使 LES 压降低的食物;避免应用降低 LES 压的药物及延迟胃排空的药物;戒烟禁酒。

（2）药物治疗

促胃肠动力药	多潘立酮、莫沙必利、依托必利等,主要适用于轻症患者
抑酸药	质子泵抑制药(PPI):奥美拉唑、兰索拉唑、泮托拉唑、雷贝拉唑等,适用于重症或严重食管炎患者
	H₂ 受体拮抗药(H₂RA):尼扎替丁、雷尼替丁、法莫替丁等,适用于轻、中度患者及维持治疗
抗酸药	仅用于症状轻、间歇发作的患者,或用于临时缓解疼痛等症状

（3）手术治疗:抗反流手术效果与 PPI 治疗相当,存在一定并发症。

考点2　食管癌

1.食管解剖

颈段食管	自食管入口或环状软骨下缘起至胸骨柄上缘平面,其下界距上门齿约 18 cm
胸段食管	分上、中、下三段
	胸上段食管:自胸骨柄上缘平面至气管分杈平面,其下界距上门齿约 24 cm
	胸中段食管:自气管分杈平面至食管胃交接部(贲门口)全长的上半,其下界距上门齿约 32 cm
	胸下段食管:自气管分杈平面至食管胃交接部(贲门口)全长的下半,其下界距上门齿约 40 cm。胸下段也包括食管腹段

【助记】食管癌病变部位以中段居多,下段次之,上段最少。

2.病因

（1）亚硝胺类化合物和真菌毒素。

（2）慢性理化刺激及炎症:粗糙、过烫食物及咀嚼槟榔或烟丝等习惯。

（3）营养因素:食物中缺乏动物蛋白、新鲜蔬菜和水果、摄入维生素 A、维生素 B₂ 和维生素 C 不足。

（4）遗传因素。

（5）癌基因。

3.病理

（1）早期食管癌:充血型、糜烂型、斑块型、乳头型;中晚期食管癌:髓质型、溃疡型、缩窄型和未定型。

（2）我国 90% 的食管癌为鳞状细胞癌,少数为腺癌。

（3）扩散和转移方式:直接扩散、淋巴转移、晚期血型转移。

4.临床表现

早期症状	不典型,主要为胸骨后不适、烧灼感、针刺样、牵拉样痛,进食通过缓慢,有轻度哽噎感
中晚期症状	1. 颈部肿块 2. 声音嘶哑 3. 压迫症状 4. 转移至肝、肺、脑等引起的相应症状、食管出血、食管穿孔等
体征	早期可缺如,晚期消瘦、贫血、营养不良、脱水或恶病质体征,癌肿转移可有肿大坚硬的浅表淋巴结,或肿大有结节的肝等

5.诊断

实验室检查名称	意义
胃镜检查	首选方法;可直接观察病灶形态并活检确诊,提高早期食管癌的检出率
食管钡剂造影	患者不适宜胃镜检查者
胸部 CT 检查	可清晰显示食管与邻近纵隔器官的关系,有助于制定外科手术方式,放疗的靶区及计划,但难以发现早期食管癌
EUS	有助于判断食管癌的壁内浸润深度、异常肿大的淋巴结及肿瘤对周围器官的浸润情况,对肿瘤分期、治疗方案的选择及预后判断有重要意义

6.鉴别诊断

贲门失弛缓症	胃食管反流病	食管良性狭窄
临床表现为间歇性咽下困难、食物反流和下端胸骨后不适或疼痛,多无进行性消瘦,食管钡剂造影见贲门梗阻呈漏斗或鸟嘴状,边缘光滑,食管下端明显扩张	胃镜检查见有黏膜炎症、糜烂或溃疡,组织病理未见肿瘤细胞	内镜检查可确诊

7.**治疗** 早期食管癌在胃镜下切除可达到根治效果,中晚期食管癌治疗可手术、放疗、化疗及内镜治疗,或联合应用。

第二节 胃、十二指肠疾病☆

📖 考点1 幽门螺杆菌感染

1.**定义** 幽门螺杆菌定植在胃窦、胃体部及十二指肠壶腹部胃腺化生上皮表面的黏液层,与上皮细胞紧密接触。

2.**流行病学** 在世界各地均较常见,Hp 的传播途径主要是人与人之间通过粪－口或口－口途径传播。

3. 毒力因子

空泡毒素 A(VacA)蛋白	是 Hp 毒力的主要标志
细胞毒素相关基因(Cag A)蛋白	
尿素酶	其产生的 NH，直接或间接损害胃黏膜
黏液酶	降解黏液
Hp 脂多糖	具有内毒素活性
Hp 酯酶和磷脂酶 A	降解脂质和破坏黏膜完整性

4. 相关疾病　①慢性胃炎；②消化性溃疡；③胃癌；④胃黏膜相关性淋巴样组织(MALT)淋巴瘤；⑤功能性消化不良；⑥反流性食管炎。

5. 检测方法

(1)侵入性检查：①快速尿素酶试验是一种简便、价廉、快速首选的诊断方法；②Warthin-Starry 银染色和 Giemsa 染色检出率高；③细菌培养是最可靠的方法；④PCR 适用于科研工作。

(2)非侵入性检查：①血清学试验；②^{13}C 或 ^{14}C 尿素呼气试验；③粪内 Hp 测定。

6. 诊断标准和根除判断标准

(1)诊断标准：快速尿素酶试验、组织学检查、细菌培养等项中若 2 项阳性即可诊断 Hp 感染。^{13}C 或 ^{14}C 尿素呼气试验单项阳性即可诊断 Hp 感染。

(2)根除判断标准：经正规标准 Hp 根除治疗，停药 4 周后复查，Hp 检测阴性者可判断为 Hp 根除。

7. 根除治疗方法

三联根除治疗方案	1. 质子泵抑制药(奥美拉唑或兰索拉唑) +2 种抗生素 2. 胶体铋剂 +2 种抗生素 3. H$_2$ 受体拮抗剂 +2 种抗生素
四联根除治疗方案	质子泵抑制药 + 铋剂 +2 种抗生素

考点2　慢性胃炎

1. 分类

浅表性(非萎缩性)	腺体完整(好发于胃窦部)
萎缩性	黏膜变薄、腺体减少 多灶萎缩性胃炎(B 型)：最主要的病因是幽门螺杆菌 自身免疫性胃炎(A 型)：由自身免疫引起
特殊类型	感染性胃炎、化学性胃炎、Menetrier 病、嗜酸细胞性胃炎、充血性胃炎等

2. 病因与发病机制

(1)Hp 感染：为主要致病因素。

(2)十二指肠胃反流：胃肠慢性炎症、消化吸收不良及动力异常所致。

(3)自身免疫。

(4)年龄因素和胃黏膜营养因子缺乏。

(5)其他。

3.病理学特征

(1)主要组织病理学特征:炎症、萎缩和肠化生。

(2)炎症浸润的炎性细胞:静息时,淋巴细胞和浆细胞;活动时,中性粒细胞增多。

(3)判断慢性胃炎是否属于活动性的病理依据是:黏膜中有无中性粒细胞浸润。

(4)胃小凹上皮好发不典型增生。任何一个部位的坏死增生,发展到中度以上不典型增生或者逆行增生,就叫癌前病变,最终会发展为癌。

(5)癌前病变:黏膜白斑、乳腺增生性纤维囊性变、结肠多发性腺瘤息肉、Barrett 食管(反流病的并发)及中度、重度不典型增生。

4.临床表现

(1)慢性胃炎症状轻者或可无症状,部分也可表现为上腹饱胀不适、隐痛,伴反酸、胃灼热、嗳气、食欲不振等消化不良症状,食后加重。伴有黏膜糜烂者可有上消化道出血表现(黑便、粪隐血试验阳性)。

(2)自身免疫性胃炎患者可伴有舌炎和巨幼细胞贫血、维生素 B_{12} 缺乏。

(3)胆汁反流性胃炎是慢性胃炎的一种,是由于幽门括约肌松弛等因素造成的十二指肠液(碱性)反流,主要是非结合胆盐和胰液削弱屏障功能。治疗以铝碳酸镁或氢氧化铝凝胶来吸附或以胃肠动力药减少反流,抑酸剂无效。

5.实验室检查

(1)胃镜及活组织检查:金标准。①浅表性胃炎:胃黏膜呈红白相间或花斑状,以红为主,渗出,没有腺体萎缩。②萎缩性胃窦炎:黏膜红白相间,以苍白为主。皱襞变细而平坦,颗粒状或小结节不平,可见黏膜下血管网。萎缩性胃炎特征病变是黏膜腺体萎缩。

(2)Hp 检测:活组织病理学检查时可同时检测幽门螺杆菌,并在内镜检查时多取 1 块活组织做快速尿素酶检查以增加诊断的可靠性。

(3)壁细胞抗体、内因子抗体及维生素 B_{12} 水平测定:检测 A 型胃炎。

(4)胃液分析:①测定基础胃酸分泌量(BAO)、最大泌酸量(MAO)和最高峰泌酸量(PAO)。A 型胃炎胃酸降低,B 型胃炎一般正常或有轻度障碍。②血清胃泌素:正常值 < 100 ng/L。胃窦黏膜萎缩时空腹血清胃泌素正常或降低,胃体黏膜萎缩时中度升高,伴有恶性贫血的胃萎缩患者显著升高,可达 1 000 ng/L 或以上。③促胃液素瘤胃酸明显增高;胃溃疡胃酸正常或减少;十二指肠球溃疡胃酸升高;胃癌胃酸明显减少。

6.确诊　胃镜检查和胃黏膜活检。

7.治疗

(1)一般治疗:合理饮食,避免烟酒,保持良好心态及睡眠。

(2)去除致病因素及对症治疗:积极治疗导致胃黏膜损害的全身疾病,适度抑制中和胃酸,缓解症状、保护胃黏膜,恶性贫血者需要终生注射维生素 B_{12}。

(3)抗 Hp 感染治疗:常联合用药,PPI 或者是胶体铋 + 两种抗生素(三联疗法):PPI + 克拉霉素 + 阿莫西林或者 PPI + 克拉霉素 + 甲硝唑,是根除率最高的,效果最好。一般的疗程是 1~2 周(7~14 d)。

(4)胃酸偏高者:①抗酸药;②抑酸药,有西咪替丁、雷尼替丁、法莫替丁;③必要时应用质子泵抑制药,有奥美拉唑、兰索拉唑或泮托拉唑等。

(5)胃酸偏低或正常者:多为 A 型胃炎,以保护胃黏膜为主,可选用黏膜保护药。有硫糖铝、胶体铋药(枸橼酸铋钾、丽珠得乐等)、前列腺素制药(米索前列醇)。

（6）动力治疗：西沙必利（普瑞博思）、多潘立酮（吗丁啉）。

考点3　消化性溃疡

1. 流行病学特点

分布	世界性，10%的人口一生中患有此病。我国：南方多于北方，城市多于农村
季节性	秋冬季多于夏季
高峰年龄	十二指肠溃疡（DU）好发于青壮年。胃溃疡（GU）好发于中老年，比DU晚10年
性别	男性多于女性
流行趋势	DU上升趋势；GU无变化。老年人溃疡比例上升
比例	DU∶GU＝3∶1

2. 病因和发病机制　胃、十二指肠黏膜的损害因素与黏膜自身防御—修复因素之间失去平衡的结果。胃溃疡主要是防御、修复因素减弱，而十二指肠溃疡主要是损害因素增强所致。

损害因素	防御因素	其他因素
1. 胃酸——最主要的侵袭因素 2. 胃蛋白酶 3. 幽门螺杆菌——最常见的病因 4. 胆盐 5. 饮酒、吸烟 6. 非甾体类抗炎药	1. 黏膜/碳酸氢盐屏障 2. 胃黏膜丰富血流量 3. 上皮细胞再生更新 4. 前列腺素 5. 表皮生长因子	1. 遗传因素 2. 胃、十二指肠运动异常 3. 心理因素 4. 全身疾病

3. 病理改变

（1）部位：GU好发于胃角和胃窦、胃小弯；DU好发于球前壁多见。

（2）溃疡多单发，呈圆形或椭圆形。GU要比DU稍大，直径多小于2 cm，边缘光整，底部洁净。溃疡溃破血管时引起出血，穿破浆膜层时引起穿孔。

（3）胃溃疡底部常见动脉内"血栓机化"溃疡处动脉内膜炎致内膜粗糙。

（4）溃疡愈合一般需4～8周。良性溃疡时，黏膜皱襞集中；恶性溃疡时，黏膜皱襞中断或者断裂。

4. 临床表现　上腹痛是本病的主要症状。

【助记】肠前胃后。

	DU	GU
好发部位	球部前壁	胃角和胃窦小弯侧
发病年龄	青壮年	中老年，比DU晚10年
发病机制	主要是侵袭因素增强	主要是保护因素减弱
BAO	增高	正常或偏低
MAO	增高（20%～50%）	正常或偏低

	DU	GU
与 NSAID 关系	5% 的 DU 与之有关	25% 的 GU 与之有关
与应激关系	明显	不明显
与饮食关系	——	高盐饮食易发生 GU
与血型关系	O 型血易患 DU	——
Hp 检出率	90%	70%~80%
疼痛	疼痛-进食-缓解→餐后 2~4 h 再痛(饥饿痛、夜间痛)	疼痛进食-疼痛-缓解(餐后痛、餐后 0.5~1 h);发生在胃角,疼痛无规律
腹痛特点	多为饥饿痛,夜间痛多见,节律性疼痛多见	多为进食痛,夜间痛少见,节律性疼痛少见
癌变	否	癌变率<1%
复发率	高	低

　　5. **特殊类型的消化性溃疡**　复合性溃疡;幽门管溃疡;球后溃疡;巨大溃疡;老年人消化性溃疡;无症状性溃疡。

　　6. **实验室检查**　胃镜确诊>幽门螺杆菌检查>X 线钡餐。

　　7. **诊断**　典型的临床表现 + 胃镜或 X 线钡餐检查 + 提示具有消化性溃疡征象。

　　8. **良、恶性胃溃疡的鉴别**

鉴别要点	良性溃疡	恶性溃疡
年龄	年龄青中年居多	多见于中年以上
病史	较长	较短
临床表现	周期性上腹痛明显,无上腹包块,全身症状轻,制酸药可缓解疼痛,内科治疗效果良好	呈进行性发展,可有上腹部包块,全身表现(如消瘦)明显,制酸药一般效果差,内科治疗无效或仅暂时有效
粪便隐血	可暂时阳性	持续阳性
胃液分析	胃酸正常或偏低,但无真性缺酸	缺酸者较多(慢性胃体胃炎也缺乏)
X 线钡餐	龛影直径<2.5 cm,壁光滑,位于胃腔轮廓之外,龛影周围胃壁柔软,可呈星状聚合征	龛影常>2.5 cm,边缘不整,位于胃腔轮廓之内;龛影周围胃壁强直,呈结节状,向溃疡聚集的皱襞有融合中断现象
胃镜	溃疡圆或椭圆形,底部平整,边缘光滑,白或灰白苔,溃疡周围黏膜柔软,可见皱襞向溃疡集中;溃疡形状规则	溃疡形状不规则,火山口状,底部凹凸不平,边缘结节隆起,污秽苔,溃疡周围因癌性浸润增厚、僵硬、质地脆,有结节,糜烂,易出血
内镜活检	确诊(多单发)	确诊

9. 并发症

(1) 出血：出血是消化性溃疡最常见并发症。

(2) 穿孔：溃疡病灶向深部发展穿透浆膜层则并发穿孔。溃破入腹腔引起弥漫性腹膜炎；溃破穿孔并受阻于毗邻实质性器官，如肝、胰、脾等，称为穿透性溃疡；穿入空腔器官则形成瘘管。

(3) 幽门梗阻：主要由 DU 或幽门管溃疡引起。

(4) 癌变：良性演变为恶性概率较低，GU 癌变于溃疡边缘，癌变率估计在 1% 以下，DU 则否。长期慢性 GU 病史，年龄在 45 岁以上，溃疡顽固不愈者应提高警惕。

10. 治疗　目的：去除病因、缓解症状、促进溃疡愈合、减少溃疡复发和避免并发症的发生。

(1) 一般治疗：形成良好生活习惯，保持健康的精神心理状态，戒烟酒，避免应用 NSAID 等药物。

(2) 药物治疗：①降低胃内酸度的药物，H_2 受体拮抗药如雷尼替丁、法莫替丁，疗程 8 周；质子泵抑制药有奥美拉唑、兰索拉唑、泮托拉唑，疗程 8 周。②黏膜保护药，铋剂、弱碱性抗酸剂如硫糖铝、枸橼酸铋钾、前列腺素。③Hp 感染的根除治疗。④促动力药物，西沙必利、多潘立酮。

(3) 手术治疗：伴有急性穿孔、幽门梗阻、大量出血和恶性溃疡等并发症者。

(4) 预后：有效的药物治疗可使治愈率高达 95%，老年人主要死于严重的并发症，尤其是大出血和急性穿孔。

考点4　胃癌

1. 病理　以胃窦部最多见，其次为贲门区、胃体区。

(1) 早期胃癌：黏膜层和黏膜下层，与深度有关，和转移、病灶大小无关。

(2) 中晚期胃癌（进展期）：中期胃癌，超出黏膜下层侵入胃壁肌层；晚期胃癌，浆膜下层或超出浆膜向外浸润至邻近脏器，有转移。皮革胃：胃腔缩小，胃壁僵硬如革囊状；属于中晚期胃癌。

(3) 胃癌的扩散：以直接浸润蔓延和淋巴转移为主，晚期可发生血行和种植转移。

2. 临床表现　早期胃癌无明显体征，进展期可扪及上腹部肿块，压痛，多位于胃窦处。如有转移可发生腹水、肝脾增大、淋巴结肿大等。

3. 实验室检查

(1) 常规检查：缺铁性贫血常见，粪便隐血试验持续阳性，有辅助诊断意义。

(2) 胃镜检查：胃镜结合活检是目前最可靠的方法。

(3) X 线检查：可发现胃内的溃疡及隆起型病灶，难以鉴别良恶性。但对胃癌诊断仍有较大的价值。

4. 诊断　症状及胃肠钡剂检查、胃镜和活组织检查，以明确诊断。

5. 治疗

内镜治疗	适应于高或中分化、无溃疡、直径小于 2 cm 且无淋巴结转移者，可行内径下黏膜切除术或内径黏膜下剥离术
手术治疗	早期胃癌可采取胃部分切除术，进展期未转移尽可能根治切除，伴远处转移或梗阻者，可行姑息性手术，保持消化道通畅。外科手术切除加区域淋巴结清扫是目前进展期主要治疗手段
化学治疗	早期胃癌不伴有转移灶者，术后一般不需化疗。术前化疗即新辅助化疗可使肿瘤缩小，增加手术根治及治愈机会，术后化疗也有一定作用
其他	中医中药治疗、光动力学治疗、介入治疗和营养支持治疗等

6.预后 直接与诊断时分期有关,此外还有年龄、术前病程、肿瘤部位、肿瘤大小、浸润深度、病理类型、淋巴结转移及机体免疫状态等因素相关。

第三节　肝脏疾病 ☆

📖 **考点 1　肝硬化**

1.病因

病毒性肝炎	我国最常见病因(占 60% ~ 80%) HBV、HCV 感染,发展为肝硬化;HAV、HEV 不发展为肝硬化
慢性酒精中毒	欧美最常见病因(占 60% ~ 70%),在我国约占 15%
胆汁淤积	持续肝内胆汁淤积或肝内、外胆道梗阻可导致原发性或继发性胆汁性肝硬化
循环障碍	慢性充血性右心功能衰竭、缩窄性心包炎、肝静脉阻塞(Budd-Chiari)综合征、肝小静脉闭塞病,最终形成淤血性肝硬化(主要发生的原因为肝小叶中心缺氧,表现为肝大和腹水,可有肝功能异常)
遗传代谢疾病	肝豆状核变性(铜沉积)、血色病(铁沉积)、α-抗胰蛋白酶缺乏症
化学毒物或药物	长期接触四氯化碳、磷、砷等,或服用双醋酚汀、甲基多巴、异烟肼等肝毒性药物
免疫疾病	自身免疫性肝炎、累及肝脏的多种风湿免疫性疾病
寄生虫感染	肝硬化门脉高压症最为显著的是血吸虫性肝硬化
隐源性肝硬化	病因不明者,占 5% ~ 10%

2.病理 正常肝小叶结构消失或破坏,被假小叶所取代。基本特征是肝细胞坏死、再生→肝纤维化或肝内血管增殖→循环紊乱。

3.临床表现 肝硬化临床表现分为代偿期和失代偿期。

肝功能减退 【助记】出血蜘蛛黄疸雌(出:出血;治:蜘蛛痣;黄:黄疸;小姐多:雌激素)	1.全身情况较差 2.消化道症状明显 3.出血倾向和贫血　鼻出血、牙龈出血、紫癜,最主要原因是肝内凝血因子合成障碍,不能用肝素。贫血最主要原因是脾功能亢进 4.内分泌紊乱　可出现蜘蛛痣(雌激素灭活减弱)和肝掌(手掌大鱼际,小鱼际和指端腹侧部位有红斑);激素水平为雌激素↑、雄激素↓、糖皮质激素↓、醛固酮↑、抗利尿激素↑ 5.其他　不规则热、低清蛋白血症

门静脉高压症 【助记】大、水、成 大:脾大 水:腹水 成:侧支循环形成	1. 脾大 2. 侧支循环形成(最特异的临床表现) 3. 腹水　肝硬化失代偿期最突出的临床表现。产生机制为门脉压力升高;低白蛋白血症;肝淋巴液生成过多;继发性醛固酮增多;血管升压素分泌增多;有效循环血容量不足

4. 并发症　肝硬化的主要并发症有上消化道出血、肝性脑病、感染、肝肾综合征、肝肺综合征、原发性肝癌、电解质和酸碱平衡紊乱。

上消化道出血	最常见的并发症,多突然大量呕血或黑便,易休克,诱发肝性脑病,死亡率很高
肝性脑病	最严重的并发症,最常见死亡原因,检测血氨
感染	常并发呼吸系统、胆道、泌尿系统、肠道感染和自发性腹膜炎
肝肾综合征	其特征为"三低一高":少尿或无尿,低尿钠,稀释性低血钠和氮质血症
肝肺综合征	是指严重肝病、肺血管扩张、低氧血症组成的三联征
原发性肝癌	多在大结节或大小结节混合性肝硬化基础上发生,短期内肝脏迅速增大,持续性肝区疼痛,血性腹水,"一低五高"(低糖、红多、小板多、高钙、高脂、纤原异常)
电解质和酸碱平衡紊乱	常见低钠血症、低钾低氯血症与代谢性碱中毒
门静脉栓塞	短时间出现剧烈腹痛和腹水迅速增长、呕血、便血、休克,考虑并发门静脉血栓形成

5. 实验室检查　代偿期各项检查多正常,以下为失代偿期肝硬化。

(1)血、尿常规:脾大脾功能亢进时血常规红细胞、白细胞和血小板减少;黄疸时尿常规可出现胆红素、尿胆原增加,也可见蛋白、管型和血尿。

(2)肝功能试验:转氨酶轻中度升高,如出现丙氨酸氨基转移酶(GPT,即 ALT)、天门冬氨酸氨基转移酶(GOT,即 AST)同时升高明显,且 AST/ALT > 1,提示肝细胞严重坏死,清蛋白下降,球蛋白升高,胆红素升高,凝血酶原时间可延长。血清胆碱酯酶是反映肝脏合成功能的指标。

6. 诊断　病史;临床表现;实验室检查;肝组织学检查有假小叶形成(金标准)。

7. 鉴别诊断

肝大	原发性肝癌、慢性肝炎、血吸虫病、血液病等
引起腹水的疾病	结核性腹膜炎、腹腔内肿瘤、肾病综合征、缩窄型心包炎、巨大卵巢囊肿等
肝硬化并发症	1. 上消化道出血与消化性溃疡、出血性胃炎、反流性食管炎等鉴别 2. 肝性脑病与低血糖、尿毒症、糖尿病酮症酸中毒、脑血管病等鉴别 3. 肝肾综合征与慢性肾炎、急性肾小管坏死鉴别

8.治疗

(1)一般治疗:<u>肝硬化高蛋白;肝性脑病禁蛋白。</u>

(2)药物治疗:避免不必要的药物治疗。抗 HBV、HCV 治疗,保护肝细胞,如熊去氧胆酸、水飞蓟宾、还原型谷胱甘肽等,抗纤维化治疗可采用秋水仙碱和中药。

(3)腹水的治疗:①限制钠、水摄入;②增加钠、水排泄,可用利尿剂、20% 甘露醇导泻;抽腹水加输注清蛋白;③提高胶体渗透压;④腹腔积液浓缩回输治疗,但感染性腹水或癌性腹水时不适用;⑤腹腔 - 颈静脉引流,有自发性腹膜炎(腹水感染)或癌性腹水不能用;⑥经颈静脉肝内分流术(TIPS)。

(4)门脉高压治疗:①下腔静脉与门静脉吻合易诱发肝性脑病。②食管 - 胃底静脉曲张破裂出血非手术治疗首选三腔二囊管压迫止血(出血停止 24 h 后,放气留置 24 h,无出血拔除);也可给予生长抑素治疗。③食管 - 胃底静脉曲张时可行食道内窥镜注入硬化剂治疗。④静脉滴注垂体后叶素可以降低门静脉压。

(5)并发症的治疗。

(6)肝移植手术:适用于晚期肝硬化患者。

考点2 肝癌

1.病因和发病机制 尚未完全确定,考虑主要与病毒性肝炎、长期大量饮酒及进食黄曲霉毒素、含亚硝胺食物、缺乏微量元素、其他致癌物质及寄生虫、遗传因素有关。<u>我国最常见的是由肝炎后肝硬化所致。</u>

2.病理

大体形态分型	块状型、结节型、弥漫型、小癌型,其中以巨块型最多见,此类癌组织易引起肝破裂
组织分型	<u>肝细胞癌(我国最常见,占 90%)</u>、胆管细胞癌(多见于女性)、混合型癌
转移途径	<u>1.血行转移</u> <u>肝内血行转移(最早、最常见转移)</u>,通过门静脉转移;其次门静脉瘤栓形成。<u>肝外转移最常见肺(占 50%)</u> 2.淋巴转移 淋巴最多转移肝门淋巴结 3.腹腔种植转移 少见

3.临床表现 原发性肝癌起病隐匿,早期缺乏典型症状,有症状就诊时常为晚期。

(1)<u>肝区疼痛:最常见症状</u>,占 50% 以上,呈持续性胀痛或钝痛。

(2)<u>肝大。</u>

(3)<u>黄疸:</u>肝癌晚期多出现,<u>大部分为阻塞性黄疸</u>,部分为肝细胞性黄疸。

(4)其他:肝硬化失代偿期的临床表现,恶性肿瘤的全身表现,转移灶症状,伴癌综合征。

4.并发症 常见并发症有肝性脑病、上消化道出血、肝癌结节破裂出血、继发感染。

肝性脑病	1/3 患者因此死亡,是肝癌终末期最严重的并发症
上消化道出血	出血占肝癌死亡原因的 15%,多见于曲张静脉破裂或胃肠道黏膜糜烂合并凝血功能障碍所致。大量出血可加重肝损害,诱发肝性脑病

肝癌结节破裂出血	10%的肝癌患者因癌结节破裂致死
继发感染	容易并发各种感染,如肺炎、自发性腹膜炎、肠道感染等

5.实验室检查

肿瘤标记物	1.甲胎蛋白(AFP)　AFP是诊断肝细胞癌中特异性最强的标记物,排除妊娠、生殖腺胚胎瘤基础上,AFP>400 ng/ml为诊断肝癌条件之一 2.其他标志物
影像学检查	1.超声　用于肝癌的普查的首选,发现>2 cm肿块,对早期定位诊断有较大价值 2.增强CT/MRI　可检出1 cm左右肿瘤,检出率可达80%以上,是诊断及确定治疗的重要手段 3.选择性肝动脉造影
肝穿刺活体组织检查	超声或CT引导下细针穿刺组织学检查是确诊肝癌的最可靠方法,属创伤性检查

6.诊断　符合以下三项中任一项,即可诊断肝癌。

(1)具有两种典型影像学(超声/增强CT/MRI/选择性肝动脉造影)表现,病灶>2 cm。

(2)一项典型的影像学表现,病灶>2 cm,AFP>400 ng/ml。

(3)肝脏活检阳性。

7.鉴别诊断　继发性肝癌;肝硬化;活动性病毒性肝炎;肝脓肿;其他肝脏肿瘤和病变。

8.治疗　手术切除仍是目前根治原发性肝癌的最有效的方法;放疗、化疗(选择性肝动脉栓塞化疗是目前肝癌非手术疗法中的首选方法);中西药结合治疗。

考点3　肝性脑病

1.病因　①肝性脑病是严重肝病引起的、以代谢紊乱为基础的、中枢神经系统功能失调的综合病征。其主要临床表现是意识障碍、行为失常和昏迷。主要是由各型肝硬化引起。②常见诱因:上消化道出血、大量排钾利尿、感染等。

2.发病机制　目前主要有氨中毒学说、神经递质学说及锰离子。

3.临床表现　主要表现为高级神经中枢的功能紊乱及运动和反射异常。

(1)0期(潜伏期):行为和检查正常,心理测试或智力测试时轻微异常。

(2)一期(前驱期):轻度性格改变和行为异常,可有扑翼样震颤;脑电图多数正常。

(3)二期(昏迷前期):以意识错乱、睡眠障碍、行为失常为主,扑翼样震颤(最特异的临床表现),脑电图有特征性异常。肝性脑病前期最突出的表现是意识模糊、扑翼震颤。

(4)三期(昏睡期):以昏睡和精神错乱为主。

(5)四期(昏迷期):神志完全丧失,不能唤醒。

4.实验室检查

(1)血氨检测:肝硬化及门体分流性脑病患者多有血氨增高。急性肝衰竭所致脑病的血氨多正常。

(2)脑电图检查:有诊断价值,且有一定的预后意义。

(3)诱发电位:用于轻微肝性脑病的诊断和研究,其中视觉诱发电位改变早于临床症状出现之前,而事件相关电位不受刺激部位生理特点影响。

(4)简易智力测验:对诊断轻微肝性脑病最有用。

(5)影像学检查:急性肝性脑病患者行头部 CT 或 MRI 检查可发现脑水肿。

5. 诊断

肝性脑病的主要诊断依据为:有严重肝病和(或)广泛门体侧支循环形成的基础及肝性脑病的诱因;精神错乱、昏睡或昏迷,扑翼样震颤;明显肝功能损害或血氨增高;脑电图异常。

6. 治疗

(1)消除诱因:纠正电解质和酸碱平衡紊乱、止血和清除肠道积血;预防和控制感染;慎用镇静药及损伤肝功能的药物;防治便秘,避免大量蛋白质饮食,纠正低血糖。

(2)减少肠内毒物的生成和吸收

1)饮食开始数日内禁食蛋白质:神志清楚后,可逐步增加蛋白质纠正患者的负氮平衡,以用植物蛋白最好。

2)灌肠或导泻:可用生理盐水或弱酸性溶液灌肠,口服或鼻饲25%硫酸镁导泻。对急性脑病昏迷患者用乳果糖灌肠作为首选治疗。

3)抑制细菌生长:口服新霉素 2~4 g/d 或巴龙霉素、去甲万古霉素、甲硝唑等,对禁用新霉素或需长期治疗的患者,乳果糖或乳梨醇为首选。乳果糖,口服后在结肠中分解为乳酸和醋酸,使肠腔呈酸性,减少氨的形成和吸收。

(3)促进有毒物质的代谢清除,纠正氨基酸代谢的紊乱。

(4)益生菌制剂:含双歧杆菌、乳酸杆菌的微生态制剂可调节肠道菌群结构,抑制产氨产尿素酶细菌生长,减少氨的产生。

📖 考点4 酒精性肝病

1. 定义 酒精性肝病(ALD)是由于长期大量饮酒所致的慢性肝病。

大量饮酒→脂肪肝→酒精性肝炎→酒精性肝纤维化→酒精性肝硬化(每日摄入乙醇 80 g 持续10 年)。

2. 病因和发病机制 肝脏损害程度与饮酒量及时间、自身营养状态、遗传和代谢特征有关,有明显个体差异。

酒精性脂肪肝	肝细胞脂肪变性
酒精性肝炎	肝细胞坏死、中性粒细胞浸润、小叶中央区肝细胞内酒精性透明小体(Mallory 小体)
酒精性肝硬化	小叶中央静脉周围纤维化首先形成,病理与其他原因所致肝硬化相似

3. 临床表现 三种形式的酒精性肝病临床表现轻重程度不一,酒精性肝硬化时贫血、营养不良、肝掌、蜘蛛痣和男性乳房发育较病毒性肝硬化更常见。

4. 实验室检查 同时测定 MCV(增加)、GGT(显著升高)和碱性磷酸酶是诊断的依据,最好常规联合检查;AST/ALT>2 有助于诊断;B 超和 CT 可粗略判断脂肪肝程度,不能区分单纯型肝炎与脂肪型肝炎;确诊需肝活检。

5. 诊断　饮酒史是诊断的必备依据,可根据饮酒史、临床表现及实验室和其他检查分析,必要时可肝穿刺活组织检查。

6. 治疗　戒酒(最重要);加强营养,多进高蛋白、高热量、低脂肪饮食,补充多种维生素;适当的药物治疗(多烯磷脂酰胆碱、美他多辛、糖皮质激素等);严重可考虑肝移植,移植前须戒酒 3～6 个月。

考点5　脂肪肝

1. 定义　脂肪肝指肝细胞脂肪过度贮积和脂肪变性为特征的临床病理综合征,属可逆性疾病。分为非酒精性脂肪性肝病(NAFLD)和酒精性脂肪性肝病(ALD)。

2. 病因

非酒精性脂肪性肝病	肥胖、2 型糖尿病、高脂血症等
酒精性脂肪性肝病	酒精、饮酒量与时间、遗传因素、性别因素、乙肝、丙肝、营养不良等

3. 病理　非酒精性肝病以大泡性或以大泡性为主的肝细胞脂肪变性为特征,分为单纯性脂肪性肝病、脂肪性肝炎、脂肪性肝硬化。酒精性肝病主要为大泡性或人泡性为主伴小泡性的混合性肝细胞脂肪变性,分为酒精性脂肪肝、酒精性肝炎、酒精性肝纤维化和酒精性肝硬化。

4. 临床表现　常无症状或症状轻微,可有乏力、右上腹不适、肝区隐痛或上腹胀痛等症状,严重可有黄疸、食欲不振、恶心、呕吐、肝大等症状。

5. 实验室检查　NAFLD 以 ALT 升高为主,ALD 以 AST 升高为主,ALT、AST 均轻度升高,B 超是首选检查,确诊需肝活检。CT 值的高低与肝脂肪沉积量呈负相关。

6. 诊断　采集病史、实验室检查确诊。

第四节　胰腺疾病☆

考点1　急性胰腺炎

1. 病因　胆石症及胆道感染(主要病因);酒精;胰管阻塞;暴饮暴食(主要诱因);十二指肠乳头邻近部位病变;手术与创伤;内分泌或代谢障碍;药物;感染,继发于传染病等。

2. 发病机制　各种病因导致胰腺分泌过度旺盛、胰液排泄障碍、胰腺血循环紊乱与生理性胰蛋白酶抑制物质减少等,自身消化的防卫作用被削弱,胰腺消化酶原被激活,即导致胰腺自身消化的病变过程。

3. 病理

水肿型	多见,胰腺肿大、充血、间质水肿和炎性细胞浸润(主要病理特点)
出血坏死型	较少,脂肪坏死、血管出血、炎性浸润(主要病理特点),常见静脉炎和血栓

4. 临床表现

(1)症状:急性左上腹痛是主要表现,可伴恶心、呕吐及发热。重症患者可出现低血压、休克、呼吸困难、上消化道出血、意识障碍,甚至猝死。

(2)体征:轻症,中上腹压痛,肠鸣音减少,轻度脱水貌;重症,全腹膨隆,广泛压痛及反跳痛,移动性浊音阳性,肠鸣音消失,出现 Grey-Turner 征或 Cullen 征。

5. 并发症　出血坏死性胰腺炎最常见并发症是低血容量休克。

(1)全身包括:各系统均可发生。严重感染、肺水肿、多脏器衰竭、心律失常、胰性脑病等。

（2）局部并发症

胰腺脓肿	起病后继发感染而形成脓肿,高热、消瘦及营养不良。B 超有诊断意义
胰瘘	胰管破裂,胰液漏出 > 7 d
左侧门静脉高压	导致脾大、胃底静脉曲张,破裂后引起大出血

6. 实验室检查

（1）化验检查

淀粉酶	血清淀粉酶在起病后 2 ~ 12 h 开始升高,48 h 开始下降,持续 3 ~ 5 d。血清淀粉酶超过 500 U/L(Somogyi 法)即可确诊为本病。尿淀粉酶升高较晚,发病 12 ~ 24 h 开始升高,持续 1 ~ 2 周,在急性胰腺炎时可增加达 3 倍
血清脂肪酶	在病后 24 ~ 72 h 开始上升,持续 7 ~ 10 d。特异性和敏感性略优于淀粉酶

（2）腹部 B 超及 CT 显像:首选 B 超,确诊可用增强 CT。

7. 诊断　根据典型的临床表现和实验室检查,常可做出诊断。

胰性症状 + 少尿 = 胰性肾病;胰性症状 + 昏迷 = 胰性脑病。

水肿型	剧烈而持续的上腹部疼痛、恶心、呕吐、轻度发热,上腹部压痛
出血坏死型	1. 全腹剧痛及出现腹肌强直、腹膜刺激征 2. 血钙显著下降 3. 腹腔诊断性穿刺有高淀粉酶活性的腹水 4. 与病情不相适应的血尿淀粉酶突然下降 5. 肠鸣音显著降低、肠胀气等麻痹性肠梗阻 6. Grey-Turner 征或 Cullen 征 7. 正铁血白蛋白阳性

8. 治疗

（1）内科保守治疗:①监护;②减少胰腺分泌;③加强支持治疗;④解痉、止痛;⑤预防、治疗感染;⑥祛除病因;⑦监测病情变化,防治并发症。

（2）外科手术。

📖 **考点2　慢性胰腺炎**

1. 病因和发病机制

（1）胆道疾病(结石、炎症、蛔虫)为主要原因(我国),炎症反复发作而成慢性经过。

（2）长期嗜酒。

（3）代谢障碍、自身免疫性疾病、遗传、营养因素等。

2. 临床表现　表现为消化不良症状、腹痛、腹部包块、腹泻、消瘦、黄疸、糖尿病等。

腹痛	最突出的症状,多因饮酒、饱食或高脂肪餐诱发,患者取坐位、膝屈曲位时疼痛可有所缓解,但躺下或进食时疼痛加剧
胰腺内分泌功能不足	糖尿病
胰腺外分泌功能不足	吸收不良综合征,维生素缺乏症
五联征	上腹疼痛、胰腺钙化、胰腺假性囊肿、糖尿病及脂肪泻

3.**诊断** 明确的胰腺炎组织学诊断;明确的胰腺钙化;典型慢性胰腺炎症状体征,有明显的胰腺外分泌障碍;慢性胰腺炎影像学特征,除外胰腺癌。

4.**鉴别诊断** 与胰腺癌鉴别。胰腺癌呈进行性经过,可做细针穿刺活检,或经十二指肠镜逆行胰胆管收集胰管分泌液做细胞学染色检查,两者做区分。

5.**治疗**

(1)内科治疗:口服胰酶制剂、皮下注射奥曲肽及非阿片类止痛药可缓解腹痛,顽固性、非梗阻性疼痛可行腹腔神经阻滞术。此外可根据病情服用糖皮质激素、胰岛素等。

(2)内镜治疗:严重的梗阻性疼痛的主要措施。

(3)手术治疗。

考点3 胰腺癌

1.**定义** 胰腺癌指胰外分泌腺的恶性肿瘤,表现为腹痛、食欲不振、消瘦、黄疸,老年男性为高发人群,以胰头部最多见,占60%,胰体次之,尾部最少。

2.**病因与发病机制** 吸烟、饮酒。其他危险因素,如糖尿病、胆石症、慢性胰腺炎、男性及绝经后女性。

3.**病理学**

(1)组织学类型:导管细胞腺癌(占90%),最常见;腺泡细胞癌;胰岛细胞癌;其他:未分化癌、胰母细胞癌。

(2)转移途径:直接蔓延、淋巴转移(左锁骨上)、血行转移和沿神经鞘转移。确诊时50%肝转移;25%腹膜种植;30%侵犯十二指肠。

4.**临床表现**(出现症状多属于晚期)

(1)腹痛:首发症状,持续、进行性加重的中上腹痛或持续腰背部剧痛。

(2)体重减轻:晚期呈现恶病质。

(3)黄疸:进行性加重的黄疸,是胰头癌的主要表现。

(4)其他:食欲不振、消化不良,恶心、呕吐与腹胀,晚期脂肪泻,上消化道出血,糖尿病等。胰头癌可有库瓦西耶征。

5.**实验室检查和其他**

(1)CT:主要诊断方法,可显示>2 cm肿瘤。

(2)B超:可发现胰头部占位性病变。胰头直径大于4 cm提示胰头部占位。

(3)超声内镜:结合腹腔镜并活检可直接确诊。

(4)胃肠钡餐造影:可见十二指肠曲扩大或十二指肠呈反"3"形等征象。

(5)经皮肝穿刺胆囊造影(ERCP)、磁共振胰胆管造影(MRCP):适用于不明原因的阻塞性黄疸的诊断。

(6)细胞学检查:在B超、超声内镜、CT引导下细针穿刺取组织活检确诊。

(7)糖链抗原19-9(CA19-9)是诊断胰腺癌特异筛选检查和术后随访的指标。优于癌胚抗原(CEA)(70%阳性)。

6.**治疗**

手术是有效的治疗方法。其他化疗、放疗及对症治疗。预后差,死亡率高。

第五节　腹腔结核

📖 考点1　肠结核

1.概述　肠结核主要由人型结核分枝杆菌引起,侵犯肠道的主要途径是经口感染,也可由血型播散引起,腹盆腔内病灶直接蔓延,病变多位于回盲部。

2.病理

溃疡型	继发肺结核居多,最常见。溃疡呈带状,突出表现为腹泻,穿孔少见。X线胃肠钡餐激惹征,不易肠出血
增生型	原发性居多,多不伴有活动性肺结核,很少发生腹泻,易出现便秘。病变多局限在回盲部,以结核肉芽肿和纤维组织增生为主,可伴假性息肉形成,从而引起肠梗阻

3.临床表现　①右下腹痛、腹泻与便秘(溃疡型可交替出现,增生型多以便秘为主)、腹部肿块、发热和盗汗等结核中毒症状;②并发症多见于晚期患者,以肠梗阻及合并结核性腹膜炎为主。

4.辅助检查　①实验室检查:结核菌素试验强阳性有助于诊断。②X线检查:溃疡型可见病变肠段呈激惹征。增殖型可见肠黏膜呈结节状改变,肠腔狭窄及近端扩张。③结肠镜检查 + 活检可确诊,活检可见干酪样坏死肉芽肿或结核分枝杆菌。

5.诊断　症状 + 体征 + X线钡餐检查 + <u>结肠镜检查 + 活检</u> + 结核菌素试验强阳性;疑为肠结核,可给抗结核药物治疗2～6周,观察临床表现有无好转,有利于判明诊断。

6.鉴别诊断　Crohn病:缓解与复发交替,呈节段性分布,溃疡多成纵行、裂隙样;抗结核治疗无效;肠镜有肉芽肿病变而无干酪样坏死。

7.治疗　<u>原则:消除症状、改善全身情况、促使病灶愈合及防止并发症。</u>抗结核治疗是关键,对症治疗腹痛可用阿托品或其他抗胆碱药物,注意纠正水、电解质和酸碱平衡紊乱,有不全肠梗阻者需进行胃肠减压。

📖 考点2　结核性腹膜炎

1.病因和发病机制
结核性腹膜炎是由结核分枝杆菌引起的慢性弥漫性腹膜感染。

2.病理

渗出型	腹水少量至中等量,一般为草黄色,有时为血性
粘连型	最常见,多由渗出型在腹水吸收后形成;最容易发生肠梗阻
干酪型	最严重,多由渗出型、粘连型演变而来,形成结核脓肿、窦道及瘘管

3.临床表现

发热盗汗	低热或中等度热最多见。弛张热(1/3)、稽留热(少)
腹痛	<u>持续性隐痛或钝痛</u>,多位于脐周、下腹,有时在全腹
腹部触诊	腹壁柔韧感
腹水	草黄色渗出液、淡血性、乳糜性

腹块	多见于粘连型、干酪型(延长抗结核疗程)
腹泻	≤3~4 次/d,大便糊状。有时腹泻与便秘交替出现
肠梗阻	粘连型多见(最常见并发症)
肠穿孔	干酪型多见(凝固性坏死)

4. 实验室及其他检查

(1)血象、红细胞沉降率和结核菌素试验:轻度至中度贫血,白细胞计数可增高,病变活动时红细胞沉降率增快,病变趋于静止时逐渐正常。结核菌素试验呈强阳性者对诊断本病有帮助。

(2)腹水:为草黄色渗出液,少数呈血性,比重一般超过 1.018,蛋白含量在 30 g/L,白细胞计数超出 500×10^6/L,以淋巴细胞为主。结核菌培养的阳性率低,腹水细胞学检查应常规排除癌性腹水。

(3)腹部 B 超:B 超发现并引导穿刺抽腹水。

(4)X 线检查:可见到钙化影,显示肠系膜淋巴结结核。

(5)腹腔镜检查:有腹膜广泛粘连者禁忌检查。适用于腹水的患者,腹腔镜 + 活检有确诊价值。

5. 治疗

(1)抗结核化学药物治疗:①用 3~4 种药物联合强化治疗,包括异烟肼、利福平、吡嗪酰胺 3 种药,也可另加链霉素或乙胺丁醇共 4 种药,治疗 2 个月;然后继续用异烟肼与利福平联合治疗至少 7 个月。②血行播散或严重结核毒性症状者,可加用小剂量肾上腺糖皮质激素短期治疗。③对粘连型或干酪型病例,由于大量纤维增生,药物不易进入病灶达到应有浓度,病变不易控制,故应加强抗结核化疗的联合应用,并适当延长抗结核的疗程。

(2)如有大量腹水,可适当放腹水以减轻症状。

(3)手术适应证:①并发肠梗阻经内科治疗无好转;②急性肠穿孔,或腹腔脓肿经抗生素治疗无好转;③肠瘘经治疗未能闭合;④不能鉴别腹腔肿瘤或急腹症,行剖腹探查。

第六节　炎症性肠病★

📖 **考点 1　克罗恩病**

1. 概述　克罗恩病(CD)是一种慢性炎症肉芽肿性疾病,好发于末段回肠和邻近结肠,各段消化道均可受累。

2. 病理

形态学特点	1. 呈节段性或跳跃性分布 2. 早期呈鹅口疮样溃疡,随后溃疡增大融合,黏膜呈鹅卵石样外观 3. 病变累及肠壁全层,增厚、变硬,肠道狭窄
组织学特点	1. 非干酪坏死性肉芽肿(与肠结核最重要的鉴别),由类上皮细胞和多核巨细胞构成 2. 裂隙纵行溃疡,可深达黏膜下层甚至肌层,容易形成瘘管;但引起肠穿孔者很少(发生率3%) 3. 肠壁各层炎症

3.临床表现及并发症

消化系统	1.腹痛　最常见。多位于右下腹或脐周,常于进餐后加重,排便气后缓解 2.腹泻　粪便多糊状,一般无脓血黏液。病变涉及下段结肠或肛门直肠者,可有黏液血便及里急后重 3.腹部包块　多位于右下腹与脐周,固定的腹块提示粘连,多有内瘘形成 4.瘘管形成　特征表现,常用来与溃疡性结肠炎作鉴别 5.肛门周围病变　可为本病的首发或突出表现
全身表现	发热(最常见),营养障碍
肠外表现	关节炎、结节性红斑、口腔黏膜溃疡、虹膜睫状体炎等
并发症	肠梗阻最常见,还有腹腔脓肿、肠瘘、肠穿孔、肠出血、结肠癌、吸收不良综合征等

4.实验室检查

(1)血液可有白细胞升高,红细胞沉降率加快,粪便中可见红细胞和脓细胞或巨噬细胞,外周血中能检测出抗酿酒酵母抗体(ASCA)。

(2)胃肠钡剂造影、CT 可显示小肠病变,可见木梳征和肠周脂肪液化等征象及病变呈节段性分布。

(3)内镜可见节段性、非对称性的黏膜炎症、纵行或阿弗他溃疡,呈鹅卵石样改变,可有肠腔狭窄和肠壁僵硬等,病变呈跳跃式分布。超声内镜有助于确定范围和深度,发现腹腔内肿块或脓肿。

5.鉴别诊断　主要是病变单纯累及结肠者应与溃疡性结肠炎鉴别。

6.治疗　控制病情活动、维持缓解和防治并发症。

(1)氨基水杨酸制剂:首选,柳氮磺吡啶、美沙拉嗪等适用于慢性期和轻、中度活动期患者。

(2)糖皮质激素:活动期最有效的药物,适用于本病活动期,主张剂量足、疗程长。

(3)免疫抑制药:硫唑嘌呤、巯嘌呤等适用于对激素治疗效果不佳或对激素依赖的慢性活动性病例。

(4)外科手术:病情持续加重并出现并发症,包括完全性肠梗阻、瘘管与脓肿形成、急性穿孔、不能控制的大量出血、癌变等。

考点2　溃疡性结肠炎

1.概述　一种原因不明的慢性结肠炎,病变主要限于大肠的黏膜与黏膜下层,表现为炎症或溃疡,临床表现为腹泻、黏液脓血便、腹痛。

2.病理　呈连续性、非节段性分布,一般局限黏膜和黏膜下层,很少累及肌层,穿孔、肠瘘少见,大量新生肉芽增生出现炎性息肉,使腺体变形,排列减少等萎缩表现。溃疡愈合易形成瘢痕,隐窝脓肿,杯状细胞减少。

3.临床表现及并发症

消化系统	1.腹泻+黏液血便　最常见,腹泻与炎症有关,黏血便与活动期有关 2.腹痛　左下腹或下腹阵痛,可累及全腹,伴里急后重,便后缓解 3.其他　恶心、呕吐、食欲不振、腹胀等

全身表现	1. **发热**　出现在活动期,高热提示严重感染、并发症或病情急性进展 2. 营养不良
肠外表现	外周关节炎、结节性红斑、坏疽性脓皮病、巩膜外层炎、前葡萄膜炎、口腔复发性溃疡等
并发症	1. 中毒性巨结肠　最严重的并发症。横结肠最为严重,多见于暴发型或重症溃疡性结肠炎者。诱因包括:①低钾;②钡剂灌肠,结肠镜检查;③使用抗胆碱能药物或阿片类制剂。主要是上述因素抑制了肠蠕动,导致肠内容物与气体大量聚集,使结肠急性扩张 2. 直肠结肠癌变　溃疡性结肠炎有 5%～10% 可发生癌变,而克罗恩病不会发生癌变 3. 瘘管形成(最少见)、肠穿孔、大量出血等

4. **实验室检查**　①血液、粪便检查;②中性粒细胞胞质抗体阳性;③结肠镜检查;④X 线钡剂灌肠。

5. **鉴别诊断**

鉴别要点	克罗恩病	溃疡性结肠炎
病变分布	节段性	连续性
病变累及范围	肠壁全层	黏膜层及黏膜下层
受累部位	回盲部最多见	直肠、乙状结肠 > 降结肠、横结肠 > 全结肠
症状	有腹泻但脓血便较少见,无里急后重	黏液脓血便
肠腔狭窄	多见,偏心性	少见,中心性
内镜表现	纵行溃疡、鹅卵石样(铺路石样)改变,病变间黏膜外观正常	浅溃疡;黏膜弥漫性充血水肿、颗粒状、脆性增加、炎性息肉,结肠袋消失
典型病理改变	裂隙状溃疡、非干酪坏死性肉芽肿、黏膜下层淋巴细胞聚集	隐窝脓肿、浅溃疡(一般限于黏膜与黏膜下层)、杯状细胞减少和潘氏细胞化生
结肠穿孔	少见(3%)	少见
瘘管形成	多见	罕见

6. **治疗**　控制急性发作、维持缓解、减少复发、防治并发症。

(1)氨基水杨酸制剂:柳氮磺吡啶是治疗本病的常用药物,用于轻型、中型或重型经糖皮质激素治疗已有缓解的患者。为防止不良反应发生,应定期复查血常规。

(2)糖皮质激素:对急性发作期有较好疗效,适用于对氨基水杨酸制剂疗效不佳的轻、中型患者,特别适用于重型活动期患者及急性暴发型患者。

（3）免疫抑制药：硫唑嘌呤、巯嘌呤等可试用于对激素治疗效果不佳或对激素依赖的慢性持续型病例。

（4）外科手术：并发大出血、肠穿孔，特别是并发中毒性巨结肠经积极内科治疗无效且伴严重毒血症状者。

第七节　缺血性肠病

1.概述　缺血性肠病是因肠壁缺血、缺氧，最终发生梗死的疾病。多见于患动脉硬化，心功能不全的老年患者。病变多以结肠脾曲为中心呈节段性发生。

2.病因及发病机制

（1）肠道血供：肠系膜上、下动脉。

（2）肠道缺血：动脉梗死、低血流状态、小血管病变、静脉阻塞、肠腔内压力增高。

根据发病机制可分为血管阻塞性缺血、非血管阻塞性缺血和肠腔细菌感染性缺血。

3.病理

早期肠黏膜及黏膜下层出现出血及水肿，黏膜呈暗红色。进展期可见表层黏膜坏死、溃疡形成。病变严重者，肠壁全层坏死（透壁性梗死），病变自愈后可因瘢痕形成引起肠腔狭窄。

4.临床表现　腹痛、腹泻、便血。

5.实验室检查

（1）血液、粪便检查：可有贫血和白细胞增高，粪常规见红、白细胞。

（2）钡餐灌肠：多发息肉样充盈缺损，称"指压迹征"。

（3）结肠镜可以确诊，可见肠黏膜充血、水肿及褐色黏膜坏死结节。但疑有肠坏疽、穿孔时不宜进行。

（4）选择性肠系膜动脉造影可为手术治疗提供参考。

6.诊断与鉴别诊断　应与感染性结肠炎、溃疡性结肠炎、克罗恩病、结肠癌、肠道恶性淋巴瘤、憩室炎、中毒性巨结肠、细菌性痢疾、胰腺炎等相鉴别。

7.治疗

（1）一般治疗：休息、禁食、祛除诱因、胃肠减压和肠道外营养减轻肠道负担，使病变肠段修复。持续性低流量吸氧或高压氧治疗减轻肠道缺氧损伤。

（2）药物治疗：补充血容量，改善微循环，抗感染及对症处理。

（3）手术：肠坏疽或肠穿孔及时剖腹探查，切除病变肠段。

第八节　功能性胃肠道疾病

📖 考点1　功能性消化不良

1.概念　功能性消化不良（FD）是胃和十二指肠功能紊乱引起的、无器质性病变的临床综合征。指持续或反复发作的，包括上腹痛、上腹胀、早饱、嗳气、恶心、呕吐等上腹部症状，是最常见的功能性胃肠病。

2.病因及发病机制　考虑与多种因素有关，如：胃肠动力紊乱、内脏感觉过敏、胃底对食物的容受性舒张功能下降、精神和社会因素。

3.临床表现

（1）上腹痛：最常见，多无规律性。

（2）餐后饱胀、早饱、上腹胀、嗳气。

（3）恶心、呕吐：不常见。

（4）其他症状：失眠、焦虑、抑郁、头痛、注意力不集中等精神症状。

4. 诊断

（1）有上腹部疼痛或不适、上腹饱胀等消化不良症状，排除器质性疾病可考虑。

（2）罗马Ⅲ诊断标准。

5. 治疗

（1）一般治疗：建立良好的生活、饮食习惯，避免烟、酒及服用非甾体类抗炎药物；避免会诱发症状的食物；可辅助心理治疗；失眠、焦虑者可适当给予镇静药。

（2）药物治疗：主要是经验性治疗。降低胃酸的药物；促胃肠动力药；助消化药；抗抑郁药。

📖 **考点2　肠易激综合征**

1. 概述　是一种以腹痛或腹部不适伴排便习惯改变为特征的功能性肠病，也是最常见的一种功能性的肠道疾病。以中青年居多，女性多于男性，分为腹泻型、便秘型、腹泻便秘交替型。

2. 病因和发病机制

（1）胃肠动力学异常。

（2）胃肠感觉异常。

（3）精神心理因素。

（4）肠道感染治愈后。

3. 临床表现

（1）腹痛和腹部不适：以下腹和左下腹的疼痛多，排便或排气后缓解。

（2）排便习惯改变：腹泻、便秘或腹泻与便秘交替，极少夜间睡眠中发生。

（3）粪便性状改变：腹泻时，不成形或稀水样，可带有黏液，无脓血；便秘时，大便干结，量少，可带较多黏液。

（4）其他：腹胀、排便不尽感、排便窘迫感，部分患者可有失眠、头晕、头痛、焦虑、抑郁等精神症状。

4. 诊断　采用罗马Ⅲ诊断标准。

（1）病情出现6个月左右，近3个月持续腹痛或腹胀，符合以下2条或以上：①排便后症状缓解；②症状伴有排便次数变化；③发作时伴有大便性状（外观）改变。

（2）以下症状不是诊断必备，但属常见症状，这些症状越多越支持IBS的诊断：①排便频率异常（每天排便＞3次或每周＜3次）；②粪便性状异常；③粪便排出过程异常；④黏液便；⑤胃肠胀气或腹部膨胀感。

（3）缺乏可解释症状的形态学改变和生化异常。

5. 治疗　强调个体化治疗，主要改善症状，提高生活质量。

治疗方法	适应证	药物
一般治疗	解除顾虑、提高信心，去除诱因	镇静药
胃肠解痉药	抗胆碱能药物或钙离子通道阻滞剂	匹维溴铵
止泻药	腹泻症状较重者（不宜长期使用） 腹泻症状较轻者（用吸附止泻药）	洛哌丁胺、地芬诺酯、蒙脱石

泻药	便秘型患者(不宜长期使用)	甲基纤维素、聚乙二醇、乳果糖
抗抑郁药	上述治疗无效,且精神症状明显者	——
胃肠微生态制剂	肠道菌群失调,腹胀腹泻	双歧杆菌、乳酸杆菌、酪酸菌
心理和行为疗法	心理治疗、催眠术、生物反馈疗法	——

第九节 上消化道出血★

1.**概念** 上消化道出血是指屈氏(Treitz)韧带以上,包括食管、胃、十二指肠、空肠上段以及胰腺、胆道等病变引起的出血。上消化道大量出血一般指在数小时内的失血量超过1 000 ml或循环血容量的20%,其主要临床症状为呕血与黑便,往往伴有血容量减少引起的急性周围循环衰竭。这是临床常见的急症。

2.**病因**

(1)消化性溃疡(最常见),其中十二指肠溃疡占3/4。食管、胃底静脉曲张破裂、急性糜烂出血性胃炎和胃癌为主要原因。

(2)食管疾病:如食管贲门黏膜撕裂综合征、食管裂孔疝、食管炎、食管瘤破裂等。

(3)全身性疾病:血液病(ITP)、遗传性毛细血管扩张、尿毒症、流行性出血热。

3.**临床表现**

(1)呕血与黑便(特异性表现):临床表现取决于出血的量和速度,有呕血必有黑便。幽门以下出血易致黑便,幽门以上易致呕血。

(2)失血性周围循环障碍。

(3)氮质血症。

(4)血象变化。

(5)发热。

4.**诊断**

(1)确定消化道出血:根据呕血、黑便和失血性周围循环衰竭的临床表现。①粪便隐血试验;②急诊内镜检查:首选;③胃肠钡剂造影:可用于急性上消化道出血的诊断,但误诊、漏诊率高,采用气钡双重造影,可提高诊断率。通常用于病情稳定者及出血停止1周以上者。

(2)估计出血量

大便隐血阳性	5 ml以上
黑便	50 ml以上
呕血	250～300 ml
循环功能表现(头昏,心悸,乏力)	400 ml以上
休克(或者昏迷)	800 ml以上 1.血压下降 出血量>500～800 ml 2.中心静脉压<5 cmH$_2$O 出血量>1000 ml 3.红细胞压积30%～40% 出血量500 ml 4.红细胞压积<30% 出血量>1 000 ml 5.血红蛋白每下降1 g/L 出血量300～400 ml

5. 辅助检查

(1)胃镜:首选。可在出血 6～12 h 进行,既可诊断又可治疗。

(2)X 线钡餐:适用于有胃镜检查禁忌或不能确定出血病变的。

(3)手术探查。

6. 治疗 补充血容量,纠正休克为原则。

(1)一般措施:卧床休息,保持呼吸道通畅,必要时吸氧;活动性出血期间禁食;严密监测患者生命体征,观察呕血与黑便情况;定期复查血常规与血尿素氮;对老年患者根据情况进行心电监护;积极补充血容量。

(2)止血措施

1)食管-胃底静脉曲张破裂大出血

药物治疗	生长抑素、奥曲肽(最常用药物)、特利加压素、垂体加压素等
内镜治疗	目前治疗食管-胃底静脉曲张破裂出血的重要手段。可以有效防止近期再出血
经颈静脉肝内门体静脉分流术	对急诊大出血止血效果非常好,对于大出血或内镜治疗治愈率低的患者,可在 24 h 内尽早行此手术
气囊压迫止血	三腔二囊管:持续压迫时间最长不应超过 24 h,易引起吸入性肺炎、食管破裂、窒息。使用了仍有出血,治疗最佳措施是食管静脉硬化剂注射或套扎

2)非曲张静脉出血

抑制胃酸分泌的药物	抑制胃酸分泌,提高胃内 pH 在理论上有止血作用。给予 H_2 受体拮抗药或质子泵抑制药
内镜治疗	消化性溃疡出血 80% 不经特殊处理可自行止血,有活动性出血或暴露血管的溃疡应进行内镜止血
介入治疗	既无法内镜治疗,又不能手术,可考虑在选择性肠系膜动脉造影找到出血灶的同时进行血管栓塞治疗
手术治疗	内科治疗无效者

第十节 下消化道出血 ★

1. 概念 下消化道出血指 Treitz 韧带以下的消化道出血,包括空肠、回肠、盲肠、结肠、直肠及肛门的出血。

2. 病因 恶性肿瘤(多数是大肠癌)、肠息肉及肠炎性疾病、痔、肛裂、肠血管畸形、小肠平滑肌瘤、缺血性肠炎、肠憩室、肠套叠及肠型贝赫切特综合征(Behcet 病)等。

3. 临床表现 主要表现是便血,多为暗红色或鲜红色,可有慢性隐性出血、慢性少量显性出血和急性大量出血。粪便的色泽、性状取决于出血部位、出血量、出血速度及在肠道内停留的时间。依出血量的大小,可出现头昏、疲乏无力、贫血甚至休克等表现。

4.诊断及治疗

	小肠出血	结肠、直肠出血
病因	血管发育异常、憩室、良性肿瘤	癌、血管发育异常、憩室、炎症性肠病、痔、感染性大肠炎等
临床表现	无痛性便血	急性鲜血便、可伴血块。右半结肠小量出血可有黑便症
辅助检查	选择性系膜上动脉造影、CT、内镜(最有效)、X线钡餐、核素扫描	肠系膜动脉造影、纤维结肠镜、钡剂灌肠、核素扫描
治疗	同上消化道大出血	选择性动脉插管滴注血管加压素,或栓塞靶血管,内镜电凝

第五章 肾内科学

第一节 尿液检查☆

📖 考点1 血尿

1. 概念

血尿	离心沉淀尿中每高倍镜视野≥3个红细胞 非离心尿液红细胞超过1个 1 h尿红细胞计数超过10万 12 h尿沉渣计数超过50万
	每升尿液中有1 ml血液,尿呈红色或呈洗肉水样

分为镜下血尿和肉眼血尿。

2. 肾小球性血尿与非肾小球性血尿的鉴别

肾小球性血尿	非肾小球性血尿
全程血尿	全程血尿少见
无痛性血尿	有时并有疼痛
尿中无凝血	尿中可有凝血
红细胞管型	无管型
变形红细胞	均一形态正常红细胞(未受到挤压损伤,变形红细胞小于50%)
非对称性曲线	对称性曲线(混合性血尿呈双峰)

3. 血尿常见病因

肾脏及尿路疾病	炎症	急慢性肾小球肾炎、急慢性肾盂肾炎、急性膀胱炎、尿道炎等
	结石	肾盂、输尿管、膀胱、尿道,任何部位结石
	肿瘤	泌尿系统恶性肿瘤
	外伤	暴力伤及泌尿系统
	先天畸形	血管先天畸形受压出血进入泌尿系统
全身性疾病	出血性疾病	血小板减少性紫癜、过敏性紫癜、血友病等
	结缔组织病	系统性红斑狼疮、结节性多动脉炎、硬皮病等
	感染性疾患	钩端螺旋体病、流行性出血热、丝虫病、猩红热等

全身性疾病	心血管疾病	充血性心力衰竭、肾栓塞、肾静脉血栓形成等
	内分泌代谢疾病	痛风肾、糖尿病肾病、甲状旁腺功能亢进症
	物理化学因素	食物过敏、放射线照射、药物(中毒,大量输注甘露醇、甘油等)、毒物、运动后等
邻近器官疾病		子宫、阴道或直肠的肿瘤侵及尿路

4.尿三杯检查

(1)第一杯尿中有红细胞,说明病变部位在前尿道。

(2)第三杯尿中有红细胞,说明病变部位在后尿道、前列腺、膀胱三角区、精囊。

(3)三杯全部血尿说明病变部位在膀胱或膀胱以上部位。

【助记】一前三后满膀胱。

(4)第一杯尿中有白细胞或脓细胞,可能为尿道炎。

(5)第三杯尿中有白细胞或脓细胞,可能为前列腺炎或精囊炎。

(6)三杯全部有白细胞或脓细胞则表明病系尿道以上部位感染。

📖 **考点2 蛋白尿**

1.概念

蛋白尿	成人 >150 mg/24 h 或尿蛋白/肌酐比率 >200 mg/g
微量蛋白尿	尿清蛋白排泄在 30～300 mg/24 h
大量蛋白尿	尿清蛋白 >3.5 g/d

2.分类

生理性蛋白尿	功能性蛋白尿	暂时性蛋白尿,常伴发热、运动或充血性心力衰竭
	体位性蛋白尿	常见于青春发育期青少年,于直立和脊柱前凸姿势时出现蛋白尿,卧位时尿蛋白消失,一般量 <1 g/d
肾小球性蛋白尿		由于肾小球毛细血管壁屏障的损伤所致
肾小管性蛋白尿		肾小管受损,导致小分子蛋白质从尿中排出,包括溶菌酶、β_2微球蛋白等
溢出性蛋白尿		血中低分子量蛋白(如血红蛋白、肌红蛋白、多发性骨髓瘤轻链蛋白等)异常增多,经肾小球滤过而不能被肾小管全部重吸收所致

📖 **考点3 管型尿**

1.概念

管型尿 $\begin{cases} 尿沉渣计数管型 >5\ 000\ 个/12\ h \\ 镜检见到透明管型(\ >1\ 个/LP)或见到其他管型 \end{cases}$

管型由蛋白质在肾小管内凝固而成,其形成与尿蛋白的性质、浓度、尿液酸碱度有关。管型尿不一定代表肾小球疾病,尤其在发热及运动后出现少量透明及颗粒管型。

2.分类

透明管型	正常人偶见,剧烈运动后、肾病时增加
颗粒管型	各种肾炎、肾病
上皮细胞管型	急性肾小管坏死
红细胞管型	急性肾小球肾炎、急进性肾小球肾炎
脂肪管型	微小病变肾病
慢性肾衰竭管型	慢性肾衰竭
白细胞管型	急性肾盂肾炎、急性间质性肾炎

第二节　肾小球疾病☆

📖 **考点1　概述**

1 肾病的免疫炎症及非免疫炎症机制

临床表现相同,多数肾小球肾炎是免疫介导性炎症疾病。可分原发性、继发性和遗传性。继发性肾小球疾病系指全身性疾病造成的肾小球损害,遗传性肾小球疾病为遗传所致。原发性肾小球疾病常病因不明,占肾小球疾病的大多数,仍是目前我国引起慢性肾衰竭的最主要原因。

2.原发性肾小球疾病的临床病理分类

临床分型	病理分型
急性肾小球肾炎 急进性肾小球肾炎 慢性肾小球肾炎 隐匿性肾小球肾炎 肾病综合征	轻微病变性肾小球肾炎 局灶性节段性病变 弥漫性肾小球肾炎　膜性肾病 　　　　　　　　　增生性肾炎　系膜增生性肾小球肾炎 　　　　　　　　　　　　　　　毛细血管内增生性肾小球肾炎 　　　　　　　　　　　　　　　系膜毛细血管性肾小球肾炎 　　　　　　　　　　　　　　　新月体和坏死性肾小球肾炎 　　　　　　　　　硬化性肾小球肾炎 未分类的肾小球肾炎

考点补充:微小病变型肾病与膜性肾病鉴别。

微小病变型肾病	膜性肾病
好发于儿童	好发于中老年人
可伴有镜下血尿	可伴有镜下血尿,一般无肉眼血尿
对激素敏感	极易发生血栓栓塞并发症,尤其是肾静脉
电镜下广泛的肾小球脏层上皮细胞足突融合(本病的诊断依据)	光镜可见肾小球弥漫性病变,进而钉突形成;免疫病理显示 IgG 和 C3 细颗粒沿着肾小球毛细血管壁沉积

3.肾组织活检的适应证与禁忌证

(1)经皮肾穿刺活检的适应证

【助记】无法确诊、治疗无效、病情恶化。

临床诊断	肾穿刺适应证
原发性肾脏病	肾功能急剧恶化、疑急进性肾炎
原发性肾病综合征	肾上腺皮质激素足量治疗 8～12 周无效时
急性肾炎综合征	治疗 2～3 个月病情无好转者
急性肾损伤	无法确定其病因应及时穿刺
无症状性血尿	变形红细胞血尿临床诊断不清时
无症状蛋白尿	蛋白尿持续 >1 g/d 诊断不清时
继发性或遗传性肾脏病	临床怀疑而无法确诊时
移植肾	怀疑原有肾脏病在移植中复发;严重排斥反应决定是否切除移植肾

(2)经皮肾穿刺活检的禁忌证

【助记】出血、不配合、特殊类型(小孤儿)。

绝对禁忌证	明显出血倾向、重度高血压
	精神病、不配合或无法配合
	小肾
	孤立肾
相对禁忌证	活动性肾盂肾炎、肾盂积水或积脓、肾结核或肾周围脓肿
	肾脏大囊肿或多囊肾
	肾肿瘤或肾脏动脉瘤
	肾脏位置过高(深吸气肾下极也达不到第 12 肋下)或游走肾、慢性肾衰竭;重度腹水;过度肥胖;其他,如低血容量、严重贫血、心力衰竭等

📖 考点2 急性肾小球肾炎

1.概念 以急性肾炎综合征为主要临床表现。

(1)急性起病。

(2)表现血尿、蛋白尿、水肿、高血压、少尿及氮质血症。

(3)多见于链球菌感染后,而其他细菌、病毒及寄生虫感染亦可引起。

2.临床表现

临床特点	多见于儿童,男女发病率约 2:1 前驱感染后 1～3 周(平均 10 d 左右)起病 起病较急,病情轻重不一,大多预后良好

	尿异常	肾小球源性血尿,30%可有肉眼血尿,可伴有轻、中度蛋白尿 少数患者呈大量蛋白尿,达肾病综合征范围 早期可见白细胞、上皮细胞稍增多,见红细胞管型和颗粒管型等
临床表现	水肿 肾眼心腿	80%以上患者有水肿(肾小球滤过率下降) 典型体征:晨起眼睑水肿或伴有下肢轻度可凹性水肿
	高血压	大多出现一过性轻、中度高血压,少数见严重高血压、高血压脑病
	肾功能异常	尿量减少、少尿、轻度氮质血症(肾小球滤过率下降)
	免疫学检查异常	C3血清浓度短暂下降,8周内恢复;链球菌溶血素"O"滴度可升高

3. 病因及病理

(1)常由上呼吸道感染(多见于扁桃体炎)或皮肤感染(多为脓疱疮)引起。

(2)β-溶血性链球菌(A组12型等)"致肾炎菌株"感染较常见。

(3)链球菌胞质或分泌蛋白的某些成分可能为主要致病抗原。

(4)病理主要表现为毛细血管内增生性肾小球肾炎。

4. 诊断与鉴别诊断

诊断要点	1~3周前链球菌感染病史 急性肾炎综合征表现(血尿、蛋白尿、水肿、高血压,甚至少尿及氮质血症等) 血清补体C3下降,8周内逐渐减轻	
鉴别诊断	急性肾炎综合征起病的肾小球疾病	其他病原感染后急性肾炎	感染后3~5 d发病;自限性;临床症状较轻;水肿和高血压少见;血清补体不降低
		系膜毛细血管性肾小球肾炎	急性肾炎综合征+肾病综合征;无自愈倾向;补体下降8周内不恢复
		系膜增生性肾小球肾炎	IgA肾病及非IgA系膜增生性肾小球肾炎,C3正常,无自愈倾向
	急进性肾小球肾炎		病情发展急骤;肾功能呈急剧进行性恶化;病理检查见广泛的新月体形成
	全身系统性疾病致肾受累		系统性红斑狼疮肾炎及过敏性紫癜肾炎等

5. 治疗原则 休息及对症治疗为主。

(1)急性期应卧床休息、低盐饮食(<3 g/d);氮质血症者限制蛋白质摄入、少尿肾衰竭限制液体摄入。

(2)反复发作的慢性扁桃体炎可手术摘除,肾炎病情稳定、无急性炎症时期为宜。

(3)对症利尿消肿,降血压(可联合降压药物),预防心脑并发症的发生。

(4)透析治疗。

【助记】通用 低盐少水限蛋白,利尿降压防肾衰,激素冲击抑免疫,最终治疗透析来。

📖 **考点3　急进性肾小球肾炎(RPGN)**

1. 概念

(1)以急性肾炎综合征(血尿、蛋白尿、水肿和高血压)为主要表现。

(2)病情发展急骤,多在早期出现少尿性急性肾衰竭。

(3)病理检查见广泛的新月体形成。

2. 诊断依据

(1)有急性肾炎综合征表现。

(2)出现肾功能急剧恶化。

(3)有免疫学改变证据(免疫复合物阳性、补体下降、抗基底膜或抗粒细胞细胞质抗体阳性等)。

(4)肾活检(广泛的新月体)。

【助记】急肾综,早肾衰,补体下降新月晒。

3. 常见病因及 RPGN 分型

(1)原发性急进性肾炎病因:①半数以上患者有上呼吸道前驱感染史,其中少数呈典型链球菌感染;②病毒性呼吸道感染;③少数急进性肾炎患者有结核杆菌抗原致敏史(结核感染史)。

(2)继发性急进性肾炎病因:①肾外疾病,如过敏性紫癜、系统性红斑狼疮等;②继发于原发性肾小球疾病,如系膜毛细血管性肾炎。

4. 病理分型

分型	别称	备注
Ⅰ型	抗肾小球基底膜(GBM)型	与接触有机溶剂、碳氢化合物如汽油有关 由于抗肾小球基底膜抗体与肾小球基底膜抗原相结合激活补体而致病 IgG 及 C3 沿肾小球毛细血管壁呈线条样沉积 【助记】Ⅰ型线条
Ⅱ型	免疫复合物型	冷球蛋白阳性 肾小球内循环免疫复合物沉积或原位免疫复合物形成,激活补体而致病 IgG 及 C3 呈颗粒样沉积于系膜区和毛细血管壁 【助记】Ⅱ型贴膜 光学显微镜下可见肾小球内皮细胞和系膜细胞增生
Ⅲ型	少免疫复合物型	抗中性粒细胞胞质抗体(ANCA)阳性 与丙硫氧嘧啶(PTU)、肼苯达嗪有关 免疫病理上为微量或无免疫复合物 【助记】Ⅲ型没有 光学显微镜下可见肾小球节段性纤维素样坏死 特异性靶抗原为过氧化物酶(MPO)和蛋白酶3(PR3)

5. 临床表现

我国以Ⅱ型多见(巧记:贴膜人多),Ⅰ型好发于青、中年,Ⅱ型及Ⅲ型见于中、老年患者,男性居多。

起病	呼吸道前驱感染史,急骤进展
临床特征	急性肾炎综合征,<u>多在早期出现少尿或无尿,进行性肾功能恶化并发展成尿毒症</u>
伴发病	<u>Ⅱ型患者约半数可伴肾病综合征</u>,Ⅲ型患者常有不明原因的发热、乏力、关节痛或咯血等系统性血管炎的表现
影像学	<u>双肾增大</u>

6.鉴别诊断

引起少尿性急性肾衰竭的非肾小球病	急性肾小管坏死	诱因明确(肾缺血、肾毒性药或肾小管堵塞等),以肾小管损害为主,一般无急性肾炎综合征表现
	急性过敏性间质性肾炎	有明确的用药史,部分患者有药物过敏反应,血和尿嗜酸性粒细胞增加等
	梗阻性肾病	常突发或急骤出现无尿,无肾炎综合征表现,影像学可见梗阻部位
引起急进性肾炎综合征的其他肾小球病	继发性急进性肾炎	过敏性紫癜、系统性红斑狼疮等
	原发性肾小球疾病	各种重症肾小球疾病,如重症毛细血管内增生性肾小球肾炎

7.治疗原则

治疗方案	治疗方法	适应证	备注
血浆置换	用新鲜血浆或5%清蛋白置换患者血浆2~4 L,直至血清抗体或免疫复合物阴转,病情好转	1. Ⅰ型 RPGN 的首选治疗方法 2. Ⅲ型需透析者 3. <u>威胁生命的肺出血也作为首选</u>	需配合泼尼松1 mg/(kg·d),服用2~3个月和环磷酰胺2~3 mg/(kg·d)(累积量不超过8 g)
甲泼尼龙 + 环磷酰胺	<u>甲泼尼龙静脉冲击 + 环磷酰胺、泼尼松</u>常规口服	Ⅱ、Ⅲ型适用,<u>Ⅰ型疗效较差</u>	每日或隔日1次,3次为1个疗程。必要时可再用1~2个疗程
替代治疗	透析	晚期病例或肾功能已无法逆转者	肾移植应在病情静止半年(抗体转阴)可用

📖 考点4 慢性肾小球肾炎

1.概念

(1)蛋白尿、血尿、水肿、高血压为基本临床表现(<u>肾炎综合征</u>)。

(2)起病方式不同,病情迁延,缓慢进展。

(3)在我国慢性肾小球肾炎是引起慢性肾衰竭最常见的病因。

(4)起始因素多为免疫介导炎症,非免疫非炎症因素也占重要地位。

2.临床表现

早期症状		乏力、疲倦、腰部疼痛、食欲缺乏(非典型症状)
肾炎综合征症状	血尿	可见镜下血尿,随病情发展可见肉眼血尿
	水肿	水肿可有可无,多为眼睑、颜面和(或)下肢轻中度可凹性水肿
	蛋白尿	蛋白尿多为 1 ~ 3 g/d
	高血压	血压可正常或轻度升高
尿沉渣镜检		轻度尿检异常,可见红细胞增多、管型
肾功能		不同程度肾功能减退,在血压控制不理想、感染、劳累、脱水、妊娠或使用肾毒性药物的情况下可急剧恶化

3.诊断依据

(1)尿化验异常(蛋白尿、血尿、管型尿)、水肿及高血压史达 3 个月以上,无论有无肾功能损害。

(2)排除继发性肾小球肾炎和遗传性肾炎。

4.鉴别诊断

其他原发性肾小球疾病	①隐匿性肾小球肾炎;②感染后急性肾炎
继发性肾小球肾炎	狼疮性肾炎、过敏性紫癜性肾炎、乙型肝炎病毒相关性肾小球肾炎均有相应的系统表现及特异性实验室检查
Alport 综合征	常起病于青少年,患者有眼(球形晶状体等)、耳(神经性耳聋)、肾异常,并有阳性家族史(多为性连锁显性遗传)
原发性高血压肾损害	先有较长期高血压,其后出现肾损害,临床上远端肾小管功能损伤较肾小球功能损伤早,尿改变轻微,常有高血压的其他靶器官(心、脑)并发症

5.治疗

目标		防止或延缓肾功能进行性恶化,改善或缓解临床症状,防治并发症
治疗措施	一般治疗	休息、监测尿量和体重等
	积极控制高血压	1.尿蛋白≥1 g/d,血压控制在 125/75 mmHg 以下;尿蛋白 < 1 g/d,血压控制在 130/80 mmHg 以下 2.选择能延缓肾功能恶化、具有肾脏保护作用的降压药物 3.低盐饮食(<6 g/d),对容量依赖性高血压者可选用噻嗪类利尿药(氢氯噻嗪等) 备注:对肾素依赖性高血压则首选血管紧张素转换酶抑制剂。其他降压药包括钙通道阻滞剂、β 受体阻滞剂等。对于顽固性高血压可选用不同类型降压药联合应用
	应用抗血小板药	如双嘧达莫(300 ~ 400 mg/d)、阿司匹林(75 ~ 300 mg/d)等

治疗措施	避免加重肾脏损害的因素	如感染、劳累、妊娠及肾毒性药物(如氨基糖苷类抗生素等)
	低蛋白低磷饮食	控制食物中蛋白质 <0.6 g/(kg·d) 及磷摄入量(<600 mg/d)

📖 **考点5　肾病综合征**

1. 临床表现

蛋白尿	原因:大量蛋白尿是由于肾小球基底膜通透性的变化(电荷屏障、孔径屏障) 蛋白尿是产生其他临床症状的基础(造成低蛋白血症)
低清蛋白血症	原因:尿中持续排出大量蛋白;胃肠道黏膜水肿致吸收不良,肝代偿性合成清蛋白增加但小于丢失和分解
	表现:尿中免疫球蛋白、抗凝及纤溶因子等成分的丢失致使患者免疫力低下,易发生感染、高凝状态等而引起并发症
水肿	原因:低清蛋白血症致血浆胶体渗透压降低
	表现:水肿可从晨起眼睑、活动后下肢开始,以后延及全身,严重者可合并有胸腔积液、腹水,患者多有少尿
高脂血症和脂尿	原因:低清蛋白血症时,肝脏合成脂蛋白增加
	表现:脂蛋白的分解及外围利用减弱致胆固醇、三酰甘油升高,血清中低及极低密度脂蛋白浓度增加,易促使心血管并发症的发生。患者尿中可出现双折光脂肪体
其他症状	尿检可见红细胞及各种管型,有些患者可以出现不同程度的高血压及肾功能损害,血液中尿素氮和肌酐升高

2. 诊断标准

(1)尿蛋白定量大于 3.5 g/d。

(2)血浆清蛋白低于 30 g/L。

(3)水肿。

(4)高脂血症(易发生栓塞,常见部位为肾静脉,表现为肾区疼痛、血尿)。

(1)(2)两项为诊断必需条件。

3. 常见病理类型及其临床特点(必考知识点)　根据病名记病理特点,注意同病异名。

病理类型	光镜、电镜表现	临床特点
微小病变型肾病	1. 光镜下,肾小球基本正常 2. 电镜下,肾小球脏层上皮细胞足突广泛融合,无电子致密物 3. 免疫荧光阴性	1. 好发于儿童,成人发病率较低,男性多于女性 2. 呈典型肾病综合征的表现 3. 90%以上对糖皮质激素治疗敏感,但易复发

病理类型	光镜、电镜表现	临床特点
系膜增生性肾小球肾炎	1. 光镜下,系膜细胞及系膜基质弥漫增生 2. 电镜下,系膜区或内皮下可见电子致密物 3. 免疫荧光 (1) IgA 肾病以 IgA 沉积为主 (2) 非 IgA 肾病以 IgM(西方国家多见)或 IgG(我国多见)沉积为主 二者均伴 C3 沉积于系膜区或系膜区及毛细血管壁	1. 好发于青少年,男多于女 2. 有前驱感染者(约 50%)发病较急,部分隐匿起病,表现为肾病综合征及血尿 3. 对糖皮质激素及细胞毒药物的治疗反应与病变轻重相关,轻者效果好
系膜毛细血管性肾小球肾炎(膜增生性肾小球肾炎)	1. 光镜下,系膜细胞及系膜基质弥漫重度增生,毛细血管袢呈现双轨征 2. 电镜下,系膜区及内皮下可见电子致密物 3. 免疫荧光见 C3 和(或)IgG 呈颗粒样沉积于系膜区及毛细血管壁	1. 好发于青壮年,男多于女 2. 有前驱感染者(约 70%)发病较急,可呈急性肾炎综合征或肾病综合征,并伴明显的血尿(几乎 100% 有血尿,肉眼血尿常见)。常持续进展,伴 C3 持续降低,肾功能不全、高血压及贫血出现早 3. 糖皮质激素及细胞毒药物仅对部分儿童起效,10 年后半数进展至慢性肾衰竭
膜性肾病	1. 光镜下,呈弥漫病变,早期仅于基底膜上皮侧见到许多排列整齐的嗜复红小颗粒,此后基底膜增厚,钉突形成 2. 电镜下,于基底膜上皮侧可见许多排列整齐的电子致密物,足突常广泛融合 3. 免疫荧光见 IgG 及 C3 呈均匀一致的细小颗粒沉积于肾小球毛细血管壁	1. 好发于中老年,男多于女 2. 起病隐匿,多呈现肾病综合征,可见镜下血尿,常在发病 5～10 年后出现肾功能损害,膜性肾病最易并发血栓栓塞 3. 少数可自行缓解,早期糖皮质激素及细胞毒药物治疗可临床缓解
局灶性节段性肾小球硬化	1. 光镜下,局灶节段性肾小球硬化,相应的肾小管萎缩、肾间质纤维化 2. 电镜下,广泛足突融合 3. 免疫荧光见 IgM 及 C3 在受累节段中呈团块样沉积	1. 好发于青少年,男多于女 2. 肾病综合征为主要表现,伴血尿(约 75%),确诊时常已有肾功能减退及高血压,常出现近曲小管功能障碍,呈现肾性糖尿、氨基酸尿及磷酸盐尿 3. 糖皮质激素及细胞毒药物治疗疗效差,渐至肾衰竭

【助记】青年效果差,小儿易治疗,老人易栓塞。

4.继发性肾病综合征的常见原因及其特点

易发人群	常见疾病	疾病特点	临床表现	检查与诊断
青少年	过敏性紫癜性肾炎	症状出现后4周内发现血尿(镜下或肉眼),伴不同程度的蛋白尿	皮肤紫癜,关节痛(关节型),腹痛,黑便(腹型)	肾活检免疫病理检查:IgA沉积为主
	系统性红斑狼疮性肾炎	好发于青年女性	有多系统受累的表现,常表现为发热、皮肤损害、关节痛、心血管、肾脏等异常	免疫学检查:抗核抗体、抗双链DNA抗体(抗ds-DNA抗体,检出率高,临床主要查看的抗体)、抗Sm抗体(特异性高,但检出率低)等阳性及滴度增高、补体C3降低等有诊断意义
	乙肝病毒相关肾炎	可发生在任何龄,但在年轻人中多见	乙型肝炎 + 肾炎表现	肾活检:乙肝病毒抗原沉积可确诊
中、老年	糖尿病肾病	病程10年以上的糖尿病 + 肾病	最早临床表现:水肿和蛋白尿,从微量清蛋白尿逐渐发展成大量蛋白尿、肾病综合征	糖尿病病史及特征性眼底改变可助诊断
	肾淀粉样变	全身性疾病多年后见临床表现	肾外表现:巨舌、消化道及心脏受累	肾活检:有肾内淀粉样物质沉积
	骨髓瘤性肾病	中老年男性的一种浆细胞恶性增生性疾病	以骨骼损害(骨痛)、造血系统、肾损害为突出表现	检查:扁骨X线片见溶骨,有贫血,血清单株球蛋白增高,尿本周蛋白可阳性,蛋白电泳有M带,骨髓片中骨髓瘤细胞占有核细胞的15%以上

5.糖皮质激素的应用

应用原理	抑制免疫反应及免疫介导的炎症
使用原则(三要)	1.起始剂量要足　泼尼松1 mg/(kg·d),40~60 mg/d,清晨顿服 2.疗程要长　一般为6~8周,必要时延长到12周 3.减量要慢　用药时间够长且病情稳定患者,可每2周减药1次,每次减少原用药量的10%~20%

副作用	1.感染(一般细菌和结核杆菌)
	2.类固醇性糖尿病
	3.骨质疏松(个别患者有股骨头坏死)
	4.肥胖(激素脸)、高血压等
药物反馈	1.激素敏感——继续应用,遵守用药原则,注意防范药物副作用
	2.激素依赖——缓慢降低剂量,更换其他免疫抑制药物
	3.激素无效——更换其他免疫抑制药物

6.常用免疫抑制剂及其他治疗

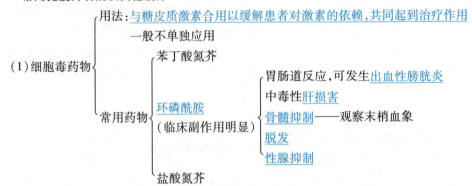

(2)环孢素及吗替麦考酚酯:直接对抗辅助性 T 细胞。吗替麦考酚酯抑制淋巴细胞鸟嘌呤核苷酸的经典合成途径,可以作为二线免疫抑制药物。

(3)一般及对症治疗

1)严重水肿患者应卧床休息。

2)限盐饮食(盐摄入量 1~3 g/d),适当利尿。

3)蛋白质摄入量为 1 g/(kg·d)优质蛋白,摄入量要充分。

【助记】低盐少水限蛋白,利尿降压防肾衰,激素冲击抑免疫,最终治疗透析来。

7.并发症的防治

感染	及时选用对致病菌敏感、强效且无肾毒性的抗生素治疗,尽快去除感染灶,必要时暂停激素 平时无需应用抗生素预防感染
血栓及栓塞	当血浆清蛋白浓度低于 20 g/L,提示存在高凝状态 可给予肝素钠或低分子肝素制剂,辅以抗血小板药(双嘧达莫或阿司匹林等) 对已发生血栓、栓塞者应尽早给予尿激酶或链激酶全身或局部溶栓 肾病综合征发生栓塞最常见的部位为肾静脉
急性肾损伤	袢利尿剂冲刷阻塞的肾小管,及时血液透析,治疗原发病,碱化尿液
蛋白质及脂肪代谢紊乱	应低脂饮食、服用降脂药物(如洛伐他汀、非诺贝特等)、减少尿蛋白(如 ACEI 类等)、促进蛋白合成

考点6　IgA肾病

1.定义及诊断依据

定义	IgA肾病是肾小球源性血尿最常见的原因 肾小球系膜区以IgA沉积为主
诊断依据	免疫病理学检查:肾小球系膜区或伴毛细血管壁IgA为主的免疫球蛋白呈颗粒样沉积 排除继发性IgA沉积的疾病(肝硬化、过敏性紫癜、系统性红斑狼疮等)

2.最常见的临床表现及特点

临床表现	原发性肾小球疾病的各种临床表现(隐匿性肾小球肾炎、慢性肾小球肾炎、肾病综合征、急进性肾小球肾炎) 几乎所有患者均有血尿
典型特点	1.好发于青少年,男性居多 2.起病前多有上呼吸道感染、肠道感染病史,感染后24~72h出现血尿。肉眼血尿发作时,可有全身轻微症状,如低热、腰痛、全身不适等 3.部分患者起病隐匿,仅表现为无症状性尿检异常,呈持续性或间发性血尿(镜下血尿或肉眼血尿),可伴或不伴轻度蛋白尿 4.少数可合并急性肾衰竭,其中多数肾活检示急性肾小管坏死、广泛红细胞管型和部分小新月体形成,病变可逆;少数呈弥漫性新月体形成者,常需透析,肾功能多难恢复

3.防治原则

(1)单纯性血尿和(或)轻度蛋白尿:避免劳累、预防感染、禁用肾毒性药物。
(2)大量蛋白尿或肾病综合征:应用糖皮质激素和细胞毒药物(环磷酰胺)。
(3)急进性肾小球肾炎:激素强化治疗+透析治疗(符合指征)。
(4)慢性肾小球肾炎:控制血压+限制蛋白摄入+避免加重肾损害。

考点7　隐匿性肾炎

1.概念

隐匿性肾炎 { 无症状性血尿和(或)蛋白尿,无水肿、高血压及肾功能损害
蛋白尿(<1.0g/d)和(或)肾小球性血尿 }

2.临床特点

常见种类	1.单纯性血尿　肾小球源性血尿而无蛋白尿 2.单纯性蛋白尿　尿蛋白定量<1.0g/d,以清蛋白为主,无血尿 3.持续性蛋白尿并发作性血尿诱因下出现一过性血尿
病理类型	常见的有轻微病变性肾小球肾炎、轻度系膜增生性肾小球肾炎
处理	1.大多预后良好,无需特殊疗法 2.定期检查,注意尿沉渣、尿蛋白、血压及肾功能的变化 3.避免有损肾脏的各种因素(如感染、过劳、肾毒性药物等)

考点 8　狼疮性肾炎

1. 病理分型及临床特点

肾小球病变	以肾小球内细胞增生和浸润、大量免疫复合物沉积、毛细血管袢节段性坏死为基本病变	
	1. 系膜轻微病变性（Ⅰ型）　光镜正常,免疫荧光见系膜区免疫复合物沉积	
	2. 系膜增生性（Ⅱ型）　系膜细胞增生 + 系膜区免疫复合物沉积	
	3. 局灶性（Ⅲ型）　除系膜增生外,毛细血管袢亦局灶节段受累	
	4. 弥漫性（Ⅳ型）　病变弥漫而严重	
	5. 膜性（Ⅴ型）　可合并Ⅲ型、Ⅳ型、Ⅵ型	
	6. 终末期硬化性（Ⅵ型）　狼疮性肾炎的晚期	
	狼疮肾炎典型免疫病理表现——"满堂亮"现象（IgG、IgA、IgM、C3、C4、C1q 均阳性）	
肾小管、间质及小血管病变	肾小管损害及萎缩,肾间质炎症细胞浸润、间质纤维化,大多与肾小球病变程度相一致	
	小血管病变可见坏死性小血管炎、血栓性微血管病	

2. 临床特点

易发人群	多见于青壮年,女性多见,男女比为 1∶9
肾脏受累	肾炎综合征、肾病综合征、急性及慢性肾衰竭等
血液系统	检查见红细胞沉降率快,血中可找到狼疮细胞。蛋白电泳球蛋白增高,主要是Y-球蛋白增高,血白细胞降低、低补体血症、抗 dsDNA 抗体阳性等
多系统损害	全身性表现以发热、关节炎及皮肤黏膜损害最常见,伴随受累的系统有肝、心脏、中枢神经和造血器官,以及浆膜炎等,常有脱发、口腔溃疡

3. 诊断

(1) 临床主要表现为面部蝶形红斑,伴发热、关节痛、肾脏、心血管损害、间质性肺炎等。

(2) 血常规检查可有贫血、白细胞计数减少、血小板降低。

(3) 肾活检、皮肤狼疮带试验阳性和"满堂亮"的肾小球表现。

4. 活动性指标（病理、临床）

狼疮肾炎（LN）病理活动指标	肾小球病变	细胞增生,纤维素样坏死,多形核细胞浸润/核碎裂,细胞性新月体,微血栓,白金耳样改变
	肾小管 - 间质病变	单个核细胞浸润,肾小管坏死,水肿
	血管病变	纤维素样坏死
系统性红斑狼疮（SLE）临床活动指标	1. 关节炎	
	2. 实验室检查血白细胞降低、低补体血症、抗 dsDNA 抗体阳性	
	3. 皮肤、黏膜损害	
	4. 胸膜炎、心包炎	
	5. 精神、神经系统损害	
	6. 血管炎	
	7. 血尿明显（>10 个/HP）	

5. **治疗原则**

抑制免疫炎症疗法	临床最有效、最核心的治疗方式 糖皮质激素联合细胞毒类药物(环磷酰胺、硫唑嘌呤、环孢素 A 等)治疗 糖皮质激素加环磷酰胺最常用。糖皮质激素要足量、足疗程,以后逐渐减量。 合用环磷酰胺对于防止复发、保护肾功能有好处
甲泼尼龙冲击	狼疮危象时(狼疮脑病、狼疮心脏危象、狼疮血液危象和新月体性肾炎),可采用甲泼尼龙冲击,然后继以糖皮质激素足量足疗程治疗
抗凝抗血小板	如肝素、双嘧达莫等
血浆置换	适用于急进性肾炎型狼疮性肾炎
对症及替代治疗	针对肾炎表现对症治疗,必要时可行透析治疗

📖 考点 9 糖尿病肾病

糖尿病肾病(DN)是糖尿病最常见的并发症之一。

1. **发病机制** 可能与代谢异常(如多元醇代谢异常、非酶糖基化)、细胞因子(如 CTGF、TGFβ₁)及血管活性因子(如血管紧张素 II、内皮素)等有关。

1. **发病机制** 可能与代谢异常(如多元醇代谢异常、非酶糖基化)、细胞因子(如 $CTGF$、$TGF\beta_1$)及血管活性因子(如血管紧张素 II、内皮素)等有关。

2. **病理**

光镜	1. 结节型肾小球硬化(K-W 结节),对诊断具有特异性 2. 弥漫型肾小球硬化 3. 渗出性肾小球病变
电镜	系膜基质增多,毛细血管基底膜均匀增厚,无电子致密物沉积
免疫荧光	IgG 沿细血管基底膜呈线样沉积

3. **临床表现**

发展过程	长期高血糖→微量清蛋白尿→大量蛋白尿→肾病综合征
典型表现	水肿:多于大量蛋白尿时出现 蛋白尿:随时间逐渐增多,可导致肾病综合征 高血压:发生率随肾功能恶化而增高,加速病情 肾功能变化:早期肾小球滤过率增加,数年后出现肾功能不全

4. **糖尿病肾病分期**

分期	特点
I 期	无肾病表现,仅有血流动力学改变,肾小球滤过率升高
II 期	出现持续微量蛋白尿,病理:基底膜增厚
III 期	尿蛋白 >500 mg/24 h,尿清蛋白排出率 >200 mg/24 h,病理出现 K-W 结节
IV 期	大量蛋白尿,肾功持续恶化直至肾衰竭,合并其他微血管并发症

5. **诊断及鉴别诊断**

(1)多见于中老年人,糖尿病病史 5～20 年。

(2) 大量蛋白尿、肾病综合征为主要表现(血尿不明显)。

(3) 早期双肾增大,以后肾功能恶化至慢性肾衰竭,或合并其他糖尿病并发症。

(4) 早期预测尿清蛋白排泄率(AER)是诊断糖尿病肾病的主要线索,也是判断糖尿病肾病预后的重要指标。AER < 20 μg/min,为正常清蛋白期(Ⅱ期);AER 20~200 μg/min,即微量清蛋白期(Ⅲ期),临床诊断为早期糖尿病肾病。

肾活检指征:糖尿病病程短、血尿突出、急性肾衰竭、大量蛋白尿或肾功能不全时血压正常、不伴糖尿病眼底或周围神经病变者,应尽早行肾活检确诊。

糖尿病合并其他慢性肾脏病指征:①无糖尿病视网膜病变;②肾小球滤过率在短期内快速下降;③短期内蛋白尿明显增加,或表现为肾病综合征;④顽固性高血压;⑤尿沉渣镜检可见红细胞(畸形红细胞、多形性细胞管型);⑥其他系统的症状和体征。肾穿刺病理检查有助诊断。

6. 治疗

(1) 合理的饮食:少盐、少糖、优质蛋白。蛋白质 1 g/(kg·d),水肿食盐量应 < 3 g/d。

(2) 控制血糖:糖化 < 7%。

(3) 控制血压:ACEI、ARB 首选,< 130/80 mmHg。

(4) 调脂治疗:目标为:总胆固醇 < 4.5 mmol/L,TG < 1.5 mmol/L。

(5) 并发症治疗:利尿、电解质平衡、营养供应等。

(6) 透析和移植:当 GFR < 15 ml/min,或伴有不易控制的心力衰竭、严重胃肠道症状、高血压等,应根据条件选用透析、肾移植或胰肾联合移植。

考点10 原发性小血管炎肾损害

1. 概念

(1) 以小血管壁炎症和(或)纤维素样坏死为病理基础。

(2) 抗中性粒细胞胞质抗体(ANCA)是诊断部分原发性小血管炎敏感、特异的血清学指标。

(3) 包括显微镜下多血管炎(MPA)、韦格纳肉芽肿病(WG)和局灶节段坏死性肾小球肾炎。

2. 病理与临床表现特点

病理	1. 光镜 早期多为局灶节段性肾小球毛细血管袢坏死,肾损害较重则为新月体性肾炎。肾间质典型的小动脉纤维素样坏死较为少见 2. 电镜 电子致密物缺乏 3. 免疫病理 无或少量免疫球蛋白和补体成分沉积
临床表现	1. 好发于中、老年男性,常有发热、乏力和体重下降等非特异性症状 2. 肾受累可表现为急进性肾炎综合征,肾功能不同程度下降 3. 肺受累可见呼吸功能下降,胸片可显示阴影、结节和空洞,少数表现为慢性肺间质纤维化 4. 上呼吸道受累,可伴"红眼病" 5. 辅助检查有红细胞沉降率快、C反应蛋白阳性(与病情活动相关)。白细胞和血小板可增高,多有贫血。ANCA 检测阳性

3. 诊断

(1) 中、老年男性,伴上感样非特异性症状及全身多脏器受累。

(2) 血清 ANCA 阳性。

(3) 肾活检光镜示肾小球纤维素样坏死或伴新月体形成,免疫荧光阴性或仅微量免疫球蛋白沉积。

4.治疗

肾上腺皮质激素联合环磷酰胺对 ANCA 相关小血管炎有较好疗效。

(1)甲泼尼龙冲击治疗:用于严重肺部病变、小血管纤维素样坏死和新月体性肾炎者。

(2)泼尼松联合环磷酰胺治疗:排除其他严重并发症。

(3)血浆置换:仅用于肺大出血的患者和急性肾衰竭起病时即依赖透析者。

考点 11　其他继发性肾小球疾病

	概念	临床特点	诊断	治疗
乙肝相关性肾炎	乙肝病毒感染诱发的肾炎	1.儿童多于成年,以男性为主 2.表现肾炎综合征、肾病综合征、无症状性蛋白尿或单纯性血尿等 3.最常见的病理类型是膜性肾病和系膜毛细血管性肾小球肾炎	1.血清乙肝病毒抗原阳性 2.肾小球肾炎,并除外其他继发性肾小球疾病 3.肾切片上找到乙肝病毒抗原(最基本条件)	1.予以干扰素等抗病毒治疗 2.类固醇激素联合细胞毒药物治疗肾病综合征 3.使用 ACEI 或 ARB,以减少蛋白尿和保护肾功能
过敏性紫癜肾炎	过敏引起的血管变态反应性疾病	1.多数为急性肾炎综合征,少数为肾病综合征 2.肾活检病理多为系膜增生性小球肾炎,严重者可有新月体形成 3.免疫病理以 IgA 颗粒样弥漫性肾小球沉积为其特征	临床出现典型的皮肤、关节、胃肠道和肾受累表现及 IgA 沉着为主的系膜增殖性病理改变	1.停止接触过敏原,抗过敏治疗 2.治疗肾病综合征 3.甲泼尼龙冲击治疗急进型肾炎
多发性骨髓瘤肾损害(管型肾病)	多发性骨髓瘤的并发症	1.多见于中老年人 2.以肾小管损害为最早最常见表现 3.病理可表现为肾小管坏死、轻链沉积病和肾淀粉样变	1.骨髓中浆细胞 >15% 且形态异常 2.血清中有大量 M 蛋白或尿本-周蛋白阳性 3.溶骨病变或广泛骨质疏松	1.MP 或 VAD 方案化疗,也可使用干扰素 α 治疗和骨髓移植 2.多饮多尿;防治尿酸性肾病;防治高钙血症;抗感染治疗;血液净化治疗
肾淀粉样变性病	淀粉样蛋白沉积于肾脏的病变	1.多见于中老年男性 2.主要为蛋白尿和肾病综合征 3.累及心脏、消化系统(舌、食管、肝脏和胃肠道)和神经系统等	依赖病理学检查	1.继发性者,首先治疗原发病 2.原发性者,可试用美法仑 + 泼尼松方案

	概念	临床特点	诊断	治疗
Goodpasture 综合征	肺出血 - 肾炎综合征	1. 常见于<u>青年男性</u> 2. 主要表现为<u>咯血、贫血及肾小球肾炎。约90%的患者短期内发展至尿毒症</u> 3. 病理最常见为<u>新月体性肾炎,肺病理为肺泡毛细血管炎</u> 4. 免疫病理见 IgG 和 C3 沿肾小球、肺泡毛细血管壁呈线条样沉积	1. 肺出血 2. 肾炎 3. 血清抗基底膜抗体阳性	1. <u>首选治疗为血浆置换</u> 2. 同时应用甲泼尼龙冲击联合环磷酰胺治疗

📖 **考点 12 高血压肾损害**

1. 诊断与鉴别诊断

诊断	必需条件	1. 出现蛋白尿前一般已有 <u>5 年以上</u> 的持续性高血压(<u>血压一般 > 150/100 mmHg</u>) 2. 有<u>持续性蛋白尿</u>,镜检有形成分少 3. 有视网膜动脉硬化或动脉硬化性<u>视网膜改变</u>
	辅助条件	1. 年龄 > 40 岁 2. 有高血压性左心室肥厚、冠心病、心力衰竭 3. 有脑动脉硬化和(或)脑血管意外病史 4. 血尿酸升高,<u>先出现肾小管功能损害,后出现肾小球损害,病程进展缓慢</u>
	病理诊断	病理符合原发性高血压引起的良性肾小动脉硬化,其肾小动脉硬化程度与肾小球、肾小管及间质缺血和纤维化病变程度相一致
鉴别诊断		1. 慢性肾小球肾炎继发高血压　先出现尿异常,后出现高血压 2. 慢性肾盂肾炎继发高血压　多见于女性,多次发作泌尿系感染,先出现尿检异常,后出现高血压 3. 胆固醇结晶栓塞　近期进行过血管介入性操作,病理检查找到胆固醇结晶栓塞可确诊

2. 治疗

<u>充分控制血压</u>能预防、稳定,甚至逆转高血压肾损害;对伴发高脂血症、糖尿病、高尿酸血症者做相应治疗,肾功能不全处理同其他慢性肾疾病。

📖 **考点 13 肾静脉血栓**

1. 概念与疾病特点

概念	肾静脉<u>主干和(或)分支内血栓形成</u> 肾静脉部分或全部阻塞
疾病特点	可发生于单侧或双侧,发生部位有主干、单个分支或多个分支 <u>急性完全性血栓形成,以小儿多见</u> 急性肾静脉主干血栓可并发急性肾衰竭,慢性肾静脉血栓的临床表现多不明显 绝大多数肾功能<u>不全是可逆性的</u>

2.诊断与治疗

诊断	临床表现	①寒战、发热、剧烈腰肋痛及腹痛、血尿和病肾的功能丧失(小儿多见急性症状),慢性症状多不明显;②伴随其他部位栓塞体征;③另一侧肾静脉血栓形成,则可发生少尿和急性肾衰竭
	实验室检查	血液高凝状态,白细胞升高
	影像检查	肾肿大
治疗		1.急性肾静脉血栓确诊后,应尽快给予溶栓疗法(尿激酶、链激酶) 2.长期抗凝治疗用于急性溶栓后和慢性血栓治疗,十分必要 3.急性肾静脉主干血栓致肾衰竭可以试行手术治疗

📖 **考点14　血栓性微血管病**

溶血性尿毒症综合征	临床表现	1.多见于婴幼儿和儿童 2.多数有胃肠炎伴中度发热的前驱症状,持续1~2周 3.急性期以溶血性贫血＋出血＋急性肾衰竭为灾山表现
	诊断	前驱症状＋溶血性贫血＋出血＋肾活检
	鉴别诊断	需与血栓性血小板减少性紫癜鉴别
血栓性血小板减少性紫癜		见第八章第十一节

📖 **考点15　Alport综合征与Fabry病**

	Alport综合征	Fabry病
病因	遗传性肾炎	遗传性疾病,溶酶体酶缺乏
遗传规律	X连锁显性遗传为最主要的遗传方式 X染色体长臂(Xq21.3~Xq22)	X性连锁遗传性鞘糖脂类代谢病 X染色体长臂(Xq21~Xq24)
临床表现	血尿为首发和最常见症状,多在上呼吸道感染、劳累和妊娠后加重	1.皮肤血管角质瘤为本病特征性损害 2.神经系统表现最早出现,主要表现为发作性痉挛掌痛与四肢蚁爬感 3.心脏与其他器官表现为传导障碍、心肌病、高血压等 4.肾病是本病主要死因
病程	肾功能常呈慢性、进行性损害,男性尤为突出,多在20~30岁时进入终末期肾衰竭 30%~50%患者存在感音神经性耳聋	儿童期即有蛋白尿,可有血尿、管型及含脂质细胞。随病情进展,20~40岁出现高血压与肾功能不全,最后进入终末期

	Alport 综合征	Fabry 病
诊断	1. 阳性家族史 2. 肾脏病 + 耳病变 + 眼病变 3. 肾组织电镜检查见基底膜广泛变厚、劈裂(特征性的病理改变)	α-半乳糖苷酶 A 活性测定
治疗	对症治疗	对症治疗(如控制高血压、缓解神经痛等) + 酶替代治疗

第三节　泌尿系感染★

📖 考点1　急性肾盂肾炎

1. 感染途径

(1)上行性:最常见。

(2)血行性:多为金黄色葡萄球菌。

(3)淋巴管感染:少见。

(4)直接感染:外伤,罕见。

2. 常见致病菌

最常见致病菌	G⁻杆菌,大肠埃希菌占 85%
无症状细菌尿、非复杂性尿路感染、首次尿路感染	大肠埃希菌
院内(尿路器械)、复杂性、复发性尿路感染	肠球菌、变形杆菌(结石者多见)、克雷伯杆菌和铜绿假单胞菌(尿路器械检查后)
血源性尿感	金黄色葡萄球菌

3. 临床表现及特点　腰痛 + 高热、寒战 + 白细胞管型 + 膀胱刺激征 + 肾叩痛。

4. 尿培养及菌落计数意义

中段尿培养细菌定量≥10^5/ml。若临床无症状,两次均≥10^5/ml,且为同一种细菌为真性细菌尿。10^4 ~ 10^5/ml 为可疑阳性;＜10^4/ml 可能为污染。

膀胱穿刺尿培养阳性即有诊断意义(最可靠),为真性细菌尿。

附:假阳性和假阴性的原因

假阳性原因	假阴性原因
1. 中段尿收集不规范,标本被污染 2. 尿标本在室温下存放超过 1 h 才进行接种 3. 检验技术错误等	1. 近 7 d 内使用过抗生素 2. 尿液在膀胱内停留时间不足 6 h 3. 收集中段尿时,消毒药混入尿标本内 4. 饮水过多,尿液被稀释 5. 感染灶排菌呈间歇性等

5. 上、下尿路感染的鉴别

鉴别要点	上尿路感染（肾盂肾炎）	下尿路感染（膀胱炎）
尿抗体包裹细菌	+	−
膀胱灭菌后尿培养	+	−
高热、腰痛	+	−
抗炎治疗	不久后易复发	不易复发
肾功能损害	可有	常无
肾盂造影	有异常	无异常
治疗	2 周疗法	3 日疗法

6. 抗生素的应用原则

①选敏感抗生素，一般首选 G⁻菌抗生素，3 d 症状无改善，根据药敏试验结果调整；②抗生素在尿和肾浓度要高；③肾毒性小；④治疗失败、病情严重等尿路感染应联合用药；⑤不同类型的尿路感染治疗时间不同。

情况	治疗	备注
病情较轻者	门诊口服 10 ~ 14 d，常用喹诺酮、头孢等	通常 90% 可治愈，若仍阳性，根据药敏试验选用有效抗生素继续治疗 4 ~ 6 周
严重感染者	住院静脉给药，热退继续给药 3 d 改口服，完成 2 周疗程	3 d 无好转，更换抗生素。经治疗仍无好转，考虑有并发症发生（肾盂积脓、肾周脓肿等）

用药后症状消失，尿菌阴性，疗程结束后 2 周、6 周复查尿菌仍阴性可视为治愈。

考点2　慢性肾盂肾炎

1. 诊断标准

（1）易感因素：尿路畸形，尿路梗阻如肿瘤、糖尿病等。

（2）上尿路感染反复发作，病史超过半年。

（3）肾盂肾盏狭窄变形。

（4）肾外形表面凹凸不平、两个肾脏大小不等。

最可靠标准为肾小管功能持续损害：尿浓缩、肾小管酸化、晨尿比重异常。

2. 鉴别诊断

慢性肾小球肾炎	蛋白尿、水肿、高血压为主要临床表现，尿沉渣镜检、影像学可鉴别
尿道综合征	尿频、尿急、尿痛等症状明显，肾小球功能正常
肾结核	膀胱刺激征、血尿、脓尿、腰痛、结核全身症状

3. 治疗　抗菌药物可选用两种有效药物联合使用 2 ~ 4 周，尿菌转阴停药后复发者换用敏感抗

生素继续治疗2~4个月,尿菌阳性而症状不明显者可应用低剂量抗菌药物抑菌疗法(半年~1年)。

注意:此疾病易复发,需长期复查。

📖 考点3　急性膀胱炎

1. 临床表现

(1)以尿路刺激症状为主,尿急、尿频、排尿时烧灼样痛。

(2)排尿时和排尿后耻骨上疼痛。

(3)约30%的患者可发生肉眼血尿。

2. 治疗

单剂量疗法	一次性服用较大剂量抗菌药物即完成疗程 常用磺胺甲噁唑或氧氟沙星顿服,并多饮水以冲洗尿路
三日疗法	常用药物同单剂量疗法 如氧氟沙星连用3 d。停用抗生素7 d后,给予尿培养,若阳性继续服用2周抗生素
长疗程疗法	妊娠、老年、糖尿病等

第四节　间质性肾炎

📖 考点1　急性药物过敏性间质性肾炎

1. 病因和发病机制

(1)常见致病药物:抗生素、非甾体类抗炎药、抗惊厥药、磺胺类等可引起急性间质性肾炎。

(2)发病机制:药物(半抗原)与机体组织蛋白(载体)结合,诱发机体超敏反应(包括细胞及体液免疫反应),导致肾小管－间质炎症。

2. 临床表现

过敏反应	用药后出现发热、皮疹、关节痛、淋巴结肿大、血嗜酸性粒细胞升高等
尿检异常	有无菌性白细胞尿,早期尿中可见嗜酸性粒细胞。非甾体类抗炎药可导致尿蛋白>3.5 g/d
肾功能损害	急性肾衰竭,肾小管受损(低比重尿、低渗尿)

3. 诊断

典型病例有:①近期用药史;②药物过敏表现;③尿检异常;④肾小管及肾小球功能异常。一般认为有上述表现中前两条,再加上后两条中任何一条,即可临床诊断本病。非典型病例诊断靠活检。

4. 治疗

(1)去除病因:立即停用可疑致病药物。

(2)免疫抑制治疗:可加用泼尼松口服30~40 mg/d。

(3)透析治疗:用于血肌酐明显升高或合并高血钾、心力衰竭、肺水肿等有血液净化指征者。

考点2 慢性肾小管间质肾病(马兜铃酸肾病)

1.临床表现

病因	服用含有马兜铃酸的中药(如马兜铃、广防己、青木香、龙胆泻肝丸等)导致的肾功能损害	
表现	肾功能损害	表现为"急性"或"快速进展性"肾功能损害,呈不可逆性发展,停药后肾损害不可逆转,最终发展为终末期肾衰竭
	贫血和高血压	严重的贫血与肾功能损害程度不平行,贫血发生早,程度重
	尿液检查	少量蛋白尿,部分患者有肾性糖尿、无菌性白细胞尿,尿酶增高
	肝功能损害	大剂量服药者常出现消化道症状及肝损伤

2.诊断

(1)含马兜铃酸药物的服药史。

(2)急性肾衰竭表现(少尿、无尿、水肿、蛋白尿、血尿、贫血等)——大剂量服用。

早期出现乏力、夜尿增多、糖尿、低比重尿等,继而出现慢性肾衰竭——小剂量长期服用。

(3)典型的肾病理为广泛小细胞性肾间质纤维化。

3.治疗 ①早期用 ACEI 和 ARB 以减轻间质纤维化形成,可试用泼尼松;②终末期肾衰竭予以替代治疗(透析或肾移植)。

考点3 TINU 综合征

多见于青少年女性,累及肾和眼,表现为特发性急性肾小管间质性肾炎 + 葡萄膜炎。治疗选用对症支持治疗 + 免疫抑制治疗。

第五节 肾小管疾病

考点 肾小管性酸中毒

1.概念

(1)单项泌氢功能障碍(绝对或相对不足)。

(2)高氯性代谢性酸中毒。

2.分型及临床表现

分型	病因	临床表现
远端型肾小管酸中毒(Ⅰ型,经典型)	氢钾泵缺陷,泌氢不足,或氢离子反流,尿 pH 梯度不能维持	多见于中青年女性(占 57%) 高氯性代谢性酸中毒,出现低钾、低钠、低钙血症 肾小管浓缩功能障碍,并发骨损害,晚期导致尿毒症
近端型肾小管酸中毒(Ⅱ型)	HCO_3^- 排出太多,重吸收不足	男性婴儿或儿童多见 自限型高氯性代谢性酸中毒,低钠、低钾血症 尿 pH >5.5,尿 HCO_3^- 部分排泄率 >15%

分型	病因	临床表现
混合型肾小管酸中毒（Ⅲ型）	Ⅰ型与Ⅱ型混合存在	具有Ⅰ、Ⅱ两型的特点
高钾型肾小管酸中毒（Ⅳ型）	排钾障碍	多见于某些慢性肾病或肾上腺病的老年人 高氯性代谢性酸中毒、高钾、低醛固酮、低肾素血症

3. 诊断与鉴别诊断

病史	具有诱发本病的病史
体征	多尿与"周期性"麻痹、关节痛或骨生长不良、生长迟缓
检查	高氯性代谢性酸中毒、晨尿pH>5.5、轻氮质血症伴有严重酸中毒、低钾、低钙、低钠血症
实验室特点	Ⅰ型 NH_4Cl 试验或尿二氧化碳分压($U\text{-}PCO_2$)试验阳性 Ⅱ型 $NaHCO_3$ 再吸收试验：尿 HCO_3^- 部分排泄率>15% Ⅳ型高血钾高血氯性代谢性酸中毒＋肾素－血管紧张素－醛固酮测定

4. 治疗

病因与诱因治疗	Ⅰ型禁用成酸性盐药物 Ⅱ型禁用碳酸酐酶抑制药及碘胺类等药物 Ⅳ型禁用储钾药物及肾血管紧张素转化酶抑制剂
对症治疗	碱剂纠正酸中毒 补充缺乏离子（钠、钾、钙、磷）
维生素D	需要监测血钙与尿钙，24 h尿钙应<2 mg/kg，血钙到达2.5 mmol/L停用
利尿药	Ⅱ型提高碳酸氢根的肾阈 Ⅳ型可促进钾的排出
盐皮质激素的替代治疗	用于因醛固酮分泌不足所致肾小管酸中毒

第六节　肾大血管病

📖 考点　肾动脉狭窄

1. 病因

（1）动脉粥样硬化——最常见。

（2）纤维肌性发育不良。

（3）大动脉炎。

2. 发病机制　①肾动脉狭窄肾缺血；②肾小球滤过率下降；③肾动脉粥样硬化狭窄。

3. 临床特点

高血压	病程短，多无高血压家族史。舒张压增高明显，且高血压不易控制
杂音	上腹部正中、脐两侧、背部第2腰椎水平处可听到收缩期或收缩期与舒张期双期杂音

原发病表现	大动脉炎有<u>发热、关节痛、无脉</u>等表现。动脉硬化可有心、脑血管并发症及眼底改变
其他	部分患者有高醛固酮血症、轻度尿异常、肾功能受损

4.诊断

病史	青年女性或中老年男性,短期内突发高血压,一般降压药物不易控制
体格检查	血压增高,舒张压增高明显。双上肢收缩压差 >10 mmHg,下肢比上肢血压高不足 20 mmHg。腹、腰背部可闻及血管杂音
影像学检查	B 超、彩色多普勒超声、CT、MRI 检查肾动脉可发现狭窄部位及程度
<u>肾动脉造影</u>	<u>最具诊断价值</u>
其他	肾放射性核素检查、血浆肾素活性测定、磁共振及螺旋 CT 血管造影可助诊断

第七节　囊肿性肾脏病

📖 考点1　概念

　　囊肿性肾病是指在肾出现单个或多个内含液体的良性囊肿的一大组疾病。囊肿性肾病包括:多囊肾、<u>单纯性肾囊肿(最常见)</u>、肾髓质的囊肿性疾病、囊肿性肾发育不良、获得性肾囊肿病、其他肾囊肿。

📖 考点2　多囊肾

1.病因及遗传规律

　　(1)病因:分婴儿型(常染色体隐性遗传,罕见)和成人型(常染色体显性遗传,常见)。成人型多囊肾的基因缺失<u>最常发生在第 16 对常染色体短臂上,病情较重(ADPKD1);小部分发生在第 4 对常染色体长臂上(ADPKD2)</u>。

　　(2)遗传规律

　　1)男女发病概率相等。

　　2)父、母有一方患病,其子女发病率为50%;父母双方患病,发病率为75%。

　　3)不患病的子女不携带囊肿基因。非经父母遗传,由基因突变致病者不到10%。

2.临床表现

常见表现	①<u>肾大</u>;②腰、腹局部不适,<u>隐痛</u>;③<u>高血压</u>;④尿检镜下或肉眼<u>血尿</u>,常呈发作性,轻度蛋白尿(<1 g/d)和白细胞尿;⑤肾功能损害
并发症	尿路和囊肿感染、囊肿癌变、肾结石和肾内钙化
肾外表现	<u>①多囊肝;②颅内动脉瘤;③心脏瓣膜异常</u>

　　3.诊断　①影像学检查:两侧肾的皮质和髓质内散布有多个内含液体的囊肿;②家族史:即家族中成员发病情况符合常染色体显性遗传规律;③基因诊断证实家系中致病基因与 PKD 基因连锁。具有①、①②、①②③诊断均成立。

4. 防治

一般治疗	1. 避免剧烈体力活动和腹部创伤,避免肾毒性药物 2. 定期复查(半年至 1 年 1 次),复查项目包括尿常规、肾功能、B 超及血压 3. 蛋白质摄入量不宜过高 4. 控制高血压,血管紧张素转化酶抑制药是首选药物,不主张用利尿药
防治感染	防治尿路感染和囊肿感染;合并结石者也应积极防治感染
治疗血尿发作	轻者减少活动和卧床休息即能缓解;大出血不止可用肾动脉栓塞治疗
囊肿减压	用于肾皮质表面比较大的囊肿并发疼痛、急性功肾能损伤等
手术治疗	合并颅内动脉瘤动脉瘤直径 >1 cm,尤其伴有脑部症状者
替代治疗	用于慢性肾功能不全及终末期肾衰竭者

第八节　肾功能不全★

考点1　急性肾功能不全

1. 病因和发病机制

病因	肾前性	血容量急剧减少,肾脏灌注不足(最常见)
	肾实质性 (肾性)	肾实质损伤(肾小管坏死最常见,原因主要是缺血和肾毒性物质,如关木通、造影剂等)
	肾后性	主要是急性尿路梗阻(从肾盂到尿道的任意水平),最不常见
发病机制(急 性缺血)	肾脏血流动力学异常	
	肾小管上皮细胞代谢障碍	
	肾小管上皮脱落,管腔中管型形成,使管腔堵塞	

2. 临床表现　典型临床病程可分为三期。

(1)起始期:常遭受低血压、缺血、脓毒血症和肾毒素等影响,未发生肾实质损害,可预防阶段。

(2)维持期:又称少尿期(见后)。

(3)恢复期:尿量增多。

3. 维持期(少尿期)表现

全身症状	消化系统	食欲减退、恶心、呕吐等,严重者消化道出血
	呼吸系统	感染甚至急性肺水肿
	循环系统	高血压和心力衰竭、心律失常、心肌病
	血液系统	出血和贫血
	神经系统	意识障碍、谵妄等

水电解质紊乱	高钾、低钠、低钙、高磷
酸碱失衡	代谢性酸中毒

4. 急性与慢性肾衰竭的鉴别诊断

项目	急性肾衰竭	慢性肾衰竭
病程	短	长
肾脏检查	肾脏肿大	肾脏缩小、肾皮质变薄
指甲肌酐	不高	增高(提示3~4个月血肌酐升高)

5. 诊断(包括病因)

(1)肾功能在48 h内突然减退,血清肌酐绝对值升高≥0.3 mg/dl(26.5 μmol/L)。

(2)7天内血清肌酐增至≥1.5倍基础值。

(3)尿量<0.5 ml/(kg·h),持续时间>6 h。

三项中任意一项达标即可诊断。

6. 急性肾衰竭病因诊断

项目	肾前性	肾后性	肾实质性肾衰竭		
			急性肾小管坏死	急性肾小球疾病	急性药物过敏性间质性肾炎
病因	肾灌注减少	尿路梗阻	缺血、药物中毒	急性肾炎、急进性肾炎等	过敏反应、药物反应
尿沉渣	正常或透明管型	正常或红细胞、白细胞或晶体	颗粒管型、肾小管上皮管型	变形红细胞、红细胞管型	白细胞、白细胞管型、可有或无嗜酸性粒细胞

7. 治疗和预后

尽早纠正可逆的病因	药物、功能性损伤
维持体液平衡	特别注意钠、钾、钙平衡
饮食和营养	能量35 kcal/(kg·d),碳水化合物和脂肪为主,蛋白质摄入限制0.8 g/(kg·d)
高钾血症	血钾>6.5 mmol/L需紧急处理 1.10%葡萄糖酸钙10~20 ml,静脉注射 2.11.2%乳酸钠或5%碳酸氢钠,静脉滴注 3.50%葡萄糖溶液+胰岛素,静脉注射 4.聚磺苯乙烯15~30 g,3次/d,口服 5.效果不佳可透析
代谢性酸中毒	HCO_3^-<15 mmol/L,5%碳酸氢钠100~250 ml静脉滴注,严重者透析
感染	尽早应用抗生素,根据药敏试验结果进行调整
肾脏替代治疗	指征:血钾≥6.5 mmol/L;pH<7.15;利尿治疗无效;心包炎;严重脑病;严重心律失常等

多尿期的治疗	维持水、电解质和酸碱平衡
恢复期的治疗	定期复查,及时调整药物剂量

8.预防

防止急性肾衰竭的关键——积极治疗原发病,及时发现并去除导致急性肾小管坏死的危险因素。对老年人、原有慢性肾脏病、糖尿病及危重病患者,尤应注意避免应用肾毒性药物、肾血管收缩药物、造影剂及避免肾缺血和血容量缺失。

考点2　慢性肾功能不全

1.常见病因　各种慢性肾脏病的最终结果,最常见原因为原发性肾小球肾炎,其次为糖尿病肾病、高血压肾病、狼疮性肾炎、梗阻性肾病以及多囊肾等。

2.临床分期

分期	临床特征	GFR(肾小球滤过率)/ [ml/(min·1.73m^2)]	防治
1	有肾损害,GFR 正常	≥90	缓解症状,保护肾功能
2	GFR 轻度降低	60~89	缓解慢性肾脏病(CKD)进展,降低心血管病风险
3a	GFR 轻度到中度降低	45~59	延缓 CKD 进展,评估、治疗并发症
3b	GFR 中度到重度降低	30~44	
4	GFR 重度降低	15~29	综合治疗,透析前准备
5	ESRD(终末期肾病)	<15	如出现尿毒症,需及时替代治疗

3.各系统临床表现

(1)电解质紊乱:高钾、高镁、高磷;低钙(只有钙是低的)。

(2)消化系统:最早出现的症状,可有慢性腹泻和消化道出血。

(3)循环系统:最常见死亡原因,不同程度高血压、心包炎、心力衰竭等。

(4)血液系统:促红细胞生成素(EPO)减少可致贫血。治疗用 EPO 注射,但Hb 不宜过高(目标为 11~12 g/L)。

(5)神经肌肉系统:尿毒症性脑病和周围神经病变(不宁腿)。

(6)肾性骨营养不良:肾性骨软化症、骨再生不良(低转化性骨病)、骨质疏松症;维生素 D 减少→甲状旁腺亢进→纤维性骨炎(高转化骨病)。

(7)内分泌系统:糖耐量异常和胰岛素抵抗等。

(8)物质代谢:蛋白质、糖类、脂肪和维生素代谢紊乱等。

(9)呼吸系统:肺水肿、胸腔积液等。

(10)其他:皮肤瘙痒、面色暗等。

4.透析指征、血液透析、腹膜透析、结肠透析

概念	通过小分子经过半透膜扩散到水(或缓冲液)的原理,将小分子与生物大分子分开的一种分离纯化技术

分类	血液透析（人工肾）	原理：<u>利用半透膜原理,通过扩散、对流方式</u>排出有害物质及代谢废物
		目的：净化血液、纠正水、电解质及酸碱平衡
		应用：急慢性肾衰竭；药物、毒物中毒；排异反应；肝衰竭等
	腹膜透析	原理：<u>腹膜作为半透膜,通过浓度梯度及弥散、渗透方式</u>排出有害物质及代谢废物
		目的：清除体内代谢产物、毒性物质及纠正水、电解质平衡紊乱
		应用：不能行血液透析者；<u>糖尿病肾病尿毒症</u>等
	结肠透析	原理：<u>扩大结肠黏膜与药物接触面积,通过结肠黏膜吸附出各种毒素</u>
		目的：促进药物吸收，降低血肌酐和尿素氮、尿酸等尿毒症毒素
		应用：特殊药物吸收；高血肌酐、尿素氮等
透析指征		1. 当 GRF 在 20 ml/min 时即可开始透析前准备。当 GFR < 10 ml/min,并有明显尿毒症时可给予肾脏替代治疗。
		2. 糖尿病肾病提前至 GFR 10 ~ 15 ml/min 时安排替代治疗

5. 肾功能不全加重的诱因与恶化进展机制

加重诱因	血容量不足；饮食不当,过度劳累；感染；血压增高；尿路梗阻；不适当药物的应用
恶化进展机制	1. 健存肾小球灌注增多、压力增高、滤过亦增加,即<u>三高(高灌注、高压力、高滤过)</u>
	2. 肾单位<u>高代谢</u>
	3. 其他因素　细胞因子 – 生长因子的损伤作用、醛固酮过多、细胞凋亡等

6. 非透析疗法的内容和原则

早期防治	<u>控制血压</u>目标 < 130/80 mmHg,ACEI 或 ARB→蛋白尿 < 0.5 g/24 h
	<u>控制血糖</u>（HbA1C）< 7%
营养治疗	CKD1 ~ 2 期——<u>蛋白摄入</u> 0.8 g/（kg·d）
	CKD3 期开始——0.6 g/（kg·d）
药物治疗	1. <u>纠正酸中毒和水、电解质紊乱</u>
	2. 高血压的治疗
	3. <u>贫血的治疗</u>——EPO + 铁剂
	4. 低钙血症、高磷血症和肾性骨营养不良的治疗——骨化三醇
	5. <u>防治感染</u>
	6. 治疗高脂血症

第六章　神经内科学

第一节　神经病学概论

考点 1　脑和脑神经

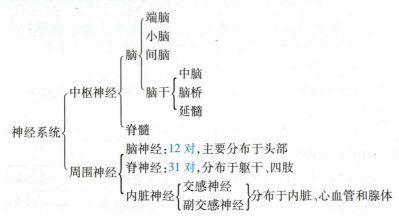

1. 大脑

（1）三沟五叶两室：每个大脑半球有三沟（中央沟、外侧沟、顶枕沟）；五叶（额叶、顶叶、枕叶、颞叶、岛叶）；二室（侧脑室，大脑半球内，左右各一，内有脑脊液）。

（2）大脑皮质功能区

$$
\text{大脑皮质功能区}
\begin{cases}
\text{第 I 躯体感觉区：中央后回和中央旁小叶后部} \\
\text{第 I 躯体运动区：中央前回和中央旁小叶前部} \\
\text{【助记】前面运动，后面感觉} \\
\text{第 1 视区：距状沟上、下两侧皮质} \\
\text{第 1 听区：颞横回} \\
\text{语言中枢}
\begin{cases}
\text{书写中枢——额中回后部——失写症} \\
\text{运动性语言中枢——额下回后部——运动性失语（Broca 失语）} \\
\text{听觉性语言中枢——颞上回后部——感觉性失语} \\
\text{视觉性语言中枢（阅读中枢）——顶下小叶角回——失读症}
\end{cases}
\end{cases}
$$

2. 间脑　在中脑和大脑半球之间，被两侧大脑半球所掩盖，只有在脑的腹侧面才能观察到间脑的一部分。间脑分为上丘脑、背侧丘脑、后丘脑、底丘脑和下丘脑（上、下、底、后、背）五部分。间脑之间的室腔为第三脑室。

3. 小脑　位于颅后窝，小脑中线部分称为蚓部，两侧膨大的部分称为小脑半球，借上、中、下 3 对小脑脚分别与中脑、脑桥、延髓相连。受损害后主要表现见下表。

受损部位	临床表现
小脑蚓部	躯干性共济失调。站立不稳和行走困难。醉酒样步态（典型步态）：行走时两脚分开较宽，摇晃欲倒，步态蹒跚

小脑半球	同侧肢体肌张力减低;行走时步态不稳,向患侧偏斜;同侧指鼻试验、跟膝胫试验欠准,辨距不良;轮替动作差;误指试验偏向患侧;向患侧注视时有粗大眼球震颤。对精细动作比粗糙动作影响明显

4. 脑干 位于间脑的下面,脑干的延髓部分下连脊髓。呈不规则的柱状形。脑干由延髓、中脑、脑桥组成,上面连有第 3~12 对脑神经。脑干内的白质由上、下行的传导束以及脑干各部所发出的神经纤维所构成,是大脑、小脑与脊髓相互联系的重要通路。

【助记】(1)脑干神经核(共 12 对):一嗅二视三动眼,四滑五叉六外展,七面八听九舌咽,迷走加副舌下全。

(2)颅神经核团:①在脑内的分布——嗅入端脑视入间,动眼滑车出中脑,5、6、7、8 出脑桥,9、10、11、12 延髓穿。②分类——感觉神经 1、2、8,动 3、4、6 副舌下,5、7、9、10 为混杂。

考点2 脊髓

1. 解剖结构 位于椎管内,外包被膜,上端平枕骨大孔处连延髓,下端缩窄变细,称脊髓圆锥。脊髓呈前、后略扁的圆柱形,有 2 个膨大(颈膨大、腰骶膨大)。脊神经有 31 对,分为 31 个节段:颈髓 8 节 + 胸髓 12 节 + 腰髓 5 节 + 骶髓 5 节 + 尾髓 1 节。

2. 功能

(1)感觉和运动传导功能。

(2)反射功能(脊髓反射)。

(3)支配内脏功能等。

【助记】前回、前根主运动,后回、后根主感觉。

3. 血管 椎动脉、根动脉血管供应脊髓。

考点3 运动神经元

1. 上、下运动神经元病变特点鉴别

鉴别要点	上运动神经元(痉挛性瘫痪)	下运动神经元(弛缓性瘫痪)
瘫痪分布范围	较广,偏瘫、单瘫、截瘫、四肢瘫	多局限性(以肌群为主),或为四肢瘫
肌张力	增高,痉挛性瘫痪	减弱,呈弛缓性瘫痪
反射	腱反射亢进,浅反射消失	腱反射减弱或消失,浅反射消失
病理反射	(+)	(-)
肌萎缩	无,可见轻度失用性萎缩	显著,早期即可出现
肌束震颤	无	可有
皮肤营养障碍	多数无	常有
肌电图	NCV 正常,无失神经电位	NCV 减低,有失神经电位
肌肉活检	正常,后期呈失用性萎缩	失神经性改变

2. 上运动神经元瘫痪

定位分型	临床表现
皮质型	对侧单瘫。当病变为刺激性时引起对侧躯干相应的部位出现局限性的阵发性抽搐，当抽搐按运动区皮质代表区的排列次序进行扩散，称杰克逊(Jackson)癫痫
内囊型	"三偏"征(典型表现)。内囊部位的锥体束纤维最为集中，此处病变易使一侧锥体束全部受损而引起对侧比较完全的偏瘫
脑干型	交叉性瘫痪。即病灶侧脑神经周围性瘫痪，对侧肢体的中枢性瘫痪
脊髓型	1. 颈膨大以上病变——中枢性四肢瘫痪 2. 颈膨大($C_5 \sim T_1$)病变——上肢周围性瘫痪和下肢中枢性瘫痪 3. 胸段脊髓病变——双下肢中枢性瘫痪 4. 腰膨大($L_1 \sim S_2$)病变——双下肢周围性瘫痪 5. 脊髓半切综合征(Brown-Sequard 综合征)——脊髓半切损伤时，病变以下同侧肢体的中枢性瘫痪及深感觉障碍，对侧痛温觉障碍

3. 下运动神经元瘫痪

定位分型	临床表现
前角细胞	1. 无感觉障碍的弛缓性瘫痪，瘫痪分布呈节段型。如颈 S 前角损害引致三角肌瘫痪和萎缩，腰前角损害引致胫前肌瘫痪 2. 急性起病者见于脊髓前角灰质炎；慢性起病者常见于肌萎缩侧索硬化症
前根	瘫痪分布亦呈节段型，因后根常同时受侵而常伴有根性疼痛或节段型分布的感觉障碍
神经丛	常引起单侧肢体的多数周围神经麻痹、感觉障碍与自主神经功能障碍
周围神经	瘫痪与感觉障碍的分布与每个周围神经的支配关系一致；多神经炎时出现对称性四肢远端肌肉弛缓性瘫痪和萎缩，并伴有手套、袜套型感觉障碍

📖 **考点4　锥体外系统**

1. 概念

(1)广义：锥体系以外的所有运动神经核和运动神经传导束。

(2)狭义：包括基底节(尾状核、壳核、苍白球)和脑脚核(红核、黑质、丘脑底核-Luys 核、网状结构)两大部分。锥体外系统的主要功能是调节肌张力，协调肌肉运动；维持和调整体态姿势；担负半自动的刻板动作及反射性动作。

2.锥体外系统损害的临床表现

纵向	横向
1.运动功能减退-强直伴震颤综合征　主要为帕金森病表现:①运动迟缓;②肌强直(铅管样强直、齿轮样强直);③静止性震颤 2.运动过多-张力障碍综合征　①舞蹈样动作(不能控制的、快速多变的、无节律的、粗大的不自主动作,如耸肩转颈、噘嘴伸舌等);②手足徐动(多见于上肢远端的肌张力异常,手指及腕部缓慢交替性伸屈动作,如手呈"佛手"样);③抽动症(如眨眼、急速耸肩等);④肌张力障碍(如痉挛性斜颈、扭转痉挛等);⑤偏身投掷运动	1.苍白球和黑质病变,如多见运动减少和肌张力增高症候群,如帕金森病 2.尾状核和壳核病变,如运动增多和肌张力减低症候群,如舞蹈病 3.丘脑底核病变,如偏侧投掷运动

第二节　神经系统症状学 ☆

考点1　头痛

1.头痛分类

(1)原发性头痛:不明原因引起的头痛,偏头痛、紧张性头痛、丛集性头痛等。

(2)继发性头痛:各种颅内病变引起的头痛,如脑血管性病变、外伤、环境、感染、面部结构等引起的头痛。

2.偏头痛

偏头痛是一种常见的慢性神经血管性疾病,其特征为发作性、多为偏侧、中重度、搏动性的剧烈头痛,一般持续 4~72 h,多合并自主神经系统功能障碍。女性多于男性,多在青春期、月经期容易发作,妊娠或绝经期后减少或停止等。

3.偏头痛诊断

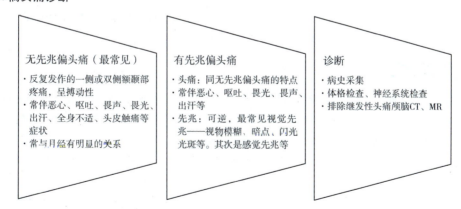

无先兆偏头痛（最常见）
· 反复发作的一侧或双侧额颞部疼痛,呈搏动性
· 常伴恶心、呕吐、畏声、畏光、出汗、全身不适、头皮触痛等症状
· 常与月经有明显的关系

有先兆偏头痛
· 头痛:同无先兆偏头痛的特点
· 常伴恶心、呕吐、畏光、畏声、出汗等
· 先兆:可逆,最常见视觉先兆——视物模糊、暗点、闪光光斑等。其次是感觉先兆等

诊断
· 病史采集
· 体格检查、神经系统检查
· 排除继发性头痛颅脑CT、MR

4.鉴别诊断

鉴别要点	偏头痛	紧张性头痛	丛集性头痛
家族史	多有	可有	多无
性别	女性远多于男性	女性多于男性	男性远多于女性

鉴别要点	偏头痛	紧张性头痛	丛集性头痛
周期性	多无,部分女性与月经周期有关	多无	有反复密集发作期,间期发作,频率为隔日1次或每日8次
持续时间	4~72 h	不定	15~180 min
头痛性质	搏动性	压迫、紧箍、钝痛	锐痛、钻痛、难以言表
头痛部位	多单侧	多双侧、局部肌肉触痛或压痛点,颞肌、颈枕肌痛	固定单侧眶部、眶上、颞部
头痛程度	中、重度	轻、重度	重度或极重度
活动后加重	多有	多无	多无
伴随症状	恶心、呕吐、畏声、畏光	多无,可伴食欲减退,对光线、声音可轻度不适	同侧结膜充血或流泪、鼻塞、流涕、眼睑水肿等

5.治疗 阶梯法、分层选药。

(1)发作期的治疗:对乙酰氨基酚、非甾体类抗炎药;麦角类制剂和曲普坦类药物。

(2)预防性治疗:β受体阻滞剂、钙离子拮抗剂、5-HT受体拮抗剂。

考点2 头晕

1.概念 头晕是一组非特异的症状,包括眩晕、晕厥前(又称晕厥前兆)、失衡及头重脚轻感。良性阵发性位置性眩晕(BPPV)是头晕常见的一个类型,指头部运动到某一特定位置时诱发的短暂的眩晕,是一种具有自限性的周围性前庭疾病。

2.诊断

(1)头部运动到某一特定位置出现短暂眩晕的病史。

(2)变位性眼震试验(Dix-Halpike或side-lying试验——后或前半规管BPPV;滚转试验——外半规管BPPV),且具有短潜伏期(<30 s)和疲劳性。

考点3 失眠

1.概念 失眠通常指患者对睡眠时间和(或)质量不满足并影响白天社会功能的一种主观体验。常表现为入睡困难(入睡时间≥30 min)、睡眠维持障碍(整夜觉醒次数≥2次)、早醒、睡眠质量下降和总睡眠时间减少(通常<6 h),同时伴有日间功能障碍。

2.诊断 ①一般情况——临床症状、睡眠习惯;②相关检查——睡眠日记、睡眠问卷;多导睡眠图;多次睡眠潜伏期试验、睡眠剥夺脑电图等。

3.治疗 失眠的药物治疗常用苯二氮䓬类(氯硝西泮等)和非苯二氮䓬类(佐匹克隆等)催眠药物。

考点4 昏迷

1.概念和分类

昏迷是由各种病因引起中枢神经系统高度抑制的病理状态,是最为严重的意识障碍。患者意识完全丧失,具有运动、感觉和反射功能障碍,各种强刺激均不能使其觉醒。

病因:鉴别大多数常见昏迷原因。记住维生素(Vitamin)原则,V = Vascular——血管疾病;I = Infective——感染;T = Toxic——中毒;A = Attack——外伤性疾病;M = Metabolic——代谢性疾病;I = Immune——自身免疫病;N = Neural——神经性疾病。

鉴别要点	浅昏迷	深昏迷
意识活动	意识完全丧失 有较少自发动作	对外界刺激全无反应,全身肌肉松弛,无任何自主运动
反射	对声、光刺激无反应;角膜反射、瞳孔对光反射、眼球运动、吞咽反射仍然存在	各种反射消失,眼球固定,瞳孔散大
二便	——	大小便多失禁
生命体征	无明显改变	明显改变,呼吸不规则,血压下降

2.鉴别诊断

嗜睡	睡眠过多过深,各种刺激能被唤醒,能正确回答和做出各种反应,停止刺激立即入睡
昏睡	处于熟睡状态,不易唤醒,强刺激下能睁眼、呻吟、躲避,可作简短而模糊的回答,很快又再入睡

3.治疗

(1)及时予生命支持措施。

(2)病因治疗。

(3)恢复脑功能(改善脑代谢、低温保护措施、控制脑水肿降低颅内压)。

(4)防治并发症。

📖 考点5　癫痫

1.概念和病因　癫痫是一组疾病和综合征,以大脑神经元反复突然异常放电所致的间歇性中枢神经系统功能失调为特征。每次发作或每种发作称为病性发作。发病机理尚未完全明确。根据病因分为以下2类。

(1)原发性癫痫:和遗传因素有密切关系,无明确结构变化或代谢异常。

(2)继发性癫痫:继发于其他疾病造成多种脑部病损,如颞叶、额叶、顶叶、枕叶和代谢障碍等所致。

2.临床表现

单纯部分性发作	部分运动性发作	多见于一侧口角、眼睑、手指和足趾等身体局部的抽动 Jackson 癫痫:异常运动从局部开始,按大脑皮质运动区的分布顺序缓慢地移动,病灶在对侧运动区。通常无意识障碍
	精神性发作	表现各种类型的遗忘症、情感异常、错觉或复杂幻觉等
复杂部分性发作		又称精神运动性发作,病灶都在颞叶,也称颞叶癫痫。随后出现失神性的意识障碍或自动症和遗忘症

	失神发作	意识短暂中断,发作和停止均突然;停止当时的活动,呼之不应,两眼瞪视不动,5~30 s;清醒后对发作无记忆 脑电图上呈双侧同步对称的 3 Hz/s 棘 – 慢波组合	
全面性发作	强直 – 阵挛发作	意识丧失和全身抽搐为特征 发作可分 3 期:强直期、阵挛期、惊厥后期	
		强直期	突然意识丧失,所有的骨骼肌呈持续性收缩,颈部、躯干先屈曲后反张
		阵挛期	震颤幅度增大并延及全身,进入阵挛期 本期持续 30 s 至 1 min
		惊厥后期	阵挛期以后,尚有短暂的强直痉挛,造成牙关紧闭和大、小便失禁。呼吸先恢复,醒后感到头痛、全身酸痛和疲乏,对抽搐全无记忆

3. 诊断与鉴别诊断

(1)诊断:靠他(HE)。①History——病史;②EEG——脑电图(最重要,采用过度换气、闪光刺激、特殊电极如蝶骨电极等可提高阳性率)。

【助记】	
病史关键在发作,发作重点有三个 开始、中间和结束,逐项询问莫漏过	发作开始:先兆、起始部位、有无意识丧失 发作中间:发作形式、持续时间 发作结束:发作后状态,有无肢体瘫痪

(2)鉴别诊断:全面性强直 – 阵挛发作与假性癫痫发作(又称癔症性发作)鉴别,发作中哭叫、闭眼、躲闪、眼球乱动,瞳孔正常,对光发射存在;不符合癫痫发作的分类标准;发作期和发作间期无癫痫样放电。

4. 治疗

(1)病因治疗:要积极消除病因。

(2)药物治疗:①药物的选择。全面强直阵挛性发作持续 5 min 以上即考虑为癫痫持续状态,首先给予地西泮 10~20 mg 静脉注射。失神发作——首选丙戊酸钠。部分性发作:成人——首选卡马西平、苯妥英钠;儿童——首选奥卡西平。全面强直 – 阵挛发作:首选卡马西平。②药物剂量的选择。单一用药、小剂量开始,逐渐增加到控制发作;混合型癫痫合并用药,注意药物不良反应和停药标准。全面性强直 – 阵挛发作和单纯部分性发作,在完全控制 4~5 年后,失神发作在完全控制半年后,脑电图复查正常,可考虑停止治疗。停药必须缓慢减量。

第三节　脑血管疾病★

考点1　短暂性脑缺血发作(TIA)

1. 概念及发病机制　TIA 是由于颈内动脉或椎 – 基底动脉系统一过性缺血,造成短暂性的脑和视网膜神经功能障碍。每次发作一般不超过 1 h,最长不超过 24 h,常有反复发作,且无责任病灶的证据。主要发病机制:微栓塞、椎动脉受压、脑血管痉挛、血流成分或血流动力学改变等。

2.临床表现

一般特点	颈内动脉系统 TIA	椎 - 基底动脉系统 TIA
1.好发于老年人,男性多于女性 2.发病突然,持续时间短暂,一般10 余分钟,最多不超过 24 h 3.反复发作,每次发作相似 4.恢复完全,不遗留后遗症	1.对侧单肢无力或轻偏瘫 2.眼动脉交叉瘫,Honer 征交叉瘫 3.对侧单肢或半身感觉异常 4.一过性黑矇	1.发作性眩晕,也可出现眼球震颤 2.脑干、小脑受累出现复视、共济失调、吞咽障碍和交叉性瘫痪等 3.跌倒发作——下肢突然失去张力而跌倒,无意识丧失,很快自行站起。短暂性全面性遗忘症

3.辅助检查

(1)确定或排除可能需要特殊治疗的 TIA 的病因,寻找可改善危险因素,判定预后。

(2)CT/MRI 检查大多正常,CTA/MRA/DSA/TCD 呈血管狭窄、动脉粥样硬化改变。

4.诊断与鉴别诊断

(1)诊断

1)高危因素:高血压、心脏病、糖尿病、高脂血症。

2)相关病史,最主要依据,中老年患者突然出现颈内动脉或椎 - 基底动脉系统缺血表现,短时间内完全恢复(多不超过 1 h)。

3)辅助检查:CT/MRI 无责任病灶,排除其他疾病。

(2)鉴别诊断:椎 - 基底动脉系统的 TIA 与良性位置性眩晕鉴别,后者的眩晕症状在头部处于一定位置时发作,无脑干损害的体征。与单纯部分发作的癫痫鉴别,可有肢体抽搐、视幻觉等。

5.治疗

(1)控制危险因素。

(2)抗血小板治疗:阿司匹林或氯吡格雷;如卒中风险较高患者,二者联合治疗。

(3)抗凝治疗:不推荐无选择的早期抗凝治疗,心源性栓塞性 TIA 伴房颤者可用肝素、低分子肝素、华法林等抗凝。

📖 考点2　脑血栓形成

1.概念及病因　脑血栓形成是脑梗死最常见的类型。由于脑动脉狭窄、闭塞的基础上形成血栓,引起脑局部血流减少或中断,脑组织缺血、缺氧导致软化、坏死出现局灶性神经系统症状。动脉粥样硬化为最常见病因,常伴有高血压。

2.临床表现　依据血栓形成部位不同临床表现各异。

颈内动脉闭塞综合征	患侧单眼一过性黑矇,对侧三偏症状,主侧半球病变有失语,患者同侧 Horner 综合征 【助记】颈内闭塞三偏征、同侧黑矇 Horner 征
大脑中动脉闭塞综合征	无短暂黑矇,其他表现同颈内动脉闭塞综合征 主干闭塞:三偏征 + 完全性失语 深穿支闭塞:最常见纹状体内囊梗死,皮质下失语
大脑前动脉闭塞综合征	对侧偏瘫,以下肢为重,尿便障碍,精神障碍

椎－基底动脉闭塞综合征	基底动脉和双侧椎动脉闭塞引起脑干梗死,脑桥病变可出现针尖样的瞳孔 脑桥基底动脉闭塞则出现闭锁综合征 基底动脉尖综合征——眼球运动及瞳孔异常,意识障碍,偏盲,严重记忆障碍 中脑支闭塞出现 Weber 综合征 小脑后下动脉闭塞综合征,脑干梗死最常见类型

3. 辅助检查

(1)颅脑 CT、MRI:发病 24 h 后低密度病灶;与症状及体征相一致的责任病灶。

(2)脑脊液:正常。

4. 治疗

(1)溶栓治疗:静脉溶栓≤4.5 h、动脉溶栓≤6 h。常用尿激酶、rt-PA。

(2)抗凝和抗血小板治疗:未溶栓者 48 h 内尽早服用阿司匹林或氯吡格雷,溶栓治疗后 24 h 内慎用。

(3)其他:降纤治疗、脑保护治疗、外科治疗。

📖 **考点3　脑栓塞**

1. 病因　脑血管外的血栓随血流进入颅动脉,而脑血栓形成的栓子来自脑血管。

(1)心源性:最常见。风心病变的附壁血栓、心脏换瓣术后人工瓣膜上的血栓、各种心内膜炎瓣膜赘生物、心房纤颤的心内血栓等。

(2)非心源性:主动脉弓及其发出的大血管动脉粥样硬化斑块和附着物脱落;长骨骨折等各种原因的空气栓塞及异物栓塞等。

2. 诊断

特点症状	急骤发病,数秒或数分钟达到高峰;多无前驱症状
	意识清楚或有短暂性意识障碍
	颈内动脉系统和(或)椎－基底动脉系统的症状和体征
病因病史	栓子来源可为心源性或非心源性,有栓子来源原发病
辅助检查	脑 CT 或 MRI 可显示缺血性梗死,腰椎穿刺脑脊液一般正常

3. 治疗原则

首先控制原发病,改善脑循环,减轻脑水肿,减少梗死范围。注意:急性期一般不推荐抗凝治疗;房颤、有再栓塞高度风险的心源性疾病的患者推荐抗凝治疗;低风险患者如来自下肢深静脉血栓的栓子,一般推荐抗血小板治疗。

📖 **考点4　脑出血**

1. 概念和病因　脑出血指原发于脑实质内的出血。最常见的病因是高血压小动脉硬化,其次有脑淀粉样血管病变、动脉瘤等。

2. 临床表现　出血部位不同,临床表现不同。

一般特点	多有高血压病史。活动和情绪激动时突然发生,头痛、呕吐、不同程度的意识障碍等,起病急骤,数分钟至数小时内达到高峰

基底核区出血	1. 好发部位　壳核最多见,其次为丘脑出血 2. 临床表现　①头痛、头晕、恶心、呕吐等;②三偏征;③优势半球受累可有失语;④如血肿较大可现海马沟回疝,病灶侧瞳孔散大
小脑出血	眩晕、呕吐,共济失调,步态不稳、后枕部疼痛。如血肿破入第四脑室可累及脑桥,如出血量大则颅内压明显增高
脑叶出血	1. 顶叶出血　最常见,对侧偏身感觉障碍等 2. 枕叶出血　偏盲最常见 3. 颞叶出血　Wernicke 失语(感觉性失语)、精神症状等 4. 额叶出血　精神症状,对侧偏瘫、尿便障碍、Broca 失语(运动性失语)等
脑干出血	1. 桥脑出血　脑干出血的好发部位,交叉性瘫痪(病灶侧面瘫、对侧肢体瘫),两眼凝视病灶侧或核间性眼肌麻痹 2. 出血量大　四肢瘫、瞳孔缩小、高热、昏迷等;若血液破入脑室,双侧针尖样瞳孔、呕吐咖啡样胃内容物、中枢性高热、中枢性呼吸障碍、四肢瘫痪和去大脑强直发作

3. 辅助检查　脑 CT 首选,脑内有高密度病灶。

4. 治疗

(1)急性脑出血的急救原则:绝对卧床,床头抬高,防止进一步出血,降低颅内压,控制脑水肿,维持生命功能和防治并发症。

(2)急性期一般治疗:保持呼吸道通畅,维持营养和电解质。降颅压(20% 甘露醇或 10% 甘油果糖静脉滴注,一般用 5 ~ 7 d),调整血压(如血压过高应降低血压,以不低于平时血压为宜)。

(3)恢复期治疗:防止再出血,药物(钙通道阻滞剂、脑代谢复活剂)。

(4)外科治疗:血肿靠近外侧裂,情况允许的条件下可考虑手术清除血肿。

考点5　蛛网膜下腔出血(SAH)

1. 概念和病因　SAH 是指颅内血管破裂,血液流入蛛网膜下腔而致。常见病因依次为脑动脉瘤、脑血管畸形和高血压脑动脉粥样病变等。

2. 临床表现

(1)诱因及先兆症状:发病前多有诱因,预警性头痛,可发生在任何部位。

(2)典型的临床表现:突发爆裂样头痛——突然、剧烈和持续性,通常位于枕部,呕吐,跌倒或痛性发作,意识改变。

(3)体征:脑膜刺激征、颈抵抗和 Kernig 征阳性,视网膜或玻璃体下出血,发病时出现的局灶神经体征提示动脉瘤部位。

3. 辅助检查

(1)CT(早期):显示脑沟与脑池密度增高。

(2)腰椎穿刺:有诱发脑疝的危险。只有在无条件做 CT 而病情允许的情况下,或 CT 检查阴性而临床又高度疑诊 SAH 时才考虑进行。脑脊液为均匀血性。

4. 治疗

(1)治疗原则:控制继续出血、防止迟发性脑血管痉挛、去除病因和防止再出血。

(2)内科治疗:卧床加镇静到 3 ~ 4 周,小心控制严重的高血压,防止血压偏低;头痛使用止痛药,保持适当脱水以控制颅内压。

（3）外科手术：如意识水平下降或怀疑小脑血肿，立即外科会诊，必要时行手术治疗。

【助记】

鉴别要点	缺血性卒中		出血性卒中		
	短暂性脑缺血发作	脑血栓形成	脑栓塞	脑出血	蛛网膜下腔出血
年龄	中老年	中老年	青壮年	中年以上	青壮年
常见原因	动脉硬化	动脉硬化	心脏病	高血压	动脉瘤
发病形式	急骤	缓慢	急骤	急骤	急骤
意识状态	短暂或无意识障碍	清醒	昏迷轻	昏迷深	无或短暂昏迷
脑膜刺激征	无	无	无	较轻	明显
神经体征	1 h 内恢复	三偏,较轻	三偏	三偏	无或轻微
头颅 CT	正常	低密度灶	低密度灶	高密度灶	颅内或脑表面有血
脑脊液	正常	正常	压力高	压力高	压力高

考点6 血管性痴呆

血管性痴呆（VD）是指脑血管病引起的脑组织缺血、缺氧，导致的以痴呆为主要表现的脑功能衰退性疾病。皮质动脉硬化性脑病是 VD 常见的临床亚型。多发生在前额叶，执行功能和思维受损，计划、组织、分析能力下降，抑郁、人格改变和情绪波动很常见。治疗以大脑代谢调解药（喜得镇、吡拉西坦等）、血管扩张药（桂利嗪、盐酸氟桂利嗪等）为主。

第四节 脑变质性疾病★

考点1 帕金森病

1.**病因和病理** 帕金森病（PD）又名震颤麻痹，是一种常见的中老年神经系统退行性疾病，与年龄、环境及遗传等因素有关。病理变化以黑质多巴胺变性坏死和路易小体形成为主。

2.**临床表现**

症状	临床表现
一般特点	起病隐匿;60 岁起病;单侧首发
运动症状	1.震颤 静止性震颤,首发症状,最常见(最具有诊断意义)。"搓丸样"动作,一侧上肢远端手指开始,逐渐扩展到同侧下肢和对侧肢体 2.肌强直 铅管样强直、齿轮样强直 3.运动迟缓 "面具脸""小写症",精细动作困难,随意动作减少 4.姿势反射障碍 屈曲体态,平衡障碍,慌张步态,"冻结现象","面具脸"

症状	临床表现
非运动症状	1.感觉 嗅觉减退、麻木、疼痛 2.精神 抑郁、焦虑、痴呆、幻觉等 3.自主神经 便秘、涎液和皮脂分泌增加,汗分泌增多或减少

3.诊断与鉴别诊断

(1)诊断:①中老年发病,缓慢进展性病程;②至少具备运动症状中的2个体征;③左旋多巴治疗有效。

(2)鉴别诊断:①原发性震颤;②路易体痴呆;③亨廷顿舞蹈症;④继发性帕金森综合征。

4.治疗

(1)原则:初期多单药治疗,也可以优化小剂量多种药物联合应用。目标疗效最佳、维持时间更长而运动并发症发生率更低。一旦PD诊断应及早使用保护性治疗——单胺氧化酶B型(MAO-B)抑制剂:司来吉兰+维生素E和雷沙吉兰,可能延缓疾病进展的作用。

(2)早期帕金森病治疗:①65岁以前,无智能减退——非麦角类DR激动剂(溴隐亭)、MAO-B抑制剂、金刚烷胺、复方左旋多巴等。②65岁以上患者,或伴智能减退——首选复方左旋多巴("开-关"现象),尽量不应用抗胆碱能药物(苯海索)。

(3)中晚期、晚期帕金森病治疗:伴有震颤患者,国内主要应用苯海索。根据早期用药进行调整并处理并发症。

(4)手术治疗:对震颤明显或对药物治疗效果差者可选择手术。

📖 考点2 路易体痴呆

1.病因和病理 路易体痴呆是最常见的神经变性疾病之一,其主要的临床特点为波动性认知功能障碍、视幻觉和类似帕金森病的运动症状,患者的认知障碍常在运动症状前出现。主要病理改变:路易小体等。

2.临床表现

(1)波动性认知功能障碍:视空间障碍突出,执行功能受损,近事记忆早期受损较轻。

(2)精神症状:视幻觉最为常见,谵妄与抑郁。

(3)自发性的帕金森综合征样症状:运动迟缓、肌张力增高、静止性震颤等。

3.治疗

(1)改善认知:胆碱酯酶抑制剂(首选药物),如多奈哌齐,对改善视幻觉有疗效。

(2)抗精神症状药物:必要时选择新型非典型抗精神病药如奥氮平、氯氮平、喹硫平等,禁忌使用经典抗精神病药如氟哌啶醇和硫利达嗪。

(3)改善运动症状药物:首选胆碱酯酶抑制剂(新斯的明)。左旋多巴可加重视幻觉。

📖 考点3 阿尔茨海默病

1.概念 阿尔茨海默病(AD)是一种起病隐匿的进行性认知功能障碍和行为损害为特征的神经系统退行性疾病。临床上以记忆障碍、失语、失用、失认、视空间障碍、执行功能障碍以及人格和行为改变为特征,发病与环境及遗传因素有关,病理改变以老年斑、神经元纤维缠结为主。颅脑影像早期见海马萎缩,后期额、颞叶萎缩明显,脑脊液检查tau蛋白和β蛋白测定增多、各种神经心理学测试阳性。

2.鉴别诊断

鉴别要点	阿尔茨海默病	血管性痴呆
性别	女性多见	男性多见
起病和病程	较晚,隐匿,缓慢进展	较早,较快,阶段性恶化
病程进展	进行性恶化	波动性或阶梯形
人格改变	发展较快	较慢
认知功能损伤	全面	非全面
自知力、情感失禁	常有	常有
病史	常无高血压、卒中、心血管等病史	常有高血压、卒中、心血管等病史
局灶神经系统体征	早期少见	常见
脑影像	广泛皮层萎缩明显	缺血脑萎缩
脑电图	弥漫性慢波活动多见	局限性阵发性活动
脑脊液	多正常	清蛋白增高

3.治疗

(1)改善症状的药物治疗:乙酰胆碱酯酶抑制剂——安理申(盐酸多奈哌齐片)等;NMDA 受体拮抗剂:美金刚等。

(2)其他:抗 Aβ 免疫治疗、性激素、精神行为障碍需心理治疗等。

考点4 运动神经元疾病

1.概念和分型

运动神经元病(MND)是一组病因未明、主要累及大脑皮质、脑干和脊髓运动神经元的慢性进行性神经系统变性疾病。包括肌萎缩侧索硬化症(ALS)、进行性肌肉萎缩(PMA)、进行性延髓麻痹(PBP)、原发性侧索硬化(PLS)4 种临床类型。

运动系统病变——瘫痪、肌萎缩、肌张力改变、不自主运动和共济失调等。

【助记】

分类	肌张力	腱反射	病理反射
上运动神经元受损(硬)	高	亢进	(+)
下运动神经元受损(软)	低	减弱	(−)

2.临床表现

(1)肌萎缩侧索硬化:最常见的类型,中老年人多见,以进行性加重的骨骼肌无力、萎缩、肌束颤动、延髓麻痹和锥体束征为主要临床表现(上、下运动神经元受损)。

(2)进行性肌萎缩:主要为前角细胞损害,远端先于近端,出现下运动神经元体征。

(3)进行性延髓麻痹:言语和吞咽肌受累。

第五节　脑炎性疾病

📖 **考点 1　炎性脱髓鞘病概述**

中枢神经系统脱髓鞘病分为髓鞘形成障碍型和髓鞘破坏型。髓鞘形成障碍型是由遗传代谢缺陷引起的;髓鞘破坏型又叫原发性或特发性炎性脱髓鞘病,是指由自身特异性免疫反应介导的脑和脊髓的髓鞘破坏、脱失而引起的一类疾病。包括多发性硬化、视神经脊髓炎、同心圆硬化等。

视神经脊髓炎(NMO):主要累及视神经与脊髓的中枢神经系统炎性脱髓鞘病变。其临床特征为横贯性或播散性脊髓炎以及双侧同时或相继发生的视神经炎。

📖 **考点 2　多发性硬化**

1. 病因和病理

多发性硬化(MS)是以中枢神经系统白质脱髓鞘病变为主要特点,在遗传易感个体与环境因素作用发生的自身免疫性疾病。本病最常累及的部位为脑室周围白质、视神经、脊髓、脑干和小脑,主要临床特点为症状和体征的空间多发性和病程的时间多发性。

2. 临床表现

肢体无力	最多见,大约 50% 患者的首发症状。下肢比上肢明显,不对称瘫痪最常见
感觉异常	肢体、躯干或面部针刺麻木感,肢体发冷、蚁行感、烧灼感等
眼部症状	视神经炎或球后视神经炎,视神经萎缩,眼肌麻痹及复视、眼球震颤
共济失调	晚期部分患者可见 Charcot 三主征(眼震、意向震颤和吟诗样语言)
发作性症状	持续时间短暂、可被特殊因素诱发的感觉或运动异常——强直痉挛、感觉异常、构音障碍、共济失调、癫痫和疼痛不适
精神症状	欣快、兴奋,淡漠、嗜睡、强哭强笑、反应迟钝、语言重复和被害妄想等
其他症状	膀胱功能障碍(尿频、尿急、尿潴留、尿失禁),可伴其他自身免疫性疾病

3. 辅助检查　脑脊液检查、诱发电位和磁共振成像对多发性硬化的诊断具有重要意义。

4. 诊断　首先以客观病史和临床体征为基本依据;其次,充分结合辅助检查,特别是 MRI 特点,寻找病变时间多发性及空间多发性证据;再次,排除其他疾病。

5. 治疗　急性期治疗(激素、免疫球蛋白)、疾病修正治疗(β-干扰素)、对症治疗、康复治疗。

📖 **考点 3　结核性脑膜炎、病毒性脑膜炎、化脓性脑膜炎鉴别诊断**

分类	起病	病原菌	临床表现	脑脊液				
				外观	细胞数	蛋白	葡萄糖	氯化物
结核性脑膜炎	亚急性	结核分枝杆菌	头痛、呕吐,脑膜刺激征	不太清	淋巴细胞↑	↑↑	↓↓	↓↓

分类	起病	病原菌	临床表现	脑脊液				
				外观	细胞数	蛋白	葡萄糖	氯化物
病毒性脑膜炎	急性	柯萨奇病毒、腮腺炎病毒	全身感染中毒症状,脑膜刺激征	多数清	淋巴细胞↑	↑	正常	正常
化脓性脑膜炎	急性暴发	流感杆菌、肺炎球菌、脑膜炎奈瑟菌	1. 全身感染中毒症状,如高热、寒战、头痛、呕吐、皮肤瘀斑、瘀点等 2. 脑膜刺激征 3. 可伴动眼神经、展神经、面神经麻痹,严重者嗜睡、昏迷等	混浊	升高	↑	↓↓	↓

第六节　脊髓疾病

考点1　脊髓炎

1. 病因

脊髓炎确切病因未明,一般认为是病毒感染或接种疫苗后引起的自身免疫反应,进而引起脊髓白质脱髓鞘或坏死所致的脊髓横贯性损害。

2. 诊断

(1)青壮年多发,前驱感染史——上呼吸道感染症状,或有疫苗接种史。

(2)症状与体征:病损平面以下的传导束性感觉障碍、运动障碍、自主神经功能损害。①运动障碍——双下肢瘫痪。急性期患者出现脊髓休克。脊髓休克现象逐渐消失后出现肢体痉挛性瘫痪。②自主神经功能障碍——尿潴留,大便失禁,病损以下无汗、水肿等。

(3)辅助检查:急性期可见周围血和脑脊液白细胞升高;脑脊液蛋白含量明显增高,脊髓造影或磁共振可见病变部位脊髓肿胀及信号异常。MRI有助于早期确定病变性质、数量、范围。

3. 治疗　以减轻症状,防治并发症、加强功能训练、促进康复为原则;以糖皮质激素为主,早期及时应用,或用免疫球蛋白,对症支持治疗。

考点2　脊髓压迫症

1. 概念和病因　脊髓压迫症是由于脊椎或椎管内的占位性病变而产生脊髓、脊神经根及供应血管受压,导致不同程度的脊髓横贯性损害和椎管阻塞。肿瘤为最常见的占位。

2. 临床表现

(1)症状:受压节段以下的脊髓横贯性损害——感觉障碍(束带感、感觉过敏带、减退或消失)、运动障碍(痉挛性瘫痪)、自主神经功能损害。

(2)体征:反射异常——腱反射、病理反射、腹壁反射、提睾反射;脊柱局部疼痛、叩击痛——脊髓刺激症状。

3.辅助检查

(1)脑脊液检查:蛋白增高。

(2)脊髓造影:可显示脊髓梗阻界面,造影剂停留平面充盈缺损。

(3)脊髓 CT、MRI:显示病变部位、边界、性质等。

4.诊断

诊断顺序:①是否脊髓压迫症;②定位诊断——受压部位、平面,髓内、髓外硬膜内或髓外硬膜外;③明确病变病因、性质。

5.治疗原则 尽快去除压迫原因,能手术者尽早手术。

考点3 亚急性联合变性

1.病因病理 脊髓亚急性联合变性简称亚急性联合变性(SCD),是由于维生素 B_{12} 缺乏而引起的中枢和周围神经系统变性的疾病。病变主要累及脊髓后索、侧索及周围神经等,临床表现为双下肢深感觉缺失、感觉性共济失调、痉挛性瘫痪及周围性神经病变等。

2.临床表现

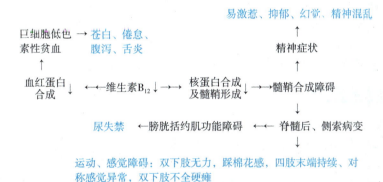

3.诊断 病史(影响维生素 B_{12} 吸收的疾病)+临床表现+辅助检查、MRI(典型有倒 V 字征、反兔耳征)。

4.治疗 早发现、早治疗,病因治疗,并予补充维生素 B_{12} 治疗。

第七节 周围神经疾病★

考点1 特发性面神经炎

1.概念和病因

特发性面神经炎是指面神经管内(茎乳突孔内)的非特异性炎症所致的周围性面瘫,又称特发性面神经麻痹或贝尔麻痹。该病确切病因未明,可能与病毒感染、受风、着凉等原因导致营养神经的血管痉挛,导致该神经组织缺血、水肿、受压而致病。

2.临床表现

起病急,常入睡前尚无不适,次晨醒来在洗漱时发现闭目不全、口角歪斜,2～3 d 内症状最严重。在起病前有同侧耳后、耳内、乳突区轻度疼痛。单侧发病	
额纹	消失,皱眉、蹙额、眉上举均不能

睑裂	变大,闭目不能或闭合不全
下睑	外翻而泪液外溢
Bell 现象	闭目时病侧眼球向内上方转动,露出白色巩膜
鼻唇沟	变浅,口角下垂,露齿,口角歪向健侧
口轮匝肌	鼓腮或吹口哨时漏气
颊肌瘫痪	面颊在呼吸时膨出,食物易滞留患侧
舌	伸舌偏向健侧,舌前 2/3 味觉消失

3. 鉴别诊断　需与急性感染性多发性神经根神经炎、中耳炎、迷路炎、乳突炎等并发的耳源性面神经麻痹,以及腮腺炎或颅后窝的肿瘤或脑膜炎引起的周围性面瘫鉴别。

4. 治疗

(1)**糖皮质激素**:急性期尽早口服使用糖皮质激素治疗,可以促进损伤神经的尽快恢复,改善预后。通常选择泼尼松或泼尼松龙口服,30~60 mg/L,连用 5 d,逐步减量至停用。

(2)**抗病毒治疗**:急性期可以根据情况尽早联合使用抗病毒药物和糖皮质激素,抗病毒药物可以选择阿昔洛韦或伐昔洛韦。

(3)**神经营养剂**:临床上通常给予 B 族维生素,如甲钴胺和维生素 B_1 等。

📖 考点2　三叉神经痛

1. 临床表现

(1)性质:刀割、针刺、撕裂、烧灼或电击样剧烈疼痛。

(2)部位:可长期固定在某一分支,尤以第 2、3 支多见。亦可两支同时受累。

(3)持续时间:每次发作时间仅数秒钟至 2 min,突发突止。间歇期完全正常。病初次数较少,以后次数增加并加重。发作呈周期性,每次发作期可数天、数周或数月不等。缓解期亦可数天至数年不等。

(4)诱发及缓解方式:进食、咀嚼、咳嗽等活动诱发,口角、鼻翼、上下唇、门齿、舌等处最为敏感,稍加触动即可诱发疼痛,故有"扳机点"或"触发点"。

(5)伴随症状:反射性地引起患侧面肌抽搐,并有面红、流泪及流涎等症状。

(6)神经系统检查无异常所见。

2. 鉴别诊断　需与继发性三叉神经痛(肿瘤、炎症等)、牙痛、鼻窦炎及颞颌关节病鉴别。

3. 治疗原则　缓解疼痛,减少复发。药物治疗首选卡马西平,手术治疗等。

📖 考点3　炎性神经病

1. 概述

慢性炎性脱髓鞘性多发性(神经根)神经病(CIDP)是组获得性自身免疫性的运动感觉周围神经病,临床特征表现为慢性进行性或复发性肢体近端或远端肌肉萎缩、无力,伴或不伴感觉障碍,病程超过 2 个月。多伴有脑脊液蛋白 - 细胞分离,大多数患者对皮质醇激素治疗反应良好。

急性炎症性脱髓鞘性多发性神经病(AIDP),又叫吉兰 - 巴雷综合征(GBS),是以周围神经和神经根的脱髓鞘及小血管周围淋巴细胞及巨噬细胞的炎性反应为病理特点的自身免疫病。病前多有非特异性细菌、病毒等感染史。

2. 临床表现

(1)起病、病史:急性或亚急性起病,病前 1~4 周有感染史,起病时无发热。

(2)运动障碍:四肢对称性、弛缓性瘫痪,腱反射减弱或消失。

(3)感觉障碍:感觉功能多异常或轻度异常,可有肢麻痛,检查有手套、袜子样感觉障碍。

(4)伴随症状:可伴有颅神经损害(最常见的为运动性)、呼吸肌麻痹(本病最大的威胁)、自主神经功能障碍,但括约肌功能多正常。

3. 辅助检查

(1)脑脊液检查:典型的脑脊液改变是蛋白 - 细胞分离。

(2)肌电图检查:运动神经传导速度早期正常,数周后逐渐减慢。

4. 鉴别诊断　当与急性脊髓灰质炎、重症肌无力及周期性瘫痪等病相鉴别。

5. 治疗　激素治疗、血浆交换疗法、大剂量免疫球蛋白静脉滴注。呼吸麻痹时注意保持呼吸道通畅和维持呼吸功能。

📖 考点4　糖尿病性多发性周围神经病

诊断标准:糖尿病;四肢或双下肢持续性疼痛和(或)感觉障碍(深感觉障碍——步态不稳,易跌倒等;浅感觉障碍——肢体深部的钝、刺或烧灼样痛,夜间尤著;双下肢感觉减退或缺失)踇趾振动觉减退;双踝反射消失;腓神经传导速度低于同龄组的 1 倍标准差;肌电图异常。

📖 考点5　中毒性周围神经病

中毒性周围神经病较多发生于慢性中毒,急性中毒相对少见;它的发生有相对较长的潜伏期,一般起病隐袭,渐进发展。临床上多表现为多发性神经病(包括感觉障碍、运动障碍、腱反射降低、脑神经障碍、自主神经功能障碍);有些毒物对周围神经损害具有不同选择性,所以临床表现也不尽相同。治疗时应积极查找病因,立即停止接触毒物,减少毒物的吸收、加速毒物的排出,并给予足够营养及维生素。

📖 考点6　遗传性周围神经病

遗传性运动感觉神经病(CMT)或称腓骨肌萎缩症,代表了一组临床和遗传异质性的周围神经系统疾病,也是最常见的周围神经系统遗传病。

鉴别要点	CMT1 型(脱髓鞘型)	CMT2 型(轴突型)
遗传	常染色体显性遗传	——
起病	早,20 岁前	晚,20 岁后
神经传导速度	减慢	正常或减慢
神经活检	广泛的节段性脱髓鞘和髓鞘增生形成"洋葱头"样结构	轴突变性
临床特点	双下肢远端起病,肌萎缩,"鹤腿",下肢肌张力、反射减弱或消失,足下垂、弓形足,部分有感觉障碍	肌无力常见

第八节　神经肌肉接头疾病

1. 概念和机制　重症肌无力(MG)是指主要由乙酰胆碱受体抗体介导、细胞免疫依赖、补体参与、主要累及神经肌肉接头突触后膜乙酰胆碱受体的获得性自身免疫性疾病。其主要临床表现为骨骼肌无力、易疲劳,活动后加重,休息和应用胆碱酯酶抑制剂后症状明显缓解、减轻。

2. 临床表现

(1)流行病学特点:40 岁前女性患者多于男性;中年以后发病者,以男性居多。大多起病隐袭,呈进展性或缓解与复发交替进展。部分胸腺瘤患者多发。

(2)临床特点:受累肌肉呈病态疲劳,休息后可改善,活动后出现或加重为病理性肌疲劳现象;症状表现为晨轻暮重波动性变化。

(3)肌无力分布:眼外肌麻痹多为首发症状,眼睑下垂和复视,瞳孔括约肌一般不受累,双侧眼症状多不对称。其次为面肌、舌肌、咽喉肌、咀嚼肌、延髓肌和颈肌等,四肢或躯干肌也常受累。四肢近端重于远端,双侧常同时受累。呼吸肌和咽喉肌无力急性加重导致气管和支气管分泌物阻塞,引起呼吸功能衰竭为重症肌无力危象。腱反射正常,无锥体束征和感觉异常。

3. 临床分型(根据改良的 Osserman 分型)

分型			临床表现	
Ⅰ 型	眼肌型		局限于眼外肌,2 年之内其他肌群不受累	
Ⅱ 型	全身型	Ⅱ A　轻度	逐渐波及四肢及延髓支配的肌群,无呼吸肌	轻度受累,无咀嚼、吞咽和构音障碍,生活自理
		Ⅱ B　中度		中度受累,有咀嚼、吞咽和构音障碍,生活难自理
Ⅲ 型	重度激进型		起病急、进展快,半年内累及咽喉肌、呼吸肌,生活不能自理	
Ⅳ 型	迟发重度型		起病缓、进展慢,2 年内逐渐进展,Ⅰ、Ⅱ进展而来,累及呼吸肌,多合并胸腺瘤	
Ⅴ 型	肌萎缩型		起病半年内可出现骨骼肌萎缩、无力	

4. 实验室检查

(1)新斯的明试验:甲基硫酸新斯的明肌内注射,20 min 后症状明显减轻为阳性。

(2)疲劳试验:使受累肌肉重复活动,如症状明显加重,休息后肌力又恢复者为阳性。

(3)肌电图检查:低频重复神经电刺激(RNS)——波幅递减 10% 以上;SFEMG 测定——"颤抖"增宽、伴或不伴有阻滞。

5. 诊断　症状、无神经系统阳性体征、抗胆碱酯酶药物试验和(或)神经电生理学特征即可诊断。

6. 治疗

(1)胆碱酯酶抑制药,溴吡斯的明首选。

(2)免疫治疗:糖皮质激素、免疫抑制剂(硫唑嘌呤)、血浆置换疗法、胸腺摘除、胸腺放射治疗等。

(3)危象处理:要根据不同的危象进行救治。处理危象首先要保持呼吸道通畅,首选人工呼吸,必要时行气管切开。

第九节　骨骼肌疾病

考点1　进行性肌营养不良症

1.**概念和分型**　进行性肌营养不良症(PMD)是一组遗传性肌肉变性病,临床以缓慢进行性加重的对称性肌无力和肌萎缩为特征,可累及肢体和头面部肌肉,少数可累及心肌。

分型	临床表现	实验室检查
假肥大 Duchenne 型(DMD)	起病隐袭,4 岁前发病,鸭步。Gowers 征"翼状肩胛",心肌损害。90% 伴双腓肠肌假性肥大	CPK、LD 显著增高;肌电图示典型的肌原性损害
Becker 肌营养不良(BMD)	发病年龄多为 5～25 岁间;类似 DMD,但进展缓慢;多不伴有心肌受累	血清 CPK 及 LDH 也可显著增高
面肩肱型肌营养不良	最常见的类型。发病年龄自儿童至中年不等,青春期为多	血清肌酶可正常或轻度增高;肌电图为肌原性损害
肢带型肌营养不良	发病年龄在 10～20 岁之间。首发症状为鸭步,"翼状肩胛",腓肠肌假性肥大	血清肌酶常显著增高,肌电图呈肌原性损害
眼咽型肌营养不良	发病年龄 40 岁左右;首发症状为上睑下垂和眼球运动障碍,双侧对称	CPK 正常或轻度升高

2.**诊断**　临床表现,遗传家族史,肌电图,肌酶学以及肌肉活检。

3.**治疗**　无特效疗法,以支持治疗为主。加强遗传咨询,产前基因分析。

考点2　周期性瘫痪

1.**概念和病因**

周期性瘫痪是反复发作的骨骼肌弛缓性瘫痪为特征的一组肌病。发病时大多伴有血清钾含量的改变。临床上有三种类型:低钾型、高钾型、正常血钾型。以低钾型最多见。低钾型周期性瘫痪肌细胞内－外钾浓度差的变化引起肌膜电位的超极化,引起神经－肌肉传递阻断,病理改变主要是肌浆网空泡化,临床表现肌肉弛缓性瘫痪。

2.**临床表现**

(1)发病年龄:20～40 岁多见,男略多于女。

(2)发病时间:常在饱餐、酗酒、寒冷或剧烈运动后,于夜间睡眠中发病多见。

(3)特点:四肢对称性、弛缓性瘫痪,近端重于远端,下肢重于上肢。腱反射减弱或消失,无病理反射。

(4)伴随症状:发病初期常多汗、少尿、口干、面潮红和病肌发胀感。

(5)辅助检查:①血钾降低,常低于 3.5 mmol/L;②心电图示低血钾。

3.**鉴别诊断**　需与甲亢伴周期性瘫痪、原发性醛固酮增多症、肾小管酸中毒等鉴别。

4.治疗

（1）急性发作时：口服 KCl，一般不用静脉给药，以免发生高血钾而造成危险；重症病例可用 10%
KCl 10～15 ml 加入 500 ml 溶液中静脉滴注，并与 KCl 口服合用。呼吸肌麻痹者应予以辅助呼吸，严
重心律失常者应积极纠正。

（2）预防性治疗：首选碳酸酐酶抑制剂——乙酰唑胺。

考点3　代谢性肌病

代谢性肌病是一组由于糖、脂肪、线粒体代谢异常引起组织细胞产能障碍，造成以反复肌肉无
力、运动不耐受为主要临床表现的肌肉疾病 。

1.糖原代谢性肌病

主要表现为运动不耐受、痉挛性疼痛及肌球蛋白血症。其他脏器包括肝脏、肾脏、心脏及脑也可
受累。目前尚无有效的治疗方法。

2.脂质代谢性肌病

主要累及骨骼肌。四肢呈对称性肌无力，颈肌、咀嚼肌、吞咽肌及舌肌均可受累，运动后无力加
重并伴肌肉胀痛。如全身性肉碱缺乏者，除表现为进行性四肢近端骨骼肌无力外，同时伴有心肌病，
并常伴低酮性低血糖症状。治疗上可使用维生素 B_2 结合肉碱、左旋肉碱、中链甘油三酯等。

第七章　内分泌学

第一节　内分泌及代谢疾病总论★

📖 **考点1　内分泌概念**

内分泌系统由内分泌腺和分布于其他器官的内分泌细胞组成。内分泌的主要传递信息的方式主要是旁分泌与自分泌,还有远距分泌(血分泌)、神经分泌、腔分泌等。除内分泌系统固有的内分泌腺外,还有分布在各个系统散在的内分泌组织和细胞,通过神经、内分泌和免疫三个主要调节系统保证机体内环境稳定。

内分泌腺体与外分泌腺体的区别:无管腔结构、不直接分泌到体外腔。

📖 **考点2　下丘脑－垂体－靶腺轴**

💡 **【助记】**下丘脑(常中央发布命令)→垂体(省级政府传递命令)→靶腺(市级政府执行命令)。诊断内分泌疾病:看轴,测激素水平。

1.下丘脑分泌激素(9种)、腺垂体激素(7种)、靶器官/靶组织对应关系

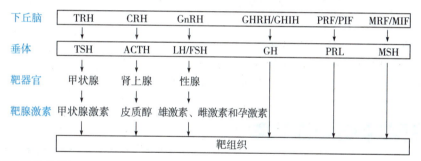

2.常用激素和缩写

缩写	代表激素	缩写	代表激素
TRH	促甲状腺激素释放激素	GHIH(SS)	生长激素抑制激素(生长抑素)
GnRH	促性腺激素释放激素	GHRH	生长激素释放激素
CRH	促肾上腺皮质激素释放激素	GH	生长激素
TSH	促甲状腺激素	MIF	促黑(素细胞)激素抑制因子
LH	黄体生成素	MRF	促黑(素细胞)激素释放因子
MSH	促黑(素细胞)激素	PIF	催乳素释放抑制因子
ACTH	促肾上腺皮质激素	PRF	催乳素释放因子
FSH	卵泡刺激素	PRL	催乳素

3. 靶腺

甲状腺	分泌甲状腺激素,对保证产热和正常物质代谢、生长发育、神经系统等有重大作用。促进代谢,提高代谢率。甲状腺滤泡上皮细胞分泌:T_3、T_4
甲状腺滤泡旁细胞	又称 C 细胞,分泌降钙素(CT),降低血钙和血磷
甲状旁腺	分泌甲状旁腺激素,升高血钙、降低血磷
肾上腺	分泌肾上腺素,α 受体分布于血管,β 受体分布于心脏。肾上腺髓质释放儿茶酚胺。儿茶酚胺由肾上腺素和去甲肾上腺素组成,肾上腺素用于强心,去甲肾上腺素用来升压。间断的释放儿茶酚胺——阵发性的高血压,就是嗜铬细胞瘤
性腺	分泌睾酮、雌激素和孕激素
胰岛	胰岛 α 细胞分泌胰高糖素,胰岛 β 细胞分泌胰岛素,糖尿病与胰岛素有关,而 1 型糖尿病又名胰岛素依赖型糖尿病

📖 **考点3　内分泌疾病的常见症状和体征**

每种激素都有其特定功能,当功能异常时也有其特殊表现。

1. **多饮多尿**　长期每昼夜尿量超过 2500ml 为多尿。常见于尿崩症、精神性多饮、糖尿病、原发性甲状旁腺功能亢进症、原发性醛固酮增多症。

2. **糖尿**　即尿中出现了葡萄糖。

3. **低血糖**　血中葡萄糖水平低于正常。

4. **多毛**　主要是肾上腺皮质醇和雄激素分泌过多。

5. **巨大体型和矮小体型**　与生长激素和性腺激素有关。

6. **肥胖**。

📖 **考点4　内分泌系统疾病的诊断**

功能诊断 ↓ 找激素		1. 激素分泌情况 2. 激素的动态功能试验　兴奋试验、抑制试验、激发试验、拮抗试验、负荷试验等 3. 放射性核素功能检查 4. 激素调节的生化物质水平测定
病因学诊断	常见病因	1. 功能亢进　肿瘤,增生,继发性者居多,有促激素作用的免疫球蛋白 2. 功能减低　①先天性未发育或发育不全;②出血、缺血、感染、自身免疫性损伤、肉芽肿、肿瘤;③医源性:手术、放疗、药物损伤;④受体缺陷;⑤遗传性疾病
	病因检查	1. 免疫学检查　内分泌腺体相关抗体,如甲状腺球蛋白抗体和过氧化酶抗体检查可帮助诊断桥本氏病,胰岛细胞相关的自身抗体有助于糖尿病分型诊断。组织病理学、针吸细胞学检查 2. 遗传学检查　染色体核型分析、HLA 鉴定、基因诊断

定位诊断 ↓ 找影像	1.同位素内分泌腺体扫描,既可发现病变部位,又可了解腺体功能状态 2.X 线影像学检查蝶鞍像;电子计算机体层扫描(CT) 3.核磁共振成像(MRI) 4.B 型超声检查 5.下丘脑－垂体－靶腺轴的兴奋/抑制试验以及静脉导管检查

考点5 内分泌系统疾病的治疗

1.内分泌功能减退的疾病多采用激素替代治疗,注意补充的是生理剂量的激素。

2.内分泌功能亢进一般选择手术治疗,但催乳素瘤(闭经、泌乳)不能手术切除,可用溴隐亭药物治疗。

第二节 下丘脑－垂体疾病

考点1 垂体腺瘤

1.分类

按激素分泌类型分
·功能性垂体腺瘤:催乳素腺瘤、生长激素腺瘤、促甲状腺激素腺瘤、促肾上腺皮质激素腺瘤、促性腺激素腺瘤及混合性垂体腺瘤 ·无功能性垂体腺瘤

按肿瘤大小分
·微腺瘤(直径<1 cm) ·大腺瘤(直径1～3 cm) ·巨大腺瘤(直径>3 cm)

2.临床表现

周围组织压迫症状	瘤体可向不同方向生长浸润,占位效应引起头痛或颅压增高表现,恶心、呕吐等
激素分泌过多症状	常见的有肢端肥大症,库欣综合征及催乳激素瘤
垂体卒中	垂体瘤瘤内出血或梗死所致,可突然发作剧烈头痛、恶心、呕吐,视力、视野障碍,重则昏迷、死亡,轻者无明显自觉症状

3.治疗

(1)原则:减轻或消除肿瘤占位病变的影响;尽可能保留垂体功能;防止肿瘤对于邻近结构的损毁;纠正肿瘤分泌过多激素;激素替代治疗。

(2)治疗措施

1)手术治疗:首选,除催乳素瘤外,其他垂体瘤尤其大腺瘤和功能性肿瘤均宜考虑手术治疗。主要包括开颅手术和经蝶窦手术治疗。

2)放射治疗:所有的垂体肿瘤首选手术治疗,术后一般加用放射治疗(γ刀)。对垂体腺瘤有一定效果,可以控制肿瘤发展,但是不能根本治愈。

3）药物治疗：服用溴隐亭后可使催乳素瘤缩小，可恢复月经和排卵、受孕，也可抑制溢乳，但溴隐亭不能根本治愈催乳素瘤，停药后可复发。

📖 考点2 催乳素瘤

催乳素瘤在垂体瘤中发病率最高，占垂体瘤的 1/6～1/5。女性多为微腺瘤，男性多为大腺瘤，肿瘤侵袭性较强。最典型的表现是闭经、泌乳。

1. 临床表现

（1）性腺功能减退和泌乳：闭经泌乳综合征是女性催乳素瘤的特征性表现。女性泌乳，月经稀少、停经或闭经。

（2）肿瘤压迫症状：增大的垂体瘤尤其是巨大肿瘤可压迫、浸润邻近组织结构，出现头痛、视野缺损最为常见，双颞侧视野缺损、偏盲是视神经交叉受压特征性的表现。

（3）男性有明显的临床症状，性欲减退、阳痿、不育、乳房发育、精子数量减少。

2. 诊断

（1）定性诊断：测血 PRL 显著增高，>100 μg/L 高度怀疑，>200 μg/L 基本可确诊。

（2）定位诊断：首选鞍区 MRI 检查，有助于发现微小病变。

3. 治疗

（1）首选多巴胺激动剂类药物——溴隐亭用于手术前或术后复发及减轻高 PRL 血症。可恢复月经及生育，并缩小肿瘤。疗效肯定，但停药会复发。

（2）为解除大腺瘤的压迫症状，宜手术，必要时配合放疗和药物治疗。

📖 考点3 生长激素分泌腺瘤

生长激素分泌腺瘤系腺垂体分泌生长激素（GH）过多所致。青少年因骨骺未闭形成巨人症；青春期后骨骺已融合则形成肢端肥大症；少数青春期起病至成年后继续发展形成巨人症。

1. 临床表现

（1）肢端肥大症：特征性外貌——面容丑陋、鼻大唇厚、手足增大、皮肤增厚、多汗和皮脂腺分泌过多，晚期更有头形变长、眉弓突出、前额斜长、下颚前突、有齿疏和反咬合。

（2）巨人症：身高 2 m 以上，内脏增大，手足增大、增厚。骨骺愈合，病情继续进展则为肢端肥大巨人症。

2. 诊断

（1）典型的症状和体征：面容、身高、骨关节等异常。

（2）定位诊断：MRI 和 CT 有垂体肿瘤的表现。

（3）功能诊断：血中 GH 水平升高，血 IGF-1 也升高；葡萄糖负荷后 GH 不能被抑制到正常。GH 和 IGF-1 不仅用于诊断，也用病情监测，是病情活动性最可靠的指标。

3. 治疗

首选手术治疗，手术方式为经鼻–蝶窦途径。药物及放疗为手术治疗的辅助或补充。

📖 考点4 腺垂体功能减退症

1. 概念和病因

各种病因损伤垂体或下丘脑、下丘脑垂体通路而导致一种或多种腺垂体激素分泌不足所致的临床综合征，表现为甲状腺、肾上腺、性腺等靶腺功能减退和（或）鞍区占位性病变。

（1）最常见病因：垂体腺瘤本身。

（2）最典型、最严重病因：Sheehan 综合征（产后大出血引起）。

（3）继发性腺垂体功能减退的原因多为外伤性垂体柄的损伤（垂体缺血性坏死）。

（4）诱发因素：感染。

2. 临床表现

临床表现最早、最常见、较为严重的表现是促性腺激素及泌乳激素分泌不足，甲状腺及肾上腺皮质功能障碍提示病情较为严重。

垂体前叶功能减退综合征	肿瘤压迫症状	垂体危象
·1.促性腺激素及催乳素不足，女性产后大出血或无乳，继之闭经、不孕；男性性欲减退、阳萎，睾丸缩小，不育 ·2.TSH分泌不足与原发性甲减相似，重则黏液性水肿 ·3.肾上腺皮质功能ACTH缺乏与Addison病相似，但无皮肤色素沉着	·1.常有头痛、视力减退视野缺损甚至失明 ·2.颅咽管瘤常伴尿崩症等 ·3.下丘脑病变可有嗜睡、多食、体温异常等下丘脑综合征表现	·1.因各种应激、寒冷、麻醉及安眠药、降糖药应用等可诱发 ·2.临床多表现为恶心、呕吐、虚脱、惊厥、谵妄、昏迷等，需紧急救治

3. 实验室检查

确立腺垂体—靶腺内分泌功能	垂体－性腺功能	测定血清基础促性腺激素（黄体生成素 LH、卵泡刺激素 FSH、催乳素 PRL）及性激素（雌二醇、睾酮）
	垂体－肾上腺皮质功能	血浆 ACTH-皮质醇、24 h 尿 17-羟皮质醇、24 h 尿游离皮质醇等
代谢紊乱状况	糖代谢、电解质、水代谢异常	
影像学检查	鞍区垂体 MRI 薄层增强扫描	首选
	鞍区 CT 增强扫描	阳性率低

4. 诊断

根据病史、症状、体检，结合实验室资料和影像学证据进行全面的分析，排除其他影响因素和疾病后才能明确。

（1）相应病史：如分娩过程中有大出血、休克史，分娩后无乳汁分泌、闭经者。

（2）症状和体征：如鞍区占位症状（头痛、视力减退、偏盲、恶心、呕吐、视神经盘水肿等高颅压症候群）及相应多靶腺功能低下的症状和体征。

（3）实验室检查：靶腺激素水平降低伴有垂体促激素不适当的降低（低于或接近正常值下限）可以确诊为腺垂体功能减退。

（4）影像学检查：鞍区垂体 MRI 提示鞍区、垂体、垂体柄肿瘤或结构异常或垂体萎缩等。

5. 治疗

（1）病因处理：肿瘤——手术、放疗、化疗；Sheehan 综合征——加强围生期的监护，纠正产科病理状态。

（2）内分泌激素替代治疗——靶腺激素替代。

治疗原则：缺什么补什么，需长期甚至终生维持治疗，宜经口服给药。

1）糖皮质激素及甲状腺激素，糖皮质激素应在甲状腺激素应用前或至少同时应用，以免诱发肾上腺皮质功能不全及危象发生。首选氢化可的松，应激时加量。甲状腺激素从小剂量开始，逐渐增加,达有效剂量后长期维持。老年人及心脏病倾向者增量宜慢,间期宜长。

2)性激素,生育期妇女可行人工周期治疗;男性可用雄性激素改善性功能。

（3）垂体危象的处理

一旦怀疑有垂体危象,需要立即进行治疗,并在治疗前留血待测相关激素。

1）纠正低血糖:首先给予50%葡萄糖40~60 ml静脉输注以抢救低血糖。

2）补充糖皮质激素:继而补充氢化可的松50~100 mg/6 h静脉滴注,以解除急性肾上腺功能减退危象。

3）纠正水电解质紊乱:给予5%葡萄糖盐水静脉输注,血钠降低严重者,需要给予高浓度氯化钠,水中毒者加强利尿。

4）治疗并发症、去除诱因:低体温可予毛毯保温并口服甲状腺激素。

📖 考点5 生长激素缺乏性侏儒症

1. 概念

生长激素缺乏性侏儒症亦称垂体性侏儒症,发生于儿童期,生长激素（GH）分泌减少或功能障碍导致生长发育缓慢及身材矮小。本病可以是 GH 孤立性缺乏或伴有垂体前叶多种激素缺乏。

2. 病因病机

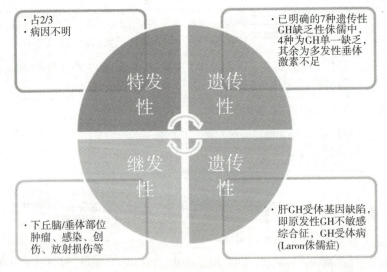

- 特发性
  - ·占2/3
  - ·病因不明
- 遗传性
  - ·已明确的7种遗传性GH缺乏性侏儒中,4种为GH单一缺乏,其余为多发性垂体激素不足
- 继发性
  - ·下丘脑/垂体部位肿瘤、感染、创伤、放射损伤等
- 遗传性
  - ·肝GH受体基因缺陷,即原发性GH不敏感综合征,GH受体病(Laron侏儒症)

3. 临床表现

生长缓慢	出生后数月开始,生长速度缓慢,2~3岁差别显现,<7 cm/a,以后<4~5 cm/a,青春期<5.5~6 cm/a。身高低于同龄、同性别儿童
面容	幼稚面容,有皱纹。脂肪较丰满,身材比例匀称
性发育	性器官不发育,第二性征缺如。女性原发性闭经。孤立性 GH 缺乏者表现性发育延迟
智力及学习成绩	一般不逊于同龄人,但孤僻、自卑
骨骼	骨骼短小,骨龄幼稚,最终身高 <130 cm
其他	因肿瘤引起者,可有视力、视野障碍,头痛、呕吐等局部受压及高颅压表现

4.诊断和鉴别诊断

（1）诊断

症状	出生后生长缓慢、身材矮小、性发育障碍
生长激素测定	GH 测定；IGF-1 对低于相应年龄范围低限者应疑及本病
辅助检查	刺激试验,病因诊断为除外继发性者
	蝶鞍 X 线检查,必要时行 CT、MRI 及视野检查

（2）鉴别诊断：注意与青春期延迟、呆小病、Turner 综合征等鉴别。Turner 综合征临床表现为女性发病,性器官发育不良,原发性闭经,最终身高低于正常人,伴肘外翻、颈蹼等先天性畸形。

5.治疗

目前对生长激素缺乏症的治疗主要采用GH 替代治疗。

基因重组人生长激素（rhGH）	首选,对本病的促生长作用肯定。副作用：①抗原性；②股骨头滑脱,偶见
人工合成人 GHRH1-44	适宜于下丘脑性 GH 缺乏程度较轻者。作用类似于 hGH
甲状腺激素	对呆小病在给予甲状腺激素基础上可加用 rhGH 促进生长
蛋白同化激素	可促进蛋白质合成,但因有促进骨骺愈合,最终身高仍矮小
绒毛膜促性腺激素	仅用于经上述治疗身高不再增长者

考点6　中枢性尿崩症

1.概念和病因

中枢性尿崩症是因抗利尿激素（又叫血管升压素,ADH 或精氨酸加压素,AVP）缺乏；表现为低比重尿、烦渴、多饮等症状。血管升压素（ADH）是由下丘脑的视上核和室旁核细胞分泌的,经神经轴突通过垂体柄转运至神经垂体（垂体后叶）储存和释放入血。任何原因造成上述部位的损伤,均可以出现血管升压素（AVP）缺乏。特发性尿崩症原因不清,而继发性尿崩症多为下丘脑神经垂体肿瘤或手术等其他损伤所引起。

2.临床表现

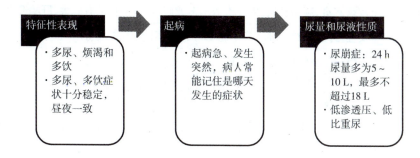

3.诊断

（1）确诊尿崩症的试验是禁水 - 加压素试验。肾性尿崩症禁水后尿液不浓缩,注射加压素无反应。

（2）病因诊断：MRI 和 CT。

4. 治疗

抗利尿激素的替代或其他抗利尿治疗,原则是力求生理替代,既保证体内水的储存又要避免水中毒和低钠血症。

去氨加压素(DDAVP,弥凝)	首选,人工合成的加压素类似物,目前有口服片剂、鼻喷剂和注射剂,是控制中枢性尿崩症患者尿量最佳药物
氢氯噻嗪(双氢克尿噻)	对各种尿崩症都有一定作用,它是通过尿中排钠增多使钠耗竭,从而降低肾小球滤过率、增加近端肾小管回吸收,使到达远端肾小管的原尿减少而减少尿量

第三节　甲状腺疾病 ☆

📖 **考点1　甲状腺功能亢进症**

1. 概念和病因

甲状腺功能亢进症是指甲状腺腺体本身产生甲状腺激素过多而引起的甲状腺毒症。临床主要表现为:①甲状腺毒症;②弥漫性甲状腺肿;③眼征;④胫前黏液性水肿。以遗传易感性和自身免疫功能(TSH 受体抗体,TRAb)导致的异常弥漫性毒性甲状腺肿(Graves 病,GD)最为常见,约占全部甲状腺功能亢进症的80%～85%。

2. 临床表现

(1)代谢亢进及多系统兴奋性增高

高代谢症状	紧张兴奋、多语好动、烦躁易怒、怕热多汗、皮肤潮湿、发热、易饿多食、体重下降、疲乏无力
神经症状	紧张兴奋,多语好动,烦躁易怒,双手、舌和上眼睑有细颤
心血管症状	脉压增大、心率增快、心音增强,可有甲状腺功能亢进性心脏病,尤其老年人常有心房颤动、心脏增大和心力衰竭。甲状腺功能亢进症最容易并发的心律失常是心房颤动
消化系统症状	食欲亢进、肠蠕动快、大便次数增多或腹泻,病情重的有肝大、肝酶升高、黄疸
生殖系统	女性月经量减少或闭经、不易受孕;男性阳痿、乳腺发育
运动系统	常发生低血钾性周期性瘫痪,骨质疏松、肥大性骨关节病等
造血系统	周围血淋巴细胞比例增加,单核细胞增加,但是白细胞总数减低;可以引发血小板减少性紫癜
其他	胫前黏液性水肿见于少数 Graves 病患者,多发生于胫骨前下 1/3 部位。早期皮肤增厚、变粗,有斑块或结节,边界清楚,后期皮肤粗厚如树皮样

(2)体征

1)甲状腺肿大:呈弥漫性、对称性肿大,无压痛,肿大程度与甲状腺功能亢进的轻重无明显关系,质地软、表面光滑、无触痛、随吞咽动作上下移动。肿大的甲状腺上可闻及血管杂音和扪及震颤,即为甲状腺功能亢进症。

2)眼征:①浸润性突眼(水肿性、恶性突眼),与自身免疫炎症有关,恢复较困难,可单独存在或与甲状腺功能亢进症并存;②单纯性眼征(干性、非浸润性、良性突眼)包括下述表现:

轻度突眼	突眼度不超过 18 mm
Stellwag 征	瞬目减少,炯炯发亮
上睑挛缩	睑裂增宽
Graefe 征	双眼向下看时,由于上眼睑不能随眼球下落,出现白色巩膜
Joffroy 征	眼球向上看时,前额皮肤不能皱起
Mobius 征	双眼看近物时,眼球辐辏不良

3.特殊类型

甲状腺危象	1.诱因 包括感染、手术、放射碘治疗、创伤、心肌梗死等 2.临床表现 原有的甲亢症状加重,包括高热、心动过速、伴心房颤动或心房扑动、烦躁不安、呼吸急促、大汗淋漓、厌食、恶心、呕吐、腹泻等;严重者出现虚脱、休克、嗜睡、谵妄、昏迷,部分患者有心力衰竭、肺水肿,偶有黄疸
甲状腺功能亢进性心脏病	主要为心房颤动和心力衰竭,多发生在老年患者,长期患严重甲状腺功能亢进症的青年患者也可以发生
淡漠型甲状腺功能亢进症	老年人多见,隐匿起病,高代谢综合征等表现均不明显。嗜睡、反应迟钝、心动过缓、厌食、腹泻、恶病质。或以慢性肌病、甲状腺功能亢进性心脏病表现为主,如甲状腺功能亢进症引起的房颤和不明原因的消瘦
妊娠期甲状腺功能亢进症	妊娠期甲状腺功能亢进症有特殊性,需注意妊娠期甲状腺激素结合球蛋白(TBG)增高,引起血清 TT_4 和 TT_3 增高,所以妊娠期甲状腺功能亢进症的诊断应依赖血清 FT_4、FT_3 和 TSH
胫前黏液性水肿	多发生在胫骨前下 1/3 部位,也见于足背、踝关节、肩部、手背或手术瘢痕处,偶见于面部,皮损大多为对称性
甲状腺功能亢进症合并周期性瘫痪	绝大部分为男性青壮年、多为低钾性,补钾即可

4.实验室和其他检查

激素检测	TT_4	甲状腺功能基本筛选试验,甲状腺功能亢进时增高	该指标稳定性、重复性好,是诊断甲状腺功能亢进症的主要指标之一
	TT_3		80% 由 T_4 转化而来
	FT_3	具有生理活性的甲状腺激素,是诊断临床甲状腺功能亢进症的首选指标	是甲状腺激素实现功能的主要成分,也是诊断甲状腺功能亢进症的主要指标
	FT_4		
	TSH	最敏感	降低

甲状腺摄^{131}I功能试验	多用于甲状腺功能亢进症病因的鉴别及作为^{131}I治疗剂量的预算基础。妊娠哺乳期禁用	甲状腺功能亢进症患者^{131}I摄取率增高,前2 h可超过人体总量的25%,或24 h内超过50%,且高峰提前出现,可以诊断甲状腺功能亢进症;可以鉴别甲状腺炎
甲状腺放射性核素扫描	对诊断甲状腺自主高功能腺瘤有意义	
甲状腺自身抗体测定	TRAb阳性有助于Graves病诊断	TSAb可作为治疗效果评价、停药时机确定及预测复发的最重要指征
影像学检查	放射性核素、超声波、X线摄片、CT、MRI等可部分提示甲状腺及眼球后病变性质	
T_3抑制试验	可鉴别高摄碘甲状腺肿与甲状腺功能亢进症,也可作为预示复发及停药的指标之一,老人及心脏病倾向者禁用	
TRH兴奋试验	可用于老人及心脏病患者;预示复发及停药的指标之一	

5. 诊断与鉴别诊断

（1）诊断的流程

 甲状腺毒症的诊断：测定血清TSH和甲状腺激素的水平 → 确定甲状腺毒症是否来源于甲状腺功能的亢进 → 确定引起甲状腺功能亢进的原因 如GD、结节性毒性甲状腺肿等

1）甲状腺功能亢进症的诊断：①高代谢症状和体征；②甲状腺肿大；③血清 TT_4、FT_4 增高，TSH 减低。具备以上3项诊断即可成立。

2）GD 的诊断：①甲状腺功能亢进症诊断确立；②甲状腺弥漫性肿大；③眼球突出和其他浸润性眼征；④胫前黏液性水肿；⑤TRAb、TSAb、TPOAb、TgAb 阳性。①、②项为诊断必备条件，③、④、⑤项为诊断辅助条件。

（2）鉴别诊断

甲状腺功能亢进症	弥漫性对称性肿大，无痛	质软光滑，肿块随吞咽上下活动
单纯性甲状腺肿		质软光滑
桥本甲状腺炎		质硬，表面光滑，肿块较大时可有压迫
结节性甲状腺肿	与甲状腺腺瘤相似	
亚急性甲状腺炎	甲状腺突然变大、发硬、疼痛并向患侧耳颞处放射、吞咽困难	
甲状腺腺瘤	单发圆形或椭圆形、无痛、稍硬光滑、肿块随吞咽上下活动	
甲状腺癌	常单个固定、不平、质硬、有颈淋巴结转移、肿块随吞咽上下活动度小	

【助记】典型病例并不难，甲肿突眼高代谢。
早期轻度特殊型，T_3、T_4 最敏感。
吸碘率高抗体有，功能病因二诊断。

6. 治疗

日前尚不能对 GD 进行病因治疗。抗甲状腺药物（ATD）、^{131}I 和手术治疗三种疗法常用于临床治疗。ATD 的作用是抑制甲状腺合成甲状腺激素、^{131}I 和手术则是通过破坏甲状腺组织减少甲状腺激素的产生来达到治疗目的。

（1）甲状腺功能亢进症治疗方法总结

治疗方法	作用机制	适应证	禁忌证
药物治疗	抑制甲状腺激素合成	①轻、中度患者；②甲状腺轻、中度肿大；③孕妇、高龄或由于其他严重疾病不宜手术者；④手术前和^{131}I治疗前的准备；⑤手术后复发且不宜^{131}I治疗者	药物过敏，或白细胞过低者
^{131}I 治疗	破坏甲状腺组织，减少甲状腺激素分泌	①甲状腺肿大Ⅱ度以上；②药物或手术后无效、过敏或复发者（首选）；③甲状腺功能亢进合并心脏病；④甲状腺功能亢进伴白细胞、血小板或全血细胞减少；⑤甲状腺功能亢进合并肝、肾功能损害；⑥浸润性突眼；⑦拒绝手术或有手术禁忌证	妊娠和哺乳期妇女
手术治疗	破坏甲状腺组织，减少甲状腺激素分泌	①甲状腺显著增大，有压迫症状；②中、重度甲状腺功能亢进症，长期服药无效或停药复发者；③胸骨后甲状腺肿；④怀疑恶变者；⑤妊娠中期（4~6 个月）	合并较重心脏、肝、肾疾病；妊娠前期和后期

（2）抗甲状腺药物（ATD）

	丙硫氧嘧啶（PTU）	碘剂（Lugo 液）	普萘洛尔
作用机制	抑制甲状腺激素的合成和外周组织 T_4 转化为 T_3	抑制甲状腺激素释放	阻断甲状腺激素对心脏的兴奋作用，抑制 T_4 转变为 T_3
副作用	主要是粒细胞减少，停药的指征：白细胞低于 $3 \times 10^9/L$ 或中性粒细胞低于 $1.5 \times 10^9/L$	不能减少甲状腺激素的合成	支气管痉挛，心率减慢
适应证	轻、中度，妊娠期甲状腺功能亢进症，甲状腺危象	甲状腺术前准备，甲状腺危象的治疗	甲状腺术前准备，甲状腺危象的治疗，^{131}I治疗前后使用

（3）甲状腺危象的治疗

1）针对诱因治疗。

2）抑制甲状腺激素合成：首选 PTU 600 mg 口服或经胃管注入，以后给予 250 mg 每 6 h 口服，待症状缓解后减至一般治疗剂量。

3）抑制甲状腺激素释放：复方碘口服溶液。

4）普萘洛尔。

5）氢化可的松。

6）降温：高热者给予物理降温，避免用乙酰水杨酸类药物。

（4）手术治疗

1）术前准备：药物准备是术前用于降低基础代谢率和控制症状的重要环节。①碘剂：减少血液供应，可以使甲状腺缩小变硬后手术更安全。②普萘洛尔：用来缓解症状，控制心率，有哮喘和房室传导阻滞不能用普萘洛尔；要求：脉率 <90 次/min，基础代谢率（相对值）< +20%。

2）术后处理：术后先半卧位，利于呼吸与创口引流。

3）术后并发症的诊断和治疗

并发症	诊断和处理
术后呼吸困难和窒息	多发生在术后48 h内，是术后最危急的并发症。应及时剪开缝线，敞开切口，迅速除去血肿；如仍无改善，则应立即施行气管插管或气管切开供氧
喉返神经损伤	一侧嘶哑；两侧失音、呼吸困难甚至窒息
喉上神经损伤	内支呛咳；外支变调
手足抽搐	术中损伤甲状旁腺导致低血钙而引起的。处理方法：补钙
甲状腺危象	高热、大汗、谵妄昏迷、上吐下泻、心动过速，一般在术后36 h内发生。处理：应用肾上腺素能阻滞剂、碘剂、糖皮质激素、抗甲状腺药

考点2　甲状腺功能减退症

1. 概念和病因

甲状腺功能减退症是由甲状腺素抵抗或其他各种原因导致的低甲状腺激素血症而引起的全身性低代谢的一组临床综合征。其典型表现为黏液性水肿，是由于黏多糖在组织和皮肤堆积而形成。原发性甲状腺功能减退症占临床甲状腺功能减退的90%，大多数病因是后天因素导致的甲状腺组织被破坏，如慢性淋巴细胞性甲状腺炎。最常见的病因是自身免疫性甲状腺炎。

因起病年龄及程度不同，因而症状也有所不同。

胎儿或新生儿期起病又称呆小病（克汀病）	神经系统及脑发育障碍突出一般不可逆转，以严重智力低下、伴聋哑为突出，同时有黏液性水肿、生长和发育障碍
幼年型于儿童期起病	智力发育障碍，如及早治疗尚能逆转
成人型	以全身代谢缓慢、器官功能降低为主要特征
亚临床甲状腺功能减退症	血中 T_3、T_4 正常，仅 TSH 增高者

2. 临床表现

一般表现	畏寒乏力、表情淡漠、反应迟钝（与甲状腺功能亢进症相反）、体重增加、记忆力减退
消化系统	厌食、腹胀、便秘
心血管系统	心肌收缩力降低、心率减慢、心排出量下降
内分泌系统	月经异常、阳痿
造血系统	血红蛋白合成障碍、叶酸缺乏造成的贫血
运动系统	肌无力，肌萎缩
黏液性水肿昏迷	多在寒冷季节发病，病情严重，常为寒冷、感染、镇静麻醉剂等诱发。表现为低体温、嗜睡、心动过缓等，多见于老年人，昏迷患者都有脑水肿，死亡率极高

【助记】畏冷乏力肌肤冷，脱发落眉不出汗；一幅笨相。

3. 诊断

（1）甲状腺功能减退症的症状和体征。

（2）血清 TSH、FT_4、TT_4 的检测

原发性甲状腺功能减退症	TSH↑	FT_4↓	进一步寻找甲减的病因，如果 TPOAb 阳性，可考虑病因为自身免疫性甲状腺炎
中枢性甲状腺功能减退症	TSH↓ 或者正常	TT_4、FT_4↓	TRH 刺激试验证实。进一步寻找垂体和下丘脑的病变

4. 治疗

（1）左甲状腺素钠替代治疗，给予甲状腺素生理剂量终身维持治疗。目标是使血清 TSH 和甲状腺素水平恢复到正常水平。

（2）黏液性水肿昏迷的处理：立即抢救治疗；首先静脉输注 $L-T_4$ 或 $L-T_3$，以后酌情给量，能口服后改为口服；甲状腺功能减退症黏液性水肿患者坚持甲状腺替代治疗是防止并发昏迷的关键。

考点3　亚急性甲状腺炎

1. 概念和病因

亚急性甲状腺炎又称为肉芽肿性甲状腺炎、巨细胞性甲状腺炎和 de Quervain 甲状腺炎，是一种与病毒感染有关的自限性甲状腺炎，一般不遗留甲状腺功能减退症。

2. 临床表现

（1）病史：起病前常有上呼吸道感染、病毒性咽炎、腮腺炎、麻疹等病史。

（2）甲状腺症状：甲状腺区疼痛，可放射至耳部，吞咽时加重。

（3）全身症状：全身不适、发热、心动过速、多汗、食欲减退、肌肉疼痛等。

（4）体格检查：甲状腺轻至中度肿大、质地较硬、触痛明显，可有颈部淋巴结肿大。

3. 实验室检查

甲状腺毒症期	"分离现象"：T_3、T_4 升高，TSH 降低；而摄碘率减低，24 h<2%
	红细胞沉降率>100 mm/h
甲减期	T_3、T_4 低于正常，TSH 高于正常；摄碘率逐渐恢复
恢复期	T_3、T_4、TSH 恢复至正常，摄碘率正常

4. 诊断

（1）病毒感染史。

（2）甲状腺肿大伴颈部转移性、放射性疼痛；全身症状：发热、肌痛；甲状腺功能典型衍变过程的症状及体征。

（3）辅助检查：早期阶段 ESR>50 mm/h；甲状腺毒症阶段低摄碘率与高 T_3、T_4 分离。

5. 鉴别诊断

（1）桥本病急性发作期：可有疼痛，甲状腺弥漫性肿大，TGAb、TPOAb 明显增高。

（2）甲状腺癌：可出现甲状腺摄碘率降低，甲状腺穿刺有助鉴别。

6. 治疗

（1）自限病程，预后良好。

（2）轻型：非甾体类抗炎药（阿司匹林、扶他林）。

（3）重型：泼尼松 20~40 mg，分 3 次口服；8~10 d 减量、维持 4 周。

(4)甲状腺毒症:普萘洛尔。

(5)一过性甲状腺功能减退:左甲状腺素钠。

考点4　慢性淋巴细胞性甲状腺炎

1.概念和病因

慢性淋巴细胞性甲状腺炎又称桥本甲状腺炎,是一种自身免疫性甲状腺炎。以对称性甲状腺弥漫性肿大、血清甲状腺球蛋白抗体(TgAb)和甲状腺过氧化物酶抗体(TPOAb)呈阳性反应为主要临床特征。多见于中年女性,也是儿童散发性甲状腺肿的常见原因。细胞免疫损伤可能是本病导致甲状腺功能减退发生的主要原因;碘摄入量是影响本病发生的重要环境因素;有遗传倾向,发病与HLA-B8相关。

2.临床表现

(1)起病隐匿,进展缓慢,多见于 30 ~ 50 岁,男女之比为1:(4 ~ 20)。

(2)甲状腺中度肿大、质地坚硬是该病首发症状,表面光滑,质地坚韧有弹性如橡皮,明显结节则少见,无压痛,与四周无粘连,可随吞咽运动活动。晚期少数可出现轻度局部压迫症状。

(3)约 50% 的桥本甲状腺炎(HT)可并发甲状腺功能减退;极少数患者伴发突眼、甲状腺毒症表现。

3.诊断

(1)中年女性,弥漫性、无痛性、硬性甲状腺肿,应首先考虑本病。

(2)检查首选血 TPOAb、TgAb 抗体(Graves 病是 TRAb);用细针穿刺活检可确诊。

4.治疗

(1)随访:如果甲状腺功能正常,随访则是 HT 与萎缩性甲状腺炎(AT)处理的主要措施。

(2)病因治疗:目前尚无针对病因的治疗方法,提倡低碘饮食。

(3)甲状腺功能减退和亚临床甲状腺功能减退的治疗:L-T_4替代疗法。

(4)甲状腺肿的治疗:合并 Graves 病者,给予小剂量抗甲状腺药物治疗,不宜行放射性核素碘或手术治疗;对明显压迫症状、甲状腺激素治疗无好转或怀疑癌变者可考虑手术治疗,术后应及时补充甲状腺激素。

考点5　单纯性甲状腺肿

1.概念和病因

单纯性甲状腺肿是由于多种原因所致甲状腺功能正常的非炎症、非肿瘤性甲状腺肿大。分为地方性及散发性两大类。前者主要由于缺碘所致,呈区域性分布。后者由甲状腺激素合成分泌障碍或摄入致甲状腺肿物质(某些药物或污染水)引起。

2.诊断

(1)女性多见。

(2)甲状腺不同程度的肿大:对称、弥漫性肿大,腺体表面光滑、质地柔软。肿大腺体内出现多个(或单个)结节。

(3)肿大结节引起的压迫症状 $\begin{cases} 压迫气管 \to 气促、呼吸困难 \\ 压迫食管 \to 吞咽困难 \\ 喉返神经 \to 声音嘶哑 \end{cases}$

(4)T_3、T_4正常。

3.治疗

(1)生理性甲状腺肿,宜多食含碘丰富的食物如海带、紫菜等。

（2）对于 20 岁以下的弥漫性单纯性甲状腺肿患者可给予小剂量甲状腺素。

（3）产生压迫症状患者，可采用手术治疗。

第四节　肾上腺疾病

考点 1　库欣综合征

1.概念

库欣综合征(Cushing syndrome,CS)又称皮质醇增多症,是各种原因所致肾上腺皮质激素特别是皮质醇长期分泌增多引起的临床综合征,也称为内源性库欣综合征;而长期应用外源性肾上腺糖皮质激素或饮用大量酒精饮料引起的类似库欣综合征的临床表现,称为外源性、药源性或类库欣综合征。

2.病因和分类

库欣综合征的病因可分为两大类，即促肾上腺皮质激素(ACTH)依赖性和非依赖性。

ACTH 依赖性库欣综合征	垂体 ACTH 瘤	垂体 ACTH 瘤	80%以上的垂体 ACTH 瘤为微腺瘤
		垂体 ACTH 细胞增生	——
	异位 ACTH 综合征	垂体以外的 ACTH 瘤,最常见的原因为小细胞性肺癌、类癌、胸腺肿瘤、胰岛肿瘤及其他内分泌肿瘤等	
ACTH 非依赖性库欣综合征	肾上腺皮质腺瘤	分泌皮质醇的肾上腺皮质肿瘤多为良性腺瘤	
	肾上腺皮质腺癌	——	
其他少见病因	肾上腺皮质大结节样增生	约占库欣综合征病因的 3% ~4%，又称腺瘤样增生	
	原发性肾上腺皮质结节性发育不良	该病是肾上腺的一种自身免疫性疾病,也是库欣综合征很少见的类型	

3.临床表现

（1）向心性肥胖:面部及躯干部发胖;满月脸、水牛背、悬垂腹和锁骨上窝脂肪垫丰满是库欣综合征的特征性表现。

（2）糖尿病和糖代谢异常:血糖升高、糖尿病。

（3）负氮平衡引起的临床表现:乏力 、肌肉萎缩 、宽大紫纹、毛细血管脆性增加而易有皮肤瘀斑。

（4）高血压和低血钾。

（5）生长发育障碍:儿童期生长发育停滞和青春期延迟 ,导致身材矮小。

（6）性腺功能紊乱:性腺功能明显减低,女性表现为月经紊乱、继发性闭经,男性则表现为阳痿、性功能低下。

（7）精神症状:欣快感、失眠、注意力不集中、情绪不稳定等。

4.诊断

首先根据临床表现,有典型外貌及体征者易于进行判断。不典型者需结合实验室结果确定,一般分为定性和病因两步诊断。

定性诊断	确定有无高皮质醇血症存在	血皮质醇、尿游离皮质醇及其代谢产物尿 17-羟皮质类固醇（17-OHCS）
		血浆皮质醇昼夜节律消失
		增高的皮质醇及其代谢产物不被小剂量地塞米松所抑制，或尿游离皮质醇不能抑制到 55 nmol/24 h 以下
病因诊断	大剂量地塞米松抑制试验	库欣综合征服药后血皮质醇、尿游离皮质醇及尿 17-OHCS 可被抑制到对照日的 50% 以下 肾上腺皮质肿瘤及异源性 ACTH 综合征多数不受抑制
	ACTH 测定	肾上腺皮质肿瘤↓、库欣综合征↑、异源性 ACTH 综合征↑↑
	其他	CRH 兴奋试验、静脉插管分段取血浆激素水平测定对病变部位确定均有意义；结合垂体及肾上腺的影像学检查及胸腹部 X 线摄片、综合分析可基本明确病变所在

5. 鉴别诊断

单纯性肥胖及非胰岛素依赖型糖尿病	有肥胖、高血压、糖代谢异常、月经紊乱、皮肤白纹等，血、尿氢化可的松及其代谢产物增高，可被小剂量地塞米松所抑制，氢化可的松及 ACTH 节律正常
假性 Cushing 综合征	酒精性肝脏损害时，不仅各种症状及激素水平类似本病，且对小剂量地塞米松给药无反应或反应减弱，但戒酒即可恢复
抑郁症	虽升高的激素及其代谢物不受地塞米松小剂量给药抑制，但无 Cushing 综合征的临床表现

6. 治疗

（1）手术治疗（经蝶窦手术用于库欣病；肾上腺手术用于非库欣病）；垂体 ACTH 瘤经蝶窦显微外科手术治疗有效率在 80% 左右；安全、不需开颅、手术损伤较小，部分患者可治愈。异源性 ACTH 综合征：取决于原发肿瘤的治疗，类癌手术机会较多，预后较好。

（2）药物适用于不能手术患者、术前治疗或辅助放疗等。

考点2 原发性醛固酮增多症

1. 概念和病因

原发性醛固酮增多症（简称原醛症）是由肾上腺皮质病变使醛固酮分泌增多所致，属于不依赖肾素‐血管紧张素的醛固酮分泌过多症。醛固酮的生理功能是保钠、保水、排钾，如果醛固酮增多就会出现水钠潴留，导致高血压、低血钾。发病原因包括醛固酮瘤、特发性醛固酮增多症（最多见）、原发性肾上腺增生及肾素反应性腺瘤、醛固酮癌等。

2. 临床表现

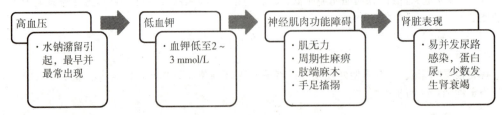

3. 实验室检查

血、尿生化检查	低血钾、高血钠、碱血症、尿钾高、尿钠低
尿液检查	尿 pH 为中性或偏碱性；尿比重较为固定而减低
醛固酮测定	严重低血钾者，血、尿醛固酮升高可不太明显；而在补钾后，醛固酮增多明显
肾素、血管紧张素 II 测定	醛固酮↑ + 肾素、血管紧张素 II↓——原发性醛固酮增多症 醛固酮↑ + 肾素、血管紧张素 II↑——继发性醛固酮增多症
螺内酯试验	服药 1~2 周可改善电解质紊乱，血压下降
心电图	Q-T 间期延长，T 波增宽、降低或倒置，U 波明显，T、U 波相连成驼峰状；心律失常

4. 诊断

（1）临床表现：高血压、低血钾的一系列症状，确诊主要依赖实验室检查。血钾正常值是 3.5~5.5 mmol/L，原醛症的血钾低至 2~3 mmol/L。

（2）血浆肾素、血管紧张素 II 降低，螺内酯能纠正电解质紊乱并降低高血压。

5. 治疗

（1）手术切除醛固酮分泌瘤是唯一有效的根治性治疗，也是首选的治疗方法；术前准备用螺内酯，以纠正低血钾，并减轻高血压。

（2）不能手术的肿瘤患者以及特发性醛固酮增多症患者，首选螺内酯治疗。长期应用可出现男性乳腺发育、阳痿，女性月经不调等，可改为氨苯蝶啶或阿米洛利，以助于排钠潴钾。

考点3　原发性慢性肾上腺皮质功能减退症

1. 概念

原发性慢性肾上腺皮质功能减退，又称 Addison 病，由于各种原因所致双侧肾上腺皮质大部分破坏，肾上腺皮质激素不足而引起的一系列综合征。国内以肾上腺结核多见，男多于女；国外多为自身免疫性肾上腺炎所致，女多于男。

2. 临床表现

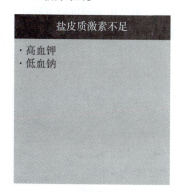

盐皮质激素不足	皮质醇不足	肾上腺危象
·高血钾 ·低血钠	1.皮肤、黏膜色素沉着 2.血压降低，心脏缩小 3.嗜睡、记忆力减退、脑力活动降低，重则精神失常 4.消化不良 5.女性月经失调、毛发脱落，男性阳痿 6.对创伤、感染等应激能力降低 7.结核所致者伴发热、盗汗等全身中毒症状	·高热、呕吐、腹泻、脱水、低血压、低血钠、低血糖、意识障碍等，终致休克、昏迷至死亡

3. 实验室检查

（1）血清生化指标：低血钠、高血钾。

（2）血常规：正细胞正色素性贫血，中性粒细胞减少，而淋巴细胞相对增多。

（3）影像学检查：心脏缩小；肾上腺形态改变，可有钙化阴影。

（4）激素检查：血、尿皮质醇和尿 17-羟皮质类固醇基础值常降低或接近正常；ACTH 兴奋试验检测肾上腺皮质储备功能，具有诊断价值；基础 ACTH 测定常超过 55 pmol/L。

4. 诊断

（1）临床表现：对慢性乏力、食欲缺乏、体力不支、血压降低、皮肤色素沉着等表现者应想到本病，并及时进行相关检查。

（2）辅助检查：皮质醇降低是最具意义的诊断依据；血浆总皮质醇水平及 24 h 尿游离皮质醇（UFC）明显降低；血 ACTH 水平是区别原发性和继发性的重要指标。

5. 治疗

（1）用糖皮质激素替代治疗：氢化可的松 20～30 mg，发热、感冒或劳累等应激状况剂量应增加 2～3 倍。肾上腺危象治疗主要是静脉输注糖皮质激素。

（2）病因治疗。

📖 考点 4　嗜铬细胞瘤

1. 概念和病因

嗜铬细胞瘤起源于肾上腺髓质、交感神经节和其他部位的嗜铬组织，分泌大量儿茶酚胺，作用于不同组织的肾上腺素能受体，引起以高血压及代谢紊乱为主的综合症候群，严重时并发高血压危象、休克、颅内出血、心力衰竭、心室纤颤、心肌梗死等。

2. 临床表现

嗜铬细胞→儿茶酚胺→
- 肾上腺素→三联症：心悸、头痛、大汗
- 去甲肾上腺素→三高症：高血压（阵发性或持续性升高，伴剧烈头痛）、高代谢、高血糖
- 多巴胺→其他一系列症状

其他：本病也可以发生低血压、休克或者出现高血压和低血压交替（嗜铬细胞瘤危象）。

3. 诊断

（1）高血压患者，尤其年轻患者和阵发性或持续性升高者。

（2）血、尿儿茶酚胺及其代谢物香草基杏仁酸（VMA）增高——确诊依据。

（3）药理试验：阵发性者可做胰高血糖素激发试验；抑制试验：血压 >170/110 mmHg 时静脉注射酚妥拉明 5 mg，2～3 min 血压下降 >35/25 mmHg，且持续 2～5 min 为阳性。

（4）定位诊断

1）肾上腺 CT：90% 肿瘤可定位，静脉造影剂可引发高血压，应先用受体阻滞剂。

2）肾上腺 B 超：肿瘤 >1 cm 者，检出阳性率较高。

3）MRI：可检出 1～2 cm 肾上腺肿瘤。

4. 治疗

（1）嗜铬细胞瘤 90% 为良性，手术是唯一根治性治疗办法，需要先降压，后手术。

（2）手术前通常需要至少 2 周的 α 受体阻滞剂准备，病情稳定后才可接受手术。

（3）恶性嗜铬细胞瘤治疗困难，肿瘤对放疗和化疗不敏感，可用抗肾上腺药物对症治疗，如链佐星（链脲霉素）。

第五节　内分泌性高血压

内分泌性高血压属于继发性高血压的范畴,是指内分泌疾病导致相应靶腺激素分泌增多,引起血流动力学改变而使血压升高。常见内分泌性高血压有以下几种:

嗜铬细胞瘤	阵发性高血压或持续性高血压阵发性加剧、低血压、休克及多个器官功能及代谢紊乱。血、尿儿茶酚胺及其代谢产物升高,代谢紊乱表现为基础代谢率增高、血糖增高、血非酯化脂肪酸增高、低血钾、高血钙
原发性醛固酮增多症	高血压、肌无力、周期性瘫痪、手足抽搐;实验室检查血钾低、血钠高、碱血症、高醛固酮、低肾素水平
库欣综合征	高血压伴向心性肥胖、满月脸、多毛、痤疮和多血质面容,女性可出现月经稀少,男女都有性欲减退;部分患者出现糖耐量异常或继发性糖尿病
其他	肢端肥大症、巨人症、甲状腺功能亢进症和甲状旁腺功能亢进症

第六节　甲状旁腺疾病

📖 考点1　原发性甲状旁腺功能亢进症

1.概念和病因

原发性甲状旁腺功能亢进症(PHPT)简称原发甲旁亢,系甲状旁腺组织原发病变致甲状旁腺激素(PTH)分泌过多导致的一组临床症候群。成年发病,女性多于男性。病理以单个甲状旁腺腺瘤最常见,少数为甲状旁腺增生或甲状旁腺癌。

PTH主要作用于骨和肾,骨质的新陈代谢加快,导致骨量减少、血钙高、易发生骨折;肾小管回吸收磷酸盐减少,血磷低;PTH过多还抑制肾小管回吸收镁、碳酸氢盐及水,发生高氯性酸中毒,或夜尿、多尿。

2.临床表现

高钙血症	记忆力减退、情绪不稳定、淡漠、性格改变;倦怠、四肢无力;食欲减退、腹胀、消化不良、便秘、恶心、呕吐;非特异性关节痛;皮肤瘙痒
骨骼系统	骨痛,主要是腰背部、髋部、肋骨和四肢;骨骼畸形和病理性骨折
泌尿系统	长期多尿、夜尿频、口渴、肾绞痛、血尿

3.诊断

反复发作的尿路结石、骨痛

骨骼X线:骨膜下皮质吸收、囊肿样变化、多发性骨折或畸形等

高血钙、低血磷、血清碱性磷酸酶增高、尿钙增高

血清PTH测定增高,有助于诊断

4. 治疗

以手术切除为主,手术后常发生低血钙性手足抽搐甚至全身抽搐。需要静脉注射 10% 葡萄糖酸钙。高钙危象处理:大量滴注生理盐水、双膦酸盐、利尿、透析、降钙素。

📖 **考点 2　原发性甲状旁腺功能减退症**

1. 概念

甲状旁腺功能减退症简称甲旁减,因多种原因导致甲状旁腺素(PTH)产生减少或作用障碍而造成以低钙血症、高磷血症等为特征的一组临床症状。

2. 临床表现

取决于低钙血症的程度与持续时间。

(1)神经肌肉应激性增加:指端或嘴唇麻木和刺痛,肌肉痉挛,甚至手足抽搐(血钙在 2.0 mmol/L 以下)。

(2)神经、精神症状:可出现惊厥或癫痫发作。

(3)外胚层组织营养变性:白内障,毛发粗而干、易脱落等。

3. 实验室检查

常有低钙血症或血清磷升高。尿钙、尿磷排出量减少,碱性磷酸酶正常。血 PTH 多数低于正常或在正常范围。

4. 诊断

临床出现手足抽搐、Chvostek 征或 Trousseau 征阳性、低血钙、高血磷,排除肾功能不全者,可以诊断。

5. 治疗

(1)急性低钙血症的治疗:静脉注射葡萄糖酸钙。

(2)间歇期治疗:每日口服葡萄糖酸钙 6~12 g,症状较重者须加用维生素 D 制剂,低镁血症者立即补镁。

第七节　糖尿病★

📖 **考点 1　糖尿病**

1. 临床表现

(1)代谢紊乱症状群:"三多一少",即多尿、多饮、多食和体重减轻。

(2)1 型糖尿病(T1DM)患者大多起病快,病情重,症状明显且严重;2 型糖尿病(T2DM)患者多数起病缓慢,病情较轻。患者可有皮肤瘙痒,尤其外阴瘙痒。

(3)并发症:高血糖可使眼球房水、晶体渗透压改变而引起屈光改变导致视物模糊。微血管病变主要表现为糖尿病肾病和视网膜病变。

(4)反应性低血糖:清晨空腹血糖仍然较高,其可能原因有夜间胰岛素作用不足、Somogyi 效应或黎明现象(夜间多次测血糖以区别二者)。

	夜间血糖	清晨血糖	机制	病因	鉴别
Somogyi 效应	有低血糖,但症状轻微或短暂而未被发现	发生低血糖后的反应性高血糖	体内胰岛素拮抗激素分泌增加,发生低血糖后的反应性高血糖	胰岛素用量过多	夜间多次测血糖(0、2、4、6、8 时)
黎明现象	夜间血糖控制良好,无低血糖发生	黎明时段出现高血糖	可能为皮质醇、生长激素等胰岛素拮抗激素分泌增多所致	胰岛素用量不足	

2. 诊断

糖尿病诊断标准:糖尿病症状 + 任意时间静脉血糖≥11.1 mmol/L 或空腹血糖≥7.0 mmol/L 或 OGTT 2 h 血糖≥11.1 mmol/L。需重复一次确认,诊断才能成立。糖尿病症状主要是指多尿、烦渴、多饮和难以解释的体重减轻。

静脉血浆葡萄糖/mmol/L	空腹血糖(FPG)	任意时间血糖	OGTT 2 h 血糖(最可靠的方法,首选)
正常	3.9~6.0	——	<7.8
空腹血糖调节受损(IFC)	6.1·6.9	——	<7.8
糖耐量降低(IGT)	<7.0		7.8~11.0
糖尿病 DM	≥7.0	≥11.1	≥11.1

诊断总结:

(1)诊断糖尿病是 1 型还是 2 型首选胰岛素释放试验。

(2)如患者没有经过任何检查首选空腹或餐后 2 h 血糖。

(3)空腹血糖正常,但有糖尿病症状,首选 OGTT。

(4)糖化血红蛋白 c(HbA1c)反映取血前 8~12 周的血糖情况,HbA1c 含量最高、最有价值,是评价血糖控制好坏的金标准;HbA1c <7% 是目前最理想的指标,说明血糖控制良好。

3. 分型

	1 型糖尿病	2 型糖尿病
起病年龄	多见于青少年	好发于 40 岁以上的成年人
起病方式	多急剧,少数缓慢起病	缓慢而隐匿
起病时体重	多正常或消瘦	多超重或肥胖
遗传因素和病因	较低,胰岛素绝对缺乏	较高,胰岛素抵抗或伴分泌不足
"三多一少"症群	常典型	不典型,或无症状
急性并发症	酮症倾向大,易发生酮症酸中毒	酮症倾向小, >50 岁者易发生高渗昏迷
慢性并发症	发病时多无,肾病是主要死因	发病时多伴发,心、脑血管疾病是主要死因
RI 及 C 肽释放试验	低下或缺乏	峰值延迟或不足
自身抗体	多种胰岛细胞自身 Ab	无
胰岛素治疗及反应	终身应用胰岛素	糖尿病药物或胰岛素

4. 治疗

(1)综合防治原则:控制饮食(基础),减轻体重和避免肥胖,适当运动,戒烟,合理应用降糖药。

(2)口服降血糖药物治疗

药物类别	双胍类	磺酰脲类(列格类)	α-葡萄糖苷酶抑制剂(波糖类)	噻唑烷二酮类(列酮类)
作用机制	减少肝脏葡萄糖的输出,增加外周组织对葡萄糖的摄取和利用,改善糖代谢	促进胰岛素分泌,其降血糖作用有赖于尚存的一定数量有功能的胰岛 β 细胞组织	延缓碳水化合物的吸收	胰岛素增敏剂,主要作用于 PPARγ。使组织对胰岛素的敏感性增加,有效地改善胰岛素抵抗
适用人群	肥胖或超重的 2 型糖尿病患者,目前主张对新诊断的 2 型糖尿病使用双胍类药物作为一线药物	尚存在一定数量有功能的胰岛 β 细胞组织。对于非肥胖的、饮食和运动治疗控制不理想的 2 型糖尿病患者作为一线药物	餐后高血糖为主要表现的患者。在开始进餐时服药	以胰岛素抵抗为主的2 型糖尿病患者
不良反应	胃肠道反应(最常见)乳酸性酸中毒(最严重)	低血糖	胃肠反应,如腹胀、腹泻	水肿,不宜用于心功能Ⅲ~Ⅳ级患者
代表药物	二甲双胍	格列本脲、格列齐特	阿卡波糖	罗格列酮、吡格列酮

【助记】口服降糖药:

(1)空腹血糖高——长效(格列齐特、格列美脲)——空腹特别美。

(2)餐后血糖高——短效(格列吡嗪、格列喹酮)——餐后比较魁梧。

(3)心肌梗死或心血管疾病高危因素——(格列美脲、格列吡嗪)——心灵比较美。

(3)胰岛素治疗

1)适应证

特殊人群	1. T1DM、妊娠糖尿病 及某些特殊类型糖尿病 2. β 细胞功能明显减退者 3. 2 型糖尿病饮食、运动、口服药效果不好时
特殊事件	手术、妊娠和分娩、全胰切除后继发性糖尿病
并发症	急性代谢并发症及严重慢性并发症者;合并严重感染,消耗性疾病,心、脑、肝、肾疾病者。T2DM 伴有明显高血糖;或在糖尿病病程中无明显诱因出现体重显著下降者

2)胰岛素分类

短效胰岛素:控制一餐饭后高血糖。

中、长效胰岛素:提供基础胰岛素。

【助记】短效可溶常规中,超短赖普和门冬,低精蛋白效果中,精蛋白锌效果长,甘精地特超级长。普通的门——超级短;精——长(经常);干净的地方——超级长(特别长)。

3）胰岛素的不良反应。

【助记】脂肪萎缩低血糖,局部过敏胰岛抗。

考点2　糖尿病急性并发症

1. 糖尿病酮症酸中毒

（1）概念

糖尿病酮症酸中毒是最常见的一种糖尿病急性并发症,糖尿病患者在各种诱因作用下,胰岛素严重不足,升糖激素不适当升高,引起糖、蛋白质、脂肪代谢紊乱以及水、电解质、酸碱平衡失调,最终导致高血糖、高血酮、酮尿、脱水、电解质紊乱,并伴有代谢性酸中毒。

（2）病因和生理

1型糖尿病有发生糖尿病酮症酸中毒倾向,2型糖尿病在一定诱因作用下也会发生糖尿病酮症酸中毒。

1）胰岛素严重不足,糖代谢紊乱迅速加剧,脂肪分解加速→产生酮体（乙酰乙酸、β-羟丁酸和丙酮）,血酮体升高称为酮血症。

2）尿酮体排出增多→酮尿。

3）酮体为酸性物质,大量消耗体内储备碱﹐代谢性酸中毒。

4）水、电解质严重紊乱→休克、意识障碍、心律失常,甚至死亡。

（3）临床表现

1）常见症状:食欲减退、恶心呕吐、乏力、头痛头晕,"三多"症状加重、腹痛、倦息、烦躁。还有诱发因素的表现,如感染时有发热等。

2）体检特点:脱水明显;呼吸加快,可呈酸中毒深大呼吸;呼吸有酮臭味,类似烂苹果的气味;心跳加快;严重者可陷入昏迷状态。

（4）实验室检查

1）血糖:一般为 16.7～33.3 mmol/L,甚至更高。

2）尿糖及尿酮呈强阳性。

3）血酮体增高,常在 4.8 mmol/L（50 mg/dl）以上。

4）CO_2CP 降低,血 pH <7.35,BE 负值增大。

5）血钠、血氯降低。

6）白细胞计数增高,常以中性粒细胞增多为主。

2. 高渗高血糖综合征

多见于 50～70 岁的中、老年人。

（1）临床表现

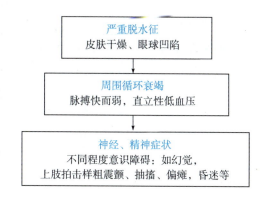

209

（2）实验室检查：①尿酮体呈阴性或弱阳性；②血钠正常或升高，常大于 155 mmol/L；③血浆渗透压显著增高，一般达到或超过 320 mOsm/L 以上；④血糖 33.3 ~ 66.8 mmol/L。

（3）治疗

高渗高血糖综合征的治疗和糖尿病酮症酸中毒基本相同。

1）输液：最先最重要，先快后慢，先盐后糖，立即静脉滴注生理盐水或复方氯化钠溶液。

2）小剂量胰岛素治疗方案：当血糖降至 14.0 mmol/L 左右时，开始补充 5% 葡萄糖溶液，并加入胰岛素（每 2 ~ 4 g 葡萄糖加短效胰岛素 1 U）。糖化血红蛋白（HbA1c）测定反映取血前 8 至 12 周的血糖情况，糖化血红蛋白大于 7% 应用胰岛素，简便、有效、安全。

3）纠正酸中毒：轻症者经上述处理后可逐步纠正失钠和酸中毒，不必补碱。重症者如血 pH < 7.1，血 HCO_3^- < 5 mmol 可少量补充等渗碳酸氢钠（过快容易导致脑水肿），但是在酸中毒被纠正后，会出现低钾血症，这个时候要注意补钾（见尿补钾）。

（4）小结

糖尿病昏迷 2 种原因和可能性：糖尿病酮症酸中毒和高渗性高血糖综合征。

呼吸中有烂苹果味——糖尿病酮症酸中毒；大蒜味——有机磷中毒。

昏迷 + 尿糖、尿酮体强阳性 = 糖尿病酮症酸中毒。

昏迷 + 尿糖、尿酮体阴性/弱阳性 = 高渗高血糖综合征。

📖 考点3　糖尿病慢性并发症

1. 大血管病变　心脑血管疾病是 2 型糖尿病最主要的死亡原因。

2. 微血管病变　以视网膜病变和糖尿病肾病最为重要。

（1）糖尿病性视网膜病变分期

早期非增殖期视网膜病变	Ⅰ 期	微血管瘤，出血
	Ⅱ 期	出现硬性渗出
	Ⅲ 期	出现棉絮状软性渗出
晚期增殖期视网膜病变	Ⅳ 期	新生血管形成，玻璃体积血
	Ⅴ 期	玻璃体机化
	Ⅵ 期	继发性视网膜脱离，失明

【助记】1 微、2 硬、3 棉、4 新、5 机、6 失明。

（2）糖尿病肾病：早期肾病应用血管紧张素转换酶抑制剂（ACEI）和血管紧张素受阻断剂（ARB）有利于肾脏保护，减轻蛋白尿。按发生发展可分为五期：

检查项目	Ⅰ 期（初期）	Ⅱ 期（临床前期）	Ⅲ 期（早期肾病）	Ⅳ 期（临床肾病）	Ⅴ 期
尿蛋白排泄率（UAER）	肾小球超滤过	尿蛋白排泄率基本正常	小动脉壁玻璃样变，尿蛋白排泄率 20 ~ 200 μg/min	> 200 μg/min	尿毒症
尿蛋白	阴性	运动后微量蛋白尿	0.03 ~ 0.3 g/24 h	> 0.5 g/24 h	

3. 糖尿病性神经病变

（1）周围神经病变：①远端对称性、多发性神经病变最常见，以手足远端感觉、运动神经受累最多见,典型者为手套感、袜子感;②局灶性单神经病变,以动眼神经、止中神经及胭神经最常见;③多发神经根病变(糖尿病性肌萎缩);④非对称性多发局灶性神经病变。

(2)中枢神经系统并发症:①严重糖尿病酮症酸中毒、高渗高血糖综合征和低血糖症导致的神志改变;②脑老化加速及老年性痴呆;③缺血性脑卒中。

4. 糖尿病足　糖尿病患者因末梢神经病变,下肢供血不足及细菌感染等引起的足部溃疡和肢端坏疽等病变,称为糖尿病足,是糖尿病最严重和治疗费用最多的慢性并发症之一。

第八节　低血糖症

1. 概念和病因

低血糖症:血糖浓度 <2.8 mmol/L 而导致交感神经兴奋和脑细胞缺糖的临床综合征。最常见病因是胰岛素瘤(胰岛 β 细胞肿瘤);其他如腺垂体(垂体前叶)和肾上腺皮质功能减退、严重肝病、酒精中毒、严重营养不良、降糖药过量或使用不当等都可引起低血糖症。餐后低血糖常见于功能性疾病、胃大部切除术后和非胰岛素依赖型糖尿病早期。

2. 临床表现

交感神经过度兴奋症状	神经低血糖症状——脑功能障碍	胰岛素瘤(Whipple三联征)
·心悸、脉搏增快、饥饿、苍白、出冷汗、手足颤动	·精神不集中、言语迟钝、头晕、步态不稳、幻觉、躁狂、行为怪异,严重者出现昏迷、抽搐瘫痪	1.低血糖症状(清晨空腹发作) 2.发作时血糖低于2.8 mmol/L 3.给予葡萄糖后迅速好转

3. 治疗

(1)低血糖发作的处理:应立即供糖,轻者口服(含糖食品或饮料),重者静脉滴注(50% 葡萄糖溶液);神志模糊者,切忌经口喂食导致呼吸道窒息死亡;血糖恢复正常,而神志半小时仍不恢复者,应考虑脑水肿,可予甘露醇脱水。

(2)病因治疗:积极寻找低血糖的原因,强调病因治疗,在低血糖发作时查血糖、胰岛素、C 肽等。胰岛素瘤应尽早手术切除肿瘤。

第九节　血脂和脂蛋白异常 ★

1. 概述和病因

由于脂质代谢或运转异常使血浆中一种或几种脂质高于正常称为高脂血症,可表现为高胆固醇血症、高甘油三酯血症,或两者兼有(混合型高脂血症)。血脂代谢紊乱分为:①原发性,属于遗传性脂代谢紊乱疾病;②继发性,常由糖尿病、饮酒、甲状腺功能减退症、肾病综合征等全身性疾病引起。

2. 脂蛋白　由蛋白质、胆固醇、甘油三酯和磷脂组成。

乳糜微粒(CM)	富含甘油三酯,主要作用是将外源性甘油三酯运至外周组织
极低密度脂蛋白(VLDL)	在肝合成,血浆 VLDL 水平升高是冠心病的危险因素
低密度脂蛋白(LDL)	VLDL 的降解产物,作用是将胆固醇从肝内转移到肝外组织

高密度脂蛋白(HDL)	HDL 蛋白质和脂肪含量各一半,主要是将肝外组织细胞中的胆固醇转运出来,在肝脏分解代谢。血浆中游离胆固醇在 HDL 中转化为胆固醇酯,可阻止游离胆固醇在动脉壁和其他组织聚集

3.高脂蛋白血症的诊断

血脂	胆固醇(TC)		甘油三酯(TG)	
	正常范围	<5.18 mmol/L	正常范围	<1.70 mmol/L
	升高	>6.22 mmol/L	升高	>1.70 mmol/L
脂蛋白	高密度脂蛋白(HDL-C)		低密度脂蛋白(LDL-C)	
	正常范围	>1.04 mmol/L	正常范围	<3.37 mmol/L
	减低	<1.04 mmol/L	升高	>4.14 mmol/L

4.高脂蛋白血症的治疗

(1)控制目标

无动脉粥样硬化及无冠心病危险因子	TC <5.72 mmol/L;TG <1.70 mmol/L;LDL-C <3.64 mmol/L
无动脉粥样硬化及有冠心病危险因子	TC <5.20 mmol/L;TG <1.70 mmol/L;LDL-C <3.12 mmol/L
有动脉粥样硬化者	TC <4.68 mmol/L;TG <1.70 mmol/L;LDL-C <2.60 mmol/L

(2)治疗:主要包括饮食治疗、体育活动及药物治疗。

药物种类	作用机制
胆酸螯合剂	阻止胆酸和胆固醇从肠道吸收,使其随粪便排出 适用于高胆固醇血症,对高甘油三酯血症无效
烟酸类	通过抑制 cAMP 的形成,降低甘油三酯酶活性,肝 VLDL 合成减少,进而减少 VLDL 和 LDL,抑制肝细胞利用辅酶 A 合成胆固醇,降低 TC、TG、LDL-C,还可升高血 HDL-C
他汀类	降低血胆固醇和 VLDL,升高 HDL 副作用为胃肠功能紊乱、肌肉痛,用药期间应定期测肝功能。不宜用于儿童、孕妇、哺乳期妇女
氯贝丁酯类	用于高甘油三酯血症,减少肝脏 VLDL 合成及分泌,增强脂蛋白酯酶(LPL)活性,增加 VLDL 和 TG 的分解

【助记】他汀类不良反应:他常吃鸡肝,容易得高脂血症。

烟酸不良反应:烟抽多了心受伤,肌肝中毒血管张!

第十节　肥胖症

1.概念和病因

肥胖症是一种由多因素引起体内脂肪堆积过多和(或)脂肪分布异常的慢性代谢性疾病。表现为体重增加,并常与糖耐量异常、胰岛素抵抗、脂代谢紊乱和高血压等合并存在而统称代谢综合征。

病因常包括以下几个方面:

遗传因素	有一定的遗传背景
中枢神经系统因素	可见于下丘脑或边缘系统的炎症、肿瘤、外伤、手术引起肥胖,但单纯性肥胖患者不一定有下丘脑病变
内分泌系统因素	肥胖症患者均可见血中胰岛素升高而引起多食;部分神经肽和激素参与了对进食的影响;以女性为多,提示与雌激素有一定关系
其他因素	摄入过高热量、体力活动过少、生长激素等

2. 临床表现

不同病因引起临床表现不同,继发性肥胖患者有原发病的临床表现。肥胖患者心血管疾病、内分泌代谢紊乱、消化系统疾病、呼吸系统疾病等发病率明显增加。

(1)女性肥胖——脂肪易聚集于臀髋部位和大腿,外观呈梨形。

(2)男性肥胖——脂肪组织在腹部和内脏聚集,外观呈苹果形,更易引起各种代谢综合征。

3. 诊断

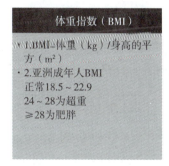
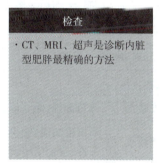

体重指数(BMI)	腰围(WC)	检查
·1.BMI=体重(kg)/身高的平方(m²) ·2.亚洲成年人BMI 正常18.5~22.9 24~28为超重 ≥28为肥胖	·1.腰围可反映腹部肥胖的程度,中国人正常腰围初定为男≤85 cm,女≤80 cm ·2.临床比较简单的体重算法:身高(cm)−105为标准体重(kg) 肥胖度≥10%为超重 肥胖度≥20%为肥胖	·CT、MRI、超声是诊断内脏型肥胖最精确的方法

4. 治疗

治疗的两个主要环节是减少热量摄取及增加热量消耗,强调以行为、饮食、运动为主的综合治疗,必要时辅以药物或手术治疗。继发性肥胖症应针对病因进行治疗,各种并发症及伴随病应给予相应的处理。

第十一节　水钠电解质代谢紊乱 ★

考点1　概述和水代谢紊乱

水钠代谢失调多同时发生,极少单独出现。一般分为:失水、水过多和水中毒、低钠血症、高钠血症。

1. 水代谢紊乱

	等渗性缺水	低渗性缺水	高渗性缺水
丢失成分	等比丢失钠、水	失钠>失水	失钠<失水
渗透压	正常	降低	升高
血 Na^+	135~145 mmol/L(正常)	<130 mmol/L	>145 mmol/L

		等渗性缺水	低渗性缺水	高渗性缺水
尿比重		增加	降低（<1.010）	增加（>1.025）
主要病因		消化液或体液急性丢失	消化液或体液慢性丢失	水分摄入不足或丢失过多
临床表现		舌干、不口渴	神志差,不口渴	口渴、乏力、唇舌干燥
补液	选液	生理盐水	含盐溶液或高渗盐水	5%葡萄糖或0.45%生理盐水
	用量	丢失量+日需量（水2000 ml+NaCl 4.5 g）	补钠量（mmol）=〔正常血钠（mmol/L）－测量血钠（mmol/L）〕×体重（kg）×0.6（女性为0.5）	补水量（ml）=〔测量血钠（mmol/L）－正常血钠（mmol/L）〕×体重（kg）×4
	用法	平衡盐溶液静脉滴注	先快后慢,总量分次补完	计算量分2 d补
典型病症		大量呕吐、肠瘘、急性肠梗阻、大面积烧伤等	慢性肠梗阻、长期胃肠减压	食道癌、大面积烧伤暴露疗法
预防		低 K^+	低 K^+、纠酸	低 K^+、低 Na^+

2. 高渗性缺水分度

缺水分度	临床表现	缺水量
轻度缺水	除口渴外,无其他症状	缺水量为体重的2%~4%
中度缺水	有极度口渴,尿少和尿比重增高,唇舌干燥,皮肤失去弹性,眼窝下陷;常有疲乏、无力、烦躁不安	缺水量为体重的4%~6%
重度缺水	躁狂、谵妄、定向力失常、幻觉、晕厥	缺水量达到7%~14%
	高渗性昏迷、低血容量性休克、无尿、急性肾衰竭	缺水量超过15%

📖 **考点2　钠代谢失常**

	低钠血症	高钠血症
血钠	<135 mmol/L	>145 mmol/L
病因	1.高渗性低钠血症:常见于糖尿病 2.等渗性低钠血症（假性低钠血症）　常见于高脂血症和高蛋白血症 3.低渗性低钠血症 （1）高血容量性（稀释性）,常见于心力衰竭、肝硬化和肾性水肿 （2）低血容量性（低渗性失水） （3）等血容量性,可见于抗利尿激素分泌不当综合征 4.特发性（消耗性）低钠血症　多见于恶性肿瘤及其他严重慢性疾病晚期	1.水摄入少或丢失多,即高渗性失水 2.钠摄入过多或排出过少,见于大量输入高渗盐水、肾前性少尿和原发性醛固酮增多症等

	低钠血症	高钠血症
临床表现	1. 神经系统　表情淡漠、谵妄、意识障碍及癫痫样发作 2. 消化系统　恶心、呕吐、纳差 3. 循环系统　低血容量性低钠血症早期易发生循环衰竭导致休克 4. 泌尿系统　表现为尿少	1. 神经系统　嗜睡、全身乏力、烦躁不安、惊厥、震颤、抽搐和昏迷,甚至死亡 2. 消化系统　口渴、恶心、呕吐 3. 循环系统　严重失水者可发生低血容量性休克,大量输入高渗盐水者可能会发生肺水肿
治疗	因病因不同纠正低钠血症措施不同 1. 高血容量性低钠血症常用利尿药 2. 低血容量性低钠血症治疗同低渗性失水 3. 等血容量性低钠血症主要为限水,适当应用利尿药	首先积极防治原发病,控制钠盐摄入或钠输入过多;失水引起者的治疗同高渗性失水;因输入大量盐水引起者应行利尿治疗

考点3　钾代谢失常

	低钾血症	高钾血症
血钾	<3.5 mmol/L	>5.5 mmol/L
病因	1. 摄入不足(长期进食不足等) 2. 丢失过多(呕吐、肠瘘、持续胃肠减压等) 3. 分布异常(大量输入葡萄糖 + 胰岛素、碱中毒等)	1. 摄入过多(输入库存血、给予过量 KCl) 2. 排出障碍(肾衰竭、保钾利尿剂、醛固酮缺乏) 3. 分布异常(酸中毒、挤压综合征)
临床表现	1. 神经肌肉系统(肌无力出现最早,从四肢、躯干至呼吸肌;腱反射减弱) 2. 中枢神经系统(精神萎靡、冷漠、嗜睡) 3. 心脏传导阻滞(节律异常) 4. 酸碱平衡紊乱(低钾性碱中毒、反常性酸性尿)	临床表现无特异性 1. 神经肌肉系统(肢体软弱无力、感觉异常) 2. 中枢神经系统(意识模糊) 3. 心脏(心动过缓、心律不齐,严重可导致室颤) 4. 酸碱平衡紊乱(高钾性酸中毒、反常性碱性尿)
心电图	T 波降低、变平或倒置,ST 段降低,QT 间期延长;典型表现为U 波出现	P 波波幅下降,后出现 QRS 增宽,P-R 间期延长。典型表现为T 波高尖
治疗	总量控制,分次补给,边治疗边观察。补钾总量 <80 mmol/d;补钾浓度 <40 mmol/L;补钾速度 <20 mmol/h	1. 停用含钾药物或溶液 2. 促进 K^+ 转入细胞内 3. 应用阳离子交换树脂 4. 透析疗法 5. 葡萄糖酸钙对抗心律失常

考点4　酸碱平衡失调

pH 正常范围 7.35～7.45。腹泻酸中毒,呕吐碱中毒。

1. 代谢性酸中毒

(1)病因

按阴离子间隙大小可分为阴离子间隙正常和增大。

阴离子间隙正常的代谢性酸中毒	碳酸氢盐丢失:肾脏丢失,如稀释性酸中毒、近端肾小管酸中毒和原发性甲状旁腺功能亢进症等;肾外丢失,如长期腹泻、胃肠减压等
	碳酸氢盐生成障碍:远端肾小管酸中毒、保钾利尿药和醛固酮水平过低等
	酸性盐类摄入过多
阴离子间隙增大的代谢性酸中毒	无机酸排泄减少,如肾衰竭
	有机酸生成过多,糖尿病酮症酸中毒、禁食、酒精中毒等使酮体产生增多;其次如休克、缺氧、烧伤严重、剧烈运动等使乳酸产生过多
	有机酸摄入过多

(2)临床表现

代谢性酸中毒在代偿阶段可无症状,当失代偿期后可出现以下症状:

1)神经系统:可出现头晕头痛、全身乏力、烦躁不安、表情淡漠、定向力障碍、嗜睡和昏迷。

2)循环系统:出现心率加快、血压下降、心音低钝,甚至休克。

3)呼吸系统:呼吸加快加深,深大呼吸。

4)消化系统:恶心、呕吐、纳差。

(3)诊断

为了明确诊断,应依据原发病的表现及相关实验室检查。

1)血气分析提示 HCO_3^- 减少,CO_2结合力下降。

2)Cl^- 升高或正常,腹泻、肾小管代谢性酸中毒时 Cl^- 升高,但当其他固定酸增加如酮症酸中毒、尿毒症、乳酸酸中毒时,Cl^- 正常。

3)阴离子间隙升高或正常,如腹泻、肠瘘、肾小管酸中毒等时阴离子间隙正常;当酮症酸中毒、尿毒症、乳酸酸中毒时,阴离子间隙升高。

(4)治疗及注意事项

1)病因治疗:①乳酸性酸中毒为急性循环衰竭所致,重点治疗原发病,如纠正休克、缺氧、补以碳酸氢钠;②酮症酸中毒主要以补液和使用胰岛素降低血糖为主,仅在十分严重时才静脉补充少量碳酸氢钠;③其他如饥饿性的、严重脱水、酒精性酸中毒等以补充糖水、液体等为主。

2)病情处理:急性者补液速度可较快,必要时可行血液透析或腹膜透析,慢性者应以口服补碱为主,并加强病因治疗;病情轻者主要治疗原发病,可输入生理盐水、林格液、5% 糖盐水等或口服碳酸氢钠,重者需静脉补液。其他脏器功能状况,如出现少尿、心力衰竭要限制补液速度和量,注意合理用药。如不伴失水可给 1.5% 碳酸氢钠;水过多时可给 4% 碳酸氢钠,高钾血症宜选用乳酸钠,低血钾时补钾。

3)常用补碱药物:碳酸氢钠、乳酸钠、三羟甲基氨基甲烷(THAM)。

2.代谢性碱中毒

(1)病因

代谢性碱中毒是体液内 H^+ 丢失或 HCO_3^- 增加所致,临床较少见。常见病因:①H^+ 丢失过多,持续胃肠减压、幽门梗阻、频繁呕吐、低血钾时肾小管排 H^+ 增加;②HCO_3^- 摄入过多,补充大量碱性药物、应用呋塞米或依他尼酸后 HCO_3^- 吸收增加。

(2)临床表现及诊断

代谢性碱中毒时除有原发病症状外可有呼吸浅慢的表现,严重时可发生呼吸暂停、头晕、手足麻木、面部及四肢肌肉抽搐、意识障碍、谵妄、昏迷等。

临床上出现代谢性碱中毒时一般有引起 H^+ 丢失或 HCO_3^- 潴留的原发病。要确诊依赖于实验室检查:如 HCO_3^- 和 BE 正值增加,血 pH 和 CO_2 结合力均升高,尿呈碱性,但低血钾碱中毒时尿呈酸性。

(3)治疗

首先要防止避免碱摄入过多,应用排钾利尿药时或治疗盐皮质激素增多性疾病时应注意补钾,积极治疗原发病;血容量不足或低氯时应补充生理盐水;若血氯低而血钾不低者叮补充氯化铵或盐酸精氨酸。

	代谢性酸中毒	代谢性碱中毒
病因	酸性物质产生过多 碱性物质丢失过多 肾功能不全	碱性物质摄入过多 酸性物质丢失过多 缺钾;利尿剂如呋塞米
临床表现	轻度代谢性酸中毒无明显症状 重度代谢性酸中毒可有呼吸深快,酮味 面颊潮红,腱反射减弱	一般无症状,可有呼吸浅慢、神经精神症状
治疗	病因治疗最为重要 $HCO_3^- > 16 \sim 18$ mmol/L 无需补碱 $HCO_3^- \leq 15$ mmol/L 应立即用碳酸氢钠溶液治疗	积极治疗原发疾病 丧失胃液所致的代谢性碱中毒可输注等渗盐水或葡萄糖盐水 纠正碱中毒不宜过快

3.呼吸性酸中毒

呼吸性酸中毒是指肺通气、弥散或肺循环功能障碍导致肺泡换气减少,CO_2 潴留、血 $PaCO_2$ 升高,血 HCO_3^- 浓度降低,血 pH 下降。

(1)分类:呼吸性酸中毒按起病缓急分为下述 2 类。

1)急性呼吸性酸中毒:①呼吸中枢抑制,大量麻醉、镇静药、中枢神经系统病变损害呼吸中枢等;②急性呼吸道阻塞,如窒息、气道异物出血、喉头水肿和哮喘等;③呼吸肌麻痹,重症肌无力、低血钾性周期性麻痹等;④广泛性肺组织急性病变,急性肺水肿、肺栓塞和间质性肺炎等。

2)慢性呼吸性酸中毒:慢性支气管炎、肺气肿等慢性阻塞性肺病、支气管哮喘、肺纤维化和胸廓畸形等。

（2）临床表现

1）急性呼吸性酸中毒：主要表现为急性缺氧和 CO_2 潴留。出现发绀、呼吸深快、不规则或潮式呼吸；多有血压升高、烦躁不安、意识模糊、扑翼样震颤和嗜睡，心律失常甚至室颤进而心搏骤停，可伴有脑水肿、视盘水肿等。

2）慢性呼吸性酸中毒：多伴有咳嗽、咳痰、呼吸困难、全身乏力等慢性阻塞性肺病的症状；同时伴有兴奋、谵妄、嗜睡昏迷、震颤和抽搐等精神症状和头痛、呕吐、视盘水肿等颅内高压表现。

（3）诊断

1）急性呼吸性酸中毒多有引起急性缺氧和 CO_2 潴留的原发疾病，慢性呼吸性酸中毒常存在慢性阻塞性肺疾病。

2）实验室检查：①$PaCO_2$ 增高同时 PaO_2 降低，血 pH 下降；②可见 CO_2 结合力升高，AB > SB；③高钾血症，钠总量增加，但血钠浓度基本不变，血钙增加；④伴混合性酸碱平衡紊乱；⑤红细胞增多。

（4）治疗

1）急性呼吸性酸中毒时迅速去除引起通气障碍的原因，有效排出 CO_2，确保供氧。

2）保持呼吸道通畅，吸氧或面罩给氧，必要时行气管插管或气管切开或必要时应用人工呼吸机；如应用麻醉药物引起呼吸中枢抑制者使用呼吸兴奋药，如纳洛酮。

3）可适当应用三羟甲基氨基甲烷（THAM）；积极处理高血钾，兼顾处理其他水、电解质和酸碱失衡。

4. 呼吸性碱中毒

（1）病因

呼吸性碱中毒是指过度换气导致体内 CO_2 排出过多，$PaCO_2$ 降低，血 pH 升高。按病因分为：

1）中枢性过度换气，如癔症、脑部疾病、水杨酸等药物和缺氧引起呼吸中枢过度兴奋等。

2）周围性过度换气，如呼吸机使用不当、胸部手术或外伤后和呼吸道梗阻突然解除等。

（2）临床表现和诊断

1）临床表现：表现为呼吸浅快、神经肌肉兴奋性增高、口唇、四肢麻木、肌肉颤动、抽搐、眩晕和意识模糊等；也可伴有胸闷、憋气等症状。

2）诊断：首先询问病史，掌握是否具备过度换气的临床表现；实验室检查提示 $PaCO_2$ 降低、血 pH 升高、H_2CO_3 减少、CO_2 结合力下降。

（3）呼吸性碱中毒的治疗

1）首先处理原发病，消除过度通气的病因。

2）急性呼吸性碱中毒患者可吸入或面罩吸入含 5% CO_2 的氧气，使患者吸回呼出的 CO_2。

第十二节　痛　风

1. 概述

痛风是尿酸盐沉积所致的晶体沉积于骨关节、肾脏和皮下等部位，引发的急慢性炎症和组织损伤，与嘌呤代谢紊乱和（或）尿酸生成与排泄异常所致高尿酸血症直接相关，属于代谢性疾病。存在中老年男性、高嘌呤饮食、饮酒、高血压等危险因素。

注意：尿酸值男性 >420 μmol/L，女性 >360 μmol/L 时，即可诊断为高尿酸血症。约有 10% 会发生痛风,其余的只是长期处于高尿酸状态而不会出现关节炎的症状称之为"高尿酸血症"而不能诊断为痛风。

2.临床表现

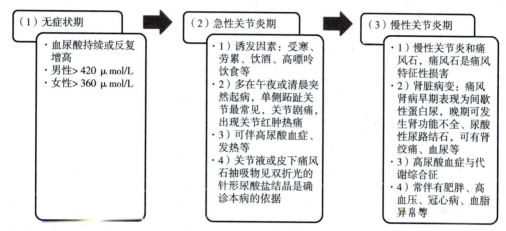

（1）无症状期	（2）急性关节炎期	（3）慢性关节炎期
·血尿酸持续或反复增高 ·男性> 420 μmol/L ·女性> 360 μmol/L	·1）诱发因素:受寒、劳累、饮酒、高嘌呤饮食等 ·2）多在午夜或清晨突然起病,单侧跖趾关节最常见,关节剧痛,出现关节红肿热痛 ·3）可伴高尿酸血症、发热等 ·4）关节液或皮下痛风石抽吸物见双折光的针形尿酸盐结晶是确诊本病的依据	·1）慢性关节炎和痛风石,痛风石是痛风特征性损害 ·2）肾脏病变:痛风肾病早期表现为间歇性蛋白尿,晚期可发生肾功能不全、尿酸性尿路结石,可有肾绞痛、血尿等 ·3）高尿酸血症与代谢综合征 ·4）常伴有肥胖、高血压、冠心病、血脂异常等

3.实验室及其他检查

(1)血清、尿尿酸测定:血清尿酸(男性 >420 μmol/L ,女性 >360 μmol/L)可诊断高尿酸血症;尿尿酸测定 >600 μmol/L。

(2)关节液或痛风石内容物检查:双折光针形尿酸盐结晶是痛风的确诊依据。

(3)X线检查:特征变化为穿凿样、虫蚀样圆形或弧形的不整齐的骨质透亮缺损。

4.诊断

(1)病史:中老年男性,常有家族史和代谢综合征表现。

(2)症状:一般在诱因基础上,半夜突然出现典型的关节炎发作或尿酸性结石肾绞痛发作。

(3)辅助检查:血尿酸增高,关节炎的滑囊液或痛风石检查见针状尿酸结晶,受累关节 X 线片或关节镜可协助诊断。

(4)治疗性诊断:秋水仙碱有快速疗效。

5.治疗

(1)治疗目标:①控制高尿酸血症;②控制急性关节炎的发作;③防止尿酸结石形成和肾损害。

(2)一般治疗:限制高嘌呤食物(内脏、虾蟹、肉类、豆),禁酒,多饮水,适当运动。

(3)药物治疗

无症状期的治疗	高尿酸血症的治疗是使血尿酸维持正常水平	
	促尿酸排泄的药物	苯溴马隆(立加利仙),丙磺舒(羧苯磺胺)
	抑制尿酸生成的药物	别嘌醇,急性发作期不宜加用降尿酸药物
	碱性药物	碳酸氢钠有碱化尿液、增加尿酸排出和降低血尿酸的作用
急性痛风性关节炎期的治疗	绝对卧床,抬高患肢,避免负重	
	秋水仙碱	发作 24 h 内服用疗效最好,24 h 后疗效减低

急性痛风性关节炎期的治疗	非甾体抗炎药	吲哚美辛、双氯芬酸、布洛芬、罗非昔布等
	糖皮质激素	上述药物治疗无效或不能使用秋水仙碱和非甾体抗炎药时可考虑使用
间歇期和慢性期的治疗		预防急性痛风性关节炎发作,保护肾脏

【助记】中老男性易痛风,宴后夜间拇趾疼;皮肤红热骨有洞,耳长小包节变形。
结石在肾查 B 超,尿酸多过 420;控食戒酒方能好,秋水仙碱别嘌呤。

第十三节　骨质疏松症

1.病因和发病机制

骨质疏松症是以骨量降低和骨微结构破坏导致骨脆性增加、易发生骨折为特征的全身性骨病。以周身疼痛、身高降低、驼背、脆性骨折及呼吸系统受累等为临床表现,存在老龄、雌激素水平降低、钙质不足、长期应用糖皮质激素、低体重等危险因素。分为原发性、继发性、特发性 3 类,具体分类见下表:

原发性骨质疏松症	Ⅰ 型——女性绝经后骨质疏松症:绝经后雌激素水平降低引起的骨吸收增加
	Ⅱ 型——老年退化性骨质疏松症:与年龄增高所致的骨形成减少有关
继发性骨质疏松症	由于疾病或药物(如长期使用糖皮质激素)等原因所致
特发性青少年骨质疏松症	主要见于青少年,部分有家族遗传史,女性多见,病因不明

2.临床表现

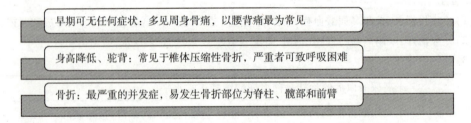

早期可无任何症状:多见周身骨痛,以腰背痛最为常见

身高降低、驼背:常见于椎体压缩性骨折,严重者可致呼吸困难

骨折:最严重的并发症,易发生骨折部位为脊柱、髋部和前臂

3.诊断

(1)详细的病史、症状和体征。

(2)X 线检查:骨皮质变薄,骨小梁减少和骨密度减低,双能 X 线吸收法(DXA)是诊断金标准。

(3)骨密度测量:骨量减少、骨密度下降以及脆性骨折等为诊断依据,其检查结果对于人群的早期诊断比较重要。

4.治疗

(1)一般治疗:包括运动,合理饮食,保障钙的摄入,不吸烟,少饮酒;对症治疗。

（2）药物防治

1）钙剂和活性维生素 D：防治骨质疏松症的基本药物。维生素 D 经肝脏和肾脏羟化转变成活性维生素 D 而发挥生理效应，骨质疏松症患者最好应用活性维生素 D。

2）抑制骨吸收的药物

雌激素替代疗法（HRT）：是防治绝经后骨质疏松症的最有效的治疗，HRT 应在绝经开始时即给予。一般多主张雌、孕激素联合应用，尼尔雌醇口服，每 3～6 个月加甲羟孕酮（安宫黄体酮）；治疗期间应定期做乳腺和子宫检查。

降钙素：降钙素能够抑制破骨细胞的活性，降低骨吸收。同时，还具有中枢性镇痛作用。常用鲑鱼降钙素或鳗鱼降钙素肌内注射，主要不良反应有胃肠道症状和皮肤潮红等。

二膦酸盐：二膦酸盐能够抑制骨吸收；治疗后腰椎骨量明显增加，骨折发生率降低。羟乙磷酸钠因可引起骨矿化障碍，应采用间歇性和周期性给药。

3）促进骨形成药物：目前尚无肯定的促进骨形成药物。

第八章　血液病学

第一节　贫　血

1.概念及诊断标准

（1）贫血指人体外周血红细胞容量减少,低于正常范围下限,不能运输足够的氧至组织而产生的综合征。各系统疾病均可引起贫血。

（2）诊断标准

	血红蛋白（Hb）	红细胞（RBC）	血细胞比容（Hct）
成年男性	<120 g/L	$<4.5 \times 10^{12}$/L	<0.42
成年女性	<110 g/L	$<4.0 \times 10^{12}$/L	<0.37
孕妇	<100 g/L	——	<0.30

（3）贫血严重度分类:轻度（Hb>90 g/L）,中度（60~90 g/L）,重度（30~60 g/L）和极重度（<30 g/L）。

【助记】三六九等。

2.细胞学分类

分类	MCV/fl	MCH/pg	MCHC/%	常见疾病
正常细胞性贫血	80~100	26~32	32~35	再生障碍性贫血、溶血性贫血、急性失血性贫血
大细胞性贫血	>100	>32	32~35	巨幼细胞贫血、骨髓增生异常综合征
小细胞低色素性贫血	<80	<26	<32	缺铁性贫血、铁粒幼细胞贫血、海洋性贫血,珠蛋白生成障碍性贫血

3.临床表现　红细胞的主要功能是携氧,因此贫血可出现因组织缺氧引起的一系列症状及缺氧所致的代偿表现。

（1）一般表现:疲乏无力、困倦是最常见、最早的症状;皮肤黏膜苍白是最常见体征。

（2）循环系统症状:活动后心悸、气短、心绞痛、心力衰竭。查体可见心脏扩大,心尖部出现收缩期吹风样杂音。

（3）神经系统症状:头痛、头晕、耳鸣、易倦以及注意力不集中。麻木、感觉障碍及步态不稳等症状（维生素 B_{12} 缺乏）。

（4）消化系统症状:常出现食欲减退、恶心。营养性贫血可见舌炎、舌乳头萎缩,溶血性贫血患者可见黄疸及脾大。

（5）泌尿生殖系统症状:多尿、低比重尿、月经失调和性功能减退。

4.诊断

（1）确定诊断:血红蛋白、红细胞计数（确定贫血的可靠指标）;血红蛋白（判定贫血严重程度）。

（2）明确贫血类型：细胞形态学分类，骨髓增生程度分类，病因、发病机制分类。

（3）病因诊断（最重要）。

5. 诊断方法

（1）血常规：Hb、RBC、MCV、MCH、MCHC、WBC、PLT。

（2）外周血涂片：观察红细胞、白细胞、血小板数量和形态改变。

（3）网织红细胞计数：间接判断骨髓红系增生，早期指标。

（4）骨髓检查：提示贫血时造血功能高低，是否坏死、纤维化。

6. 治疗原则、输血指征及注意事项

（1）治疗原则：治疗原发病。缺铁性贫血——铁剂治疗；巨幼细胞贫血——维生素 B_{12} 或叶酸；免疫性贫血——肾上腺皮质激素；重型再生障碍性贫血——骨髓移植。

（2）输血治疗：急性失血性贫血（血容量减少大于30%）、慢性贫血（血红蛋白低于60 g/L）。

（3）输血的注意事项：提倡成分输血；注意输血并发症；对于自身免疫性溶血性贫血和阵发性睡眠性血红蛋白尿，有时输血可引起严重反应，甚至诱发溶血，必要时可输洗涤红细胞。

考点2 缺铁性贫血

1. 铁代谢

（1）铁来源：食物摄入、衰老红细胞释放的铁。

（2）铁排泄：胆汁、大便、尿、皮肤汗腺、乳汁。

（3）铁的吸收：动物食品铁吸收率高，植物食品铁吸收率低。

（4）铁的运输：转铁蛋白是运输工具。

（5）铁的利用：运送到组织中的 Fe^{3+} 与转铁蛋白分离并还原成 Fe^{2+}，参与形成血红蛋白。

（6）铁的贮存：体内铁主要贮存在肝、脾、骨髓等处。

（7）铁在体内分布

铁总量	正常成年男性 50～55 mg/kg，女性 35～40 mg/kg
贮存铁	男性 1 000 mg，女性 300～400 mg 以铁蛋白和含铁血黄素形式贮存于单核－吞噬细胞系统中（骨髓、肝脾等）
功能铁	血红蛋白铁（占体内铁67%）、肌红蛋白（占体内铁15%）、转铁蛋白铁（3～4 mg）、与乳铁蛋白、酶和辅因子结合的铁（10 mg）
正常需求（内源性）	每天造血需铁 20～25 mg，主要来自衰老的红细胞
铁摄取量（来自食物）	正常人从食物中摄取铁 1～1.5 mg，孕、乳妇 2～4 mg，因此妊娠和哺乳期容易发生缺铁性贫血

2. 病因及发病机制

（1）铁摄入不足而需要量增加。

（2）丢失过多：多种原因引起慢性失血是最常见原因，主要见于月经过多、反复鼻出血、消化道出血、痔出血、血红蛋白尿等。

（3）吸收不良：胃及十二指肠切除、慢性胃肠炎、慢性萎缩性胃炎等。

3. 临床表现

（1）原发病表现。

（2）贫血表现：常见症状为乏力、易倦、头晕、头痛、眼花、耳鸣、心悸、气短、食欲减退等。

（3）组织缺铁表现：黏膜损害较常见，易出现口炎、舌炎、咽下困难或咽下时梗阻感（Plummer Vinson 征）;特异性表现为皮肤干燥、毛发无泽、反甲或匙状甲、异食癖。缺铁引起的贫血性心脏病易发生左侧心力衰竭。

4. 实验室检查

（1）血象:小细胞低色素性贫血。

（2）血涂片可见红细胞中心淡染区扩大。

（3）血清铁蛋白低于 12 μg/L 是缺铁性贫血最敏感的指标。

（4）骨髓铁染色——最可靠,缺铁性贫血时细胞外铁消失,铁粒幼细胞减少。

（5）当幼红细胞合成血红素所需铁供给不足时,红细胞游离原卟啉值升高,一般 > 0.9 μmol/L（全血）。

5. 诊断　红细胞形态(小细胞、低色素) + 血清铁蛋白和铁降低 + 总铁结合力升高 + 骨髓铁染色（确诊）。骨髓象检查可见"核老浆幼"现象。确诊后必须查清引起缺铁的原因及原发病。

6. 鉴别诊断

	缺铁性贫血	铁粒幼细胞贫血	慢性病性贫血
血清铁	↓	↑	↓
血清铁蛋白	↓	↑	↑
转铁蛋白饱和度	↓	↑	↓
总铁结合力	↑	↓	↓
骨髓铁粒幼细胞	↓	↑	——

7. 治疗

（1）病因治疗:最基本的治疗,也是关键治疗。

（2）补铁治疗:①口服铁剂(首选),餐后或进餐时服用减轻胃肠道副作用。外周血网织红细胞口服 $FeSO_4$,2~3 d 开始上升,5~10 d 达高峰,血红蛋白于 2 周后开始上升,2 月后恢复正常。血红蛋白正常后,仍需要服用铁剂 4~6 月,铁蛋白正常后停药。②注射铁剂,适用于口服铁剂有严重消化道反应,无法耐受;消化道吸收障碍;严重消化道疾病,服用铁剂后加重病情;妊娠晚期、手术前、失血量较多,急需提高血红蛋白者。最常用右旋糖酐铁,肌内注射。

📖 **考点3　巨幼细胞贫血**

1. 概念　巨幼细胞贫血的细胞形态学特征是骨髓中红细胞和髓细胞系出现"巨幼变"。病因以叶酸、维生素 B_{12} 缺乏最常见。恶性贫血是因内因子缺乏导致的巨幼细胞贫血,与遗传因素和人种有关,我国少见。

2. 病因及机制

（1）叶酸缺乏

1）摄入量不足:食物供给不足（最主要）。

2）吸收不良:小肠炎症、肿瘤,肠切除术后。

3）需求量增加:生长快速的婴幼儿、妊娠、慢性炎症及感染、恶性肿瘤、慢性溶血、甲状腺功能亢进症、白血病。

4）药物影响:抗叶酸药(甲氨蝶呤)、嘌呤、嘧啶类似物、抗惊厥药。

（2）维生素 B_{12} 缺乏

1）内因子缺乏:全胃切除、少数胃大部切除后。

2)小肠疾病:小肠细菌过度增殖综合征、回肠切除术后。

3)药物影响:对氨基水杨酸、二甲双胍、秋水仙碱、新霉素。

4)其他:慢性胰腺疾病、长期血液透析。

3. 临床表现

(1)血液系统:贫血(面色苍白、乏力、耐力下降、头晕、心悸),重者全血细胞减少,反复感染出血。少数轻度黄疸。

(2)消化系统:反复发作舌炎"牛肉样舌",胃肠道黏膜萎缩。

(3)神经精神:维生素 B_{12} 参与神经组织代谢,缺乏可主要累及脊髓后侧束的白质和脑皮质,出现四肢远端麻木、深感觉障碍、共济失调和锥体束征阳性、轻度脑功能障碍(抑郁和记忆障碍)。

4. 实验室检查

(1)外周血象:大细胞性贫血。MCV、MCH↑,MCHC 正常。网织红细胞可正常。红细胞大小不均,出现大椭圆细胞、点彩红细胞。

(2)骨髓象:增生活跃或明显活跃,红系增生为主,巨幼变,胞质成熟,呈"核幼浆老"现象。粒系、巨核系体积增大。

(3)叶酸和维生素 B_{12} 测定:血清叶酸 < 6.8 nmol/L,血清维生素 B_{12} < 74 pmol/L,红细胞叶酸 <227 nmol/L。

(4)其他:间接胆红素↑、真性胃酸缺乏、内因子抗体及 Schilling 试验阳性。

5. 诊断及鉴别诊断

(1)诊断:依据病因、临床表现、实验室检查等判断。

(2)鉴别诊断:红血病、骨髓增生异常综合征、自身免疫性溶血性贫血、多发性骨髓瘤等。

6. 治疗

(1)原发病治疗:治疗胃肠道疾病、自身免疫病等原发病;停用引起本病的药物。

(2)补充缺乏的营养物质:①叶酸缺乏者,口服叶酸每次 5～10 mg,每日 3 次,至血象完全恢复正常。若存在维生素 B_{12} 缺乏,需同时注射维生素 B_{12}。②维生素 B_{12} 缺乏:肌内注射,每次 500μg,每周 2 次,无维生素 B_{12} 吸收障碍者,可口服维生素 B_{12} 片剂,直至血象恢复正常。若有神经系统表现,需要维持治疗半年到 1 年。恶性贫血者需终生治疗。

考点4　再生障碍性贫血(AA)

1. 概念　简称再障,是一种由多种原因造成的骨髓造血功能衰竭症,主要表现为骨髓造血功能低下、全血细胞减少和贫血、出血、感染综合征,免疫抑制治疗有效。

2. 分型　根据患者病情、血象、骨髓象及预后,该病分为非重型(NSAA)、重型(SAA)和极重型(VSAA);根据病因分为先天性和后天性。

3. 病因和发病机制

(1)病因:①病毒感染,特别是肝炎病毒等;②化学因素,如氯霉素类抗生素、磺胺类药物、抗肿瘤化疗药物等;③物理因素,如 γ 射线、X 射线等。

(2)发病机制:可能通过三种机制发病,原发和继发性造血干祖细胞(种子)缺陷;造血微环境(土壤)及免疫(虫子)异常(T 辅助细胞功能减弱,T 抑制细胞功能增强,干扰素水平增高,具有抑制造血作用)。

4. 临床表现

(1)急性(重型)再生障碍性贫血:起病急,进展快,病情重,少数可由非重型进展而来。①贫血:进行性加重,苍白、无力、头昏、心悸、气短等。②感染:发热,39℃ 以上,个别患者出现难以控制的高热,呼吸道感染最常见,以革兰阴性杆菌、金黄色葡萄球菌和真菌感染为主,常合并败血症。③出血:不同程度的皮肤、黏膜、内脏出血。

(2)慢性(非重型)再生障碍性贫血:起病和进展较慢,病情较重型轻。①贫血:慢性过程,苍白、无力、头昏、心悸、活动后气短等。②感染:高热较少见,感染相对易控制,很少持续1周以上,上呼吸道感染常见,其次是牙龈炎、支气管炎、扁桃体炎等,肺炎、败血症等少见。③出血:出血倾向轻,皮肤、黏膜出血为主,内脏出血少见。

5. 实验室检查

(1)血象:SAA 重度全血细胞减少:正细胞正色素性贫血,网织红细胞百分比在 0.005 以下,且绝对值 $< 15 \times 10^9/L$;白细胞计数 $< 2 \times 10^9/L$,中性粒细胞 $< 0.5 \times 10^9/L$,淋巴细胞比例明显增高;血小板计数 $< 20 \times 10^9/L$。NSAA 全血细胞减少,达不到 SAA 的程度。

(2)骨髓象:SAA 多部位骨髓增生重度减低,粒、红系及巨核细胞减少,形态大致正常,淋巴细胞及非造血细胞比例增高,骨髓小粒皆空虚。NSAA 多部位骨髓增生减低,可见脂肪滴,粒、红系及巨核细胞减少,淋巴及网状细胞、浆细胞比例增高。骨髓活检示造血组织均减少。

(3)发病机制检查:$CD4^+$ 细胞:$CD8^+$ 细胞比值减低,Th1:Th2 型细胞比值增高,$CD8^+T$ 抑制细胞和 $\gamma\delta TCR^+T$ 细胞比例增高,血清 IL-2、IFN-γ、TNF 水平增高;骨髓细胞染色体核型正常,骨髓铁染色示贮铁增多,中性粒细胞碱性磷酸酶染色强阳性;溶血检查阴性。

6. 诊断

(1)AA 诊断标准:①全血细胞减少,网织红细胞百分比 0.01 以下,淋巴细胞比例增高;②一般无肝、脾大;③骨髓多部位增生减低(<正常50%)或重度减低(<正常25%),造血细胞减少,非造血细胞比例增高,骨髓小粒空虚;④除外其他引起全血细胞减少的疾病。

(2)AA 分型诊断标准:①SAA-Ⅰ(AAA),网织红细胞绝对值 $< 15 \times 10^9/L$,中性粒细胞 $< 0.5 \times 10^9/L$,血小板计数 $< 20 \times 10^9/L$(三项中具备两项)。骨髓增生广泛重度减低。②NSAA(CAA),即达不到 AAA 诊断标准的 AA。

7. 鉴别诊断

(1)阵发性睡眠性血红蛋白尿(PNH):典型患者有血红蛋白尿发作;不典型者表现酷似再生障碍性贫血,但 PNH 患者骨髓象或外周血可发现 $CD55^-$、$CD59^-$ 各系血细胞。

(2)骨髓增生异常综合征(MDS):其中难治性贫血(RA)易与再生障碍性贫血混淆。RA 有全血细胞减少,但骨髓有病态造血表现。

(3)自身抗体介导的全血细胞减少。

(4)急性白血病(AL):观察血象及多部位骨髓,可发现原始粒、单或原淋巴细胞增多,骨髓细胞形态学等可鉴别。

(5)恶性组织细胞病:多部位骨髓可找到异常组织细胞。

8. 治疗

(1)支持治疗:①预防感染;避免出血;杜绝各类危险因素;酌情抗真菌治疗;给予必要的心理护理。②对症治疗:纠正贫血;控制出血;控制感染;护肝治疗。

(2)免疫抑制治疗:①抗淋巴/胸腺细胞球蛋白(ALG/ATG)用于 SAA。马 ALG 10~15 mg/(kg·d)或兔 ATG 3~5 mg/(kg·d),连续 5 d;②环孢素用于全部 AA,3~5 mg/(kg·d),疗程长于 1 年。

(3)促造血治疗:①雄激素,常用司坦唑醇(2 mg,每日 3 次),十一酸睾酮(40~80 mg,每日 3 次),达那唑(0.2 g,每日 3 次),丙酸睾酮(100 mg/d,肌内注射);②造血生长因子。

(4)造血干细胞移植:适用于 40 岁以下,无感染,其他并发症,有合适供体的 SAA 患者。

第二节　溶血性贫血

考点1　溶血性贫血概述

1. 概念　溶血是指红细胞遭到破坏,寿命缩短的过程。骨髓具有正常造血6~8倍的代偿能力,当溶血超过骨髓的代偿能力,引起的贫血就是溶血性贫血(HA);当溶血发生而骨髓能够代偿时,可无贫血,为溶血状态。

2. 发病机制

(1)红细胞破坏增加:①红细胞在血液循环中被破坏,释放游离血红蛋白形成血红蛋白血症(血管内溶血);②红细胞被脾脏等单核-巨噬细胞系统吞噬消化,释放出血红蛋白分解为珠蛋白和血红素(血管外溶血)。

(2)红系代偿性增生:外周血网织红细胞比例增加,可达0.05~0.20,血涂片可见有核红细胞。

3. 分类　按发病和病情分为急性和慢性;按部位分为血管内和血管外;按病因分为红细胞自身异常和红细胞外部异常所致的 HA。

(1)红细胞自身异常所致 HA:①红细胞膜结构与功能缺陷;②遗传性红细胞酶缺乏;③遗传性珠蛋白生成障碍;④血红素异常。

(2)红细胞外部异常所致的 HA:①物理与机械因素,如大面积烧伤、微血管病性溶血性贫血、病理性心脏瓣膜等造成红细胞机械性损伤;②化学因素,如苯肼、蛇毒等;③感染因素,多见于传染性单核细胞增多症、疟疾、支原体肺炎等;④免疫因素,主要由破坏红细胞抗体所致,如血型不合的输血反应、自身免疫性溶血性贫血、新生儿溶血性贫血、药物性免疫性溶血性贫血等。

4. 临床表现

(1)急性溶血性贫血:起病急骤,出现严重的腰背四肢酸痛、头痛、呕吐、寒战、高热、面色苍白和黄疸。严重者出现周围循环衰竭和急性肾衰竭。少数患者可出现再生障碍性危象。

(2)慢性溶血性贫血:起病缓慢,有贫血、黄疸、脾大3个特征。可并发胆石症和肝功能损害等表现。

(3)血管内溶血:多数起病较急,常有全身症状、血红蛋白血症和血红蛋白尿,慢性血管内溶血可以有含铁血黄素尿。

(4)血管外溶血:起病比较缓慢,可引起脾大、血清游离胆红素增高,多无血红蛋白尿。

5. 诊断步骤　确定溶血依据、确定溶血部位、确定溶血性贫血病因。

6. 确定溶血性贫血原因的实验室检查(#为血管内溶血的实验室检查)

红细胞破坏增加的检查	血清结合珠蛋白#	降低
	血浆游离血红蛋白#	升高
	尿血红蛋白#	阳性
	尿含铁血黄素#	阳性
	胆红素代谢	游离胆红素升高;胆原升高;尿胆红素阴性
	外周血涂片	破碎和畸形红细胞升高
	红细胞寿命测定	缩短

红系代偿性增生的检查	网织红细胞计数	升高
	外周血涂片	可见有核红细胞
	骨髓检查	红系增生旺盛;粒红比例降低或倒置

7. 鉴别诊断

(1)有贫血和网织红细胞增多者,如缺铁性、失血性或巨幼细胞贫血的恢复早期。

(2)有幼粒 – 幼红细胞性贫血、成熟红细胞畸形、轻度网织红细胞增多,如骨髓转移瘤等。

(3)患有非胆红素尿性黄疸而无贫血者,如家族性非溶血性黄疸(Gilbert 综合征)。

(4)兼有贫血和非胆红素尿性黄疸者,如无效性红细胞生成。

考点2　遗传性球形细胞增多症

1. 发病机制　遗传性球形红细胞增多症是一种红细胞膜蛋白遗传缺陷所致的先天性溶血性贫血。患者周围血中球形红细胞明显增多,常伴有不同程度的黄疸及脾大。为溶血性贫血中较多见的一种疾病。发病机制为红细胞膜骨架蛋白基因异常,致膜骨架蛋白缺陷,细胞膜脂质丢失,细胞表面积减少,红细胞球形变,引起继发性代谢变化。

2. 临床表现

(1)2/3 患者成年发病,可有家族史。

(2)轻者可无症状和体征,重者有贫血、黄疸及脾大。

(3)慢性溶血病程中,可因感染、劳累等因素诱发急性溶血,贫血和黄疸迅速加重,也可出现一时性骨髓造血危象,全血细胞减少,临床上酷似再生障碍性贫血,但常在短期内自行缓解。

(4)可因长期慢性溶血而继发胆石症。

(5)可并发下肢溃疡,但国内病例极少见。

3. 诊断

(1)溶血性贫血 + 间歇性黄疸 + 脾大,可有家族史。

(2)过度疲劳或感染可诱发溶血危象。

(3)外周血中球形红细胞增多(多数在 10% 以上)。

(4)红细胞渗透脆性增高。

(5)酸化甘油溶解试验阳性。

(6)SDS 聚丙烯酰胺凝胶电泳进行红细胞膜蛋白分析,部分病例可发现膜骨架蛋白缺陷。

4. 治疗原则　本病属遗传性疾病,无根治法;脾切除有一定疗效;急性溶血或骨髓造血危象时需要输血;慢性溶血期间注意饮食营养,可给予叶酸,防止叶酸缺乏症。

考点3　葡萄糖-6-磷酸脱氢酶缺乏症

1. 发病机制　葡萄糖-6-磷酸脱氢酶(G-6-PD)缺乏或者活性降低,还原型谷胱甘肽缺乏,导致红细胞变性,形成海因小体,红细胞可塑性下降,一旦遇到氧化剂等作用,红细胞即被破坏而溶血。

2. 实验室检查

(1)高铁血红蛋白还原试验:高铁血红蛋白还原低于正常值(75% 以上)。

(2)荧光斑点试验:G-6-PD 缺乏患者荧光减弱,出现延迟。

(3)G-6-PD 活性测定(最可靠,主要诊断依据):在溶血高峰期及恢复期可以正常或接近正常。

3. 诊断　有实验室证据,即可诊断 G-6-PD 缺乏所致的溶血性贫血。

4. 临床类型和防治

(1)蚕豆病:好发于儿童,男多于女,由进食蚕豆而引起。起病急,贫血严重,黄疸显著,伴有血红蛋白尿。G-6-PD 活性小于正常值 10%。治疗方法为反复输血＋糖皮质激素。溶血自限为本病特点。

（2）药物诱发的溶血性贫血：由应用可引起溶血的药物诱发，如氨基喹啉类、硝基呋喃类、磺胺类、砜类、镇痛药等。溶血程度与酶缺陷程度及药物剂量有关。

（3）感染等诱发的溶血性贫血：应迅速控制感染或纠正酸中毒。原虫感染亦可诱发。

（4）无诱因的溶血性贫血：自幼儿时期即可有轻至中度贫血，脾常大，输血及使用糖皮质激素可改善病情，切脾要慎重。

（5）新生儿黄疸：症状大多出现于婴儿出生 24 h 后，需与新生儿同种免疫性溶血鉴别，可用换血疗法等治疗。

考点4　地中海贫血

1. 病因　由某个或多个珠蛋白基因异常引起的一种或一种以上珠蛋白链合成减少或缺乏，导致珠蛋白链比例失衡所引起的溶血性贫血，主要特征为溶血＋无效红细胞生成＋不同程度的小细胞低色素性贫血。主要有 α 和 β 地中海贫血两种。我国西南、华南高发。

2. α 地中海贫血　α 珠蛋白基因缺失或缺陷，导致 α 珠蛋白链合成减少或缺失。HbH 不稳定，易发生沉淀，形成包涵体（靶型红细胞），造成红细胞僵硬和膜损伤，导致红细胞在脾内被破坏，引起溶血。可分为静止型（1 个 α 基因异常）、标准型（2 个 α 基因异常）、HbH 病（3 个 α 基因异常）、Hb Bart 胎儿水肿综合征（4 个 α 基因异常，最严重的类型）。

3. β 地中海贫血　分为轻型、中间型和重型。

考点5　异常血红蛋白病

1. 概念　血红蛋白病是一组珠蛋白生成障碍性贫血，包括珠蛋白肽链分子结构异常（异常血红蛋白病）或珠蛋白肽链量的异常（海洋性贫血）。大多数异常血红蛋白病系一种珠蛋白链中一个氨基酸发生替代所致。少数可发生氨基酸缺失、链延伸、链融合或 2～3 个氨基酸替代。主要包括镰状细胞贫血、不稳定血红蛋白、血红蛋白 M 以及无临床表现型和潜隐性异常血红蛋白，无特殊治疗。

2. 临床表现　贫血、黄疸、脾大、发绀。

3. 实验室检查　醋酸纤维膜电泳可见异常区带；红细胞大小不均，中心淡染区扩大，形态异常，有靶形红细胞；血红蛋白含量减少，网织红细胞增高。

考点6　自身免疫性溶血性贫血（AIHA）

1. 病因和发病机制

（1）温抗体型 AIHA：占 AIHA 的 80%～90%，抗体为 IgG，37℃最活跃，为不完全抗体。最常见为 IgG 和 C3 抗体同时存在，引起溶血最重；发病原因不明，常见的继发性疾病有：感染，特别是病毒感染；自身免疫性疾病，如 SLE 等；恶性淋巴增殖性疾病；药物，如青霉素等。

（2）冷抗体型 AIHA：包括冷凝集素综合征（常继发于支原体肺炎、传染性单核细胞增多症及血液系统恶性肿瘤，抗体为 IgM）和阵发性冷性血红蛋白尿（常继发于病毒或梅毒感染，抗体为 IgG）。

2. 临床表现　慢性血管外溶血；起病慢；成年女性多见；贫血、黄疸、脾大为特征，长期高胆红素血症可并发胆石症和肝功能损害。10%～20% 患者合并免疫性血小板减少，称为 Evans 征。

3. 实验室检查　血象和骨髓象：贫血轻重不一，呈正细胞正色素性，网织红细胞比例增高；白细胞和血小板多正常，急性溶血阶段白细胞可增多。外周涂片见数量不等的球型细胞及幼红细胞；骨髓代偿性增生。抗人球蛋白试验：直接试验阳性。

4. 诊断

(1)近4个月内无输血或特殊药物服用史,如直接抗人球蛋白试验阳性,结合临床表现和实验室检查,可诊断为温抗体型 AIHA。

(2)如抗人球蛋白试验阴性,临床表现较符合,肾上腺皮质激素或切脾治疗术有效,除外其他溶血性贫血,可诊断抗人球蛋白试验阴性的 AIHA。

(3)根据冷抗体型 AIHA 各自临床表现结合相应的实验室检查,可做出诊断。

5. 治疗

(1)治疗原发病:最为重要。

(2)糖皮质激素。

(3)脾切除:对间接抗人球蛋白试验阴性或抗体为 IgG 型者疗效可能较好。

(4)免疫抑制剂及其他疗法。

📖 考点7　阵发性睡眠性血红蛋白尿

1. 概念　是一种后天获得性造血干细胞基因突变所致的红细胞膜缺陷性溶血病,是良性克隆性疾病。临床主要表现为与睡眠有关、间歇发作的慢性血管内溶血和血红蛋白尿,可伴有全血细胞减少和反复静脉血栓形成。20～40岁多发,男性多于女性。

2. 临床表现

(1)血红蛋白尿:1/4 患者以此为首发症状,尿液呈酱油或红葡萄酒样,伴乏力、胸骨后及腰腹疼痛、发热,与睡眠有关,早晨重,下午轻。感染、月经、输全血、手术、饮酒、服用铁剂、维生素 C、阿司匹林等药物均可诱发。

(2)血细胞减少的表现。

(3)血栓形成:与溶血后红细胞释放促凝物质及补体同时作用于血小板膜,促进血小板聚集有关,可累及肢体静脉和内脏静脉。肝静脉血栓形成导致的 Budd-Chiari 综合征较常见,表现为肝大、黄疸、腹水等。

3. 实验室检查

(1)血象:贫血程度轻重不一,网织红细胞轻度升高,半数患者有全血细胞减少。

(2)骨髓象:从增生活跃到增生低下不等,甚至再生障碍。

(3)尿液:血红蛋白尿发作期尿隐血试验阳性,可出现轻度蛋白尿;多数患者尿含铁血黄素试验持续阳性。

(4)血管内溶血的实验室检查呈阳性。

(5)红细胞补体敏感性增高的试验:酸溶血试验、糖水溶解试验、蛇毒因子溶血试验阳性。

4. 诊断　临床表现符合 PNH,酸溶血、糖水、蛇毒因子或含铁血黄素尿试验中任 2 项阳性;或上述试验中仅 1 项阳性,但有肯定溶血的实验依据,即可诊断。

5. 治疗

(1)输血:主张采用洗涤红细胞。

(2)控制溶血发作:5% 碳酸氢钠、糖皮质激素等。

(3)促进红细胞生成:雄激素,小剂量铁剂(常规量的 1/10～1/3)。

(4)防治血管栓塞。

(5)骨髓移植:适用于保守治疗无效且危及生命的重症患者。

第三节　白细胞减少和粒细胞缺乏症

1. 概念　白细胞减少症是指外周血白细胞绝对计数持续低于 $4.0 \times 10^9/L$。中性粒细胞减少指外周血中性粒细胞绝对计数,在成人中低于 $2.0 \times 10^9/L$,在儿童低于 $1.8 \times 10^9/L(\geqslant 10 \text{ 岁})$ 或低于 $1.5 \times 10^9/L(< 10 \text{ 岁})$;当低于 $0.5 \times 10^9/L$ 时,称为粒细胞缺乏症。

2. 病因和发病机制

(1)生成减少:①理化因素,如放疗、苯、二甲苯、降血糖药、抗生素、抗肿瘤药、抗甲状腺药、解热镇痛药、抗癫痫药等;②血液病无效造血,如巨幼细胞贫血、白血病、恶性肿瘤骨髓转移、骨髓增生异常综合征等;③病毒感染,如病毒性肝炎等;④慢性增生低下性粒细胞减少症、周期性粒细胞减少症等。

(2)破坏过多:免疫性疾病、脾功能亢进、恶性组织细胞增生症、严重败血症等。

(3)分布异常:转移性或假性粒细胞减少等。

(4)释放障碍。

3. 临床表现

(1)轻度:中性粒细胞 $\geqslant 1.0 \times 10^9/L$,症状不明显,多表现为原发病。

(2)中度:中性粒细胞 $(0.5 \sim 1.0) \times 10^9/L$。

(3)重度:中性粒细胞减少 $< 0.5 \times 10^9/L$。中、重度减少者易发生感染和疲乏、无力、头晕、食欲减退等非特异性症状,常见的感染部位是呼吸道、消化道及泌尿生殖道,可出现高热、黏膜坏死性溃疡及严重的败血症、脓毒血症或感染性休克。粒细胞严重缺乏时,常无脓液,X 线可无炎症浸润影。

4. 实验室检查

(1)常规检查:血常规白细胞减少,中性粒细胞减少,淋巴细胞百分比增加。骨髓涂片因粒细胞减少不同,骨髓象不同。

(2)特殊检查:①中性粒细胞特异性抗体测定(包括白细胞聚集反应、免疫荧光粒细胞抗体测定法);②肾上腺素试验:肾上腺素促使边缘池中性粒细胞进入循环池。

5. 诊断与鉴别诊断　根据临床表现、血象和骨髓象及可能的病因可做出诊断。应与重症再生障碍性贫血及白细胞不增多的白血病鉴别。此两种疾病常伴有贫血和血小板减少,白血病还伴有原始细胞增高。

6. 治疗

(1)白细胞减少症:①去除引起白细胞减少的病因,如药物等。②应用促白细胞生成药物,如粒细胞集落刺激因子(G-CSF),其他药物如碳酸锂、维生素 B_4、利血生、鲨肝醇等,但疗效尚不肯定。③预防及控制感染,有感染者应及时应用抗生素。

(2)粒细胞缺乏症:①去除病因。药物引起者,立即停药;感染引起者,积极控制感染。②消毒隔离。本病常并发严重感染,有条件者应住无菌房间或简易层流床,饮食、器具消毒。③积极控制感染。联合应用广谱抗生素。④应用促白细胞生成药物,如 G-CSF 或 GM-CSF,剂量 $2 \sim 10 \ \mu g/(kg \cdot d)$,皮下或静脉注射。

第四节　白血病 ★

📖 **考点 1　急性白血病**

1. FAB 分类　急性淋巴细胞白血病(ALL)细分为 L_1、L_2、L_3,共 3 个亚型。急性髓系白血病

(AML)细分为 $M_0 \sim M_7$，共 8 个亚型。

2. ALL 的 FAB 分型　①L_1：原始和幼淋巴细胞以小细胞(直径$\leq 12\ \mu m$)为主。②L_2：原始和幼淋巴细胞以大细胞(直径$> 12\ \mu m$)为主；③L_3(Burkitt 型)：原始和幼淋巴细胞以大细胞为主，大小一致，胞质多，内有明显空泡，胞质嗜碱性，染色深，核型规则，核仁清楚。

3. AML 的 FAB 分型

分型	名称	标准
M_0	急性髓细胞白血病微分化型	骨髓原始细胞 >30%，无嗜天青颗粒及 Auer 小体，核仁明显，髓过氧化物酶(MPO)及苏丹黑 B 阳性细胞 <3%；电镜下 MPO 阳性；CD33 或 CD13 等髓系标志可呈阳性，淋巴系抗原常为阴性，血小板抗原阴性
M_1	急性粒细胞白血病未分化型	原粒细胞占骨髓非红系有核细胞(NEC)的 90% 以上，其中至少 3% 以上的细胞为 MPO 阳性
M_2	急性粒细胞白血病部分分化型	原粒细胞占骨髓 NEC 的 30% ~ 89%，其他粒细胞 $\geq$10%，单核细胞 <20%
M_3	急性早幼粒细胞白血病	骨髓中以颗粒增多的早幼粒细胞为主，此类细胞在 NEC 中 $\geq$30%
M_4	急性粒 - 单核细胞白血病	骨髓中原始细胞占 NEC 的 30% 以上，各阶段粒细胞 $\geq$20%，各阶段单核细胞 $\geq$20%
M_4Eo	——	除上述 M_4 各特点外，嗜酸粒细胞在 NEC 中 $\geq$5%
M_5	急性单核细胞白血病	骨髓 NEC 中原单核、幼单核 $\geq$30%，且原单核细胞、幼单核及单核细胞 $\geq$80%。M5a——原单核细胞 $\geq$80%，M5b——原单核细胞 <80%
M_6	红白血病	骨髓中幼红细胞 $\geq$50%，NEC 中原始细胞 $\geq$30%
M_7	急性巨核细胞白血病	骨髓中原始巨核细胞 $\geq$30%；血小板抗原阳性，血小板过氧化物酶阳性

4. MICM 分型　细胞形态学(M)、免疫学(I)、细胞遗传学(C)、分子遗传学(M)相结合的分型。

5. 临床表现　急性白血病起病急缓不一，急者可以是突然高热或严重出血。缓慢者脸色苍白、皮肤紫癜、月经过多或拔牙后出血难止。

(1)正常骨髓造血功能受抑制表现：外周血三系减少。

1)贫血：半数患者在就诊时已有严重贫血，尤其是继发于骨髓增生异常综合征者。

2)发热：为早期表现；本身低热或合并感染高热；最常见的感染为口腔炎、牙龈炎、咽峡炎；最常见的致病菌为革兰阴性杆菌。

3)出血：见于各个部位，多表现为皮肤瘀点、瘀斑、鼻出血、牙龈出血、月经过多等；急性白血病最常见的死因为颅内出血。

(2)白血病细胞增殖浸润的表现

淋巴结增大	急性淋巴细胞白血病多见，纵隔淋巴结增大多见于 T 细胞急性淋巴细胞白血病
肝脾大	巨脾见于慢性粒细胞白血病急性变
骨关节	常有胸骨下段局部压痛，多见于儿童

眼眶	粒细胞肉瘤,多见于粒细胞白血病
口腔	牙龈增生肿胀,M_4和M_5型常见
皮肤	蓝紫色结节,M_4和M_5型常见
中枢神经系统	最常见的髓外浸润,多见于急性淋巴细胞白血病化疗缓解期的儿童
睾丸	次常见的髓外浸润,单侧无痛性肿大,多见于急性淋巴细胞白血病缓解后的幼儿和青年

6. 血象和骨髓象特征

(1)血象:大部分患者 WBC↑。WBC $> 10 \times 10^9$/L 为白细胞增多性白血病,原始和幼稚细胞↑,正常细胞性贫血,一半患者血小板↓。

(2)骨髓象:①原始细胞≥骨髓有核细胞的 30%。②裂孔现象:原始幼稚细胞↑,较成熟阶段细胞缺如,少量成熟粒细胞残留。③急性粒细胞白血病有 Auer 小体。

7. 细胞化学

	急性淋巴细胞白血病	急性粒细胞白血病	急性单核细胞白血病
髓过氧化物酶（MPO）	（－）	分化差的原始细胞（－）～（＋） 分化好的原始细胞（＋）～（＋＋＋）	（－）～（＋）
糖原反应(PAS)	（＋）成块或粗颗粒状	（－）～（＋） 弥漫性淡红色或细颗粒状	（－）或（＋）,弥漫性淡红色或细颗粒状
非特异性酯酶（NSE）	（－）	（－）～（＋） NaF 抑制 <50%	（＋）,NaF 抑制≥50%

8. 诊断

临床表现＋血象＋骨髓象,MICM 检查,综合判断预后并制定相应治疗方案。

9. 一般治疗

(1)紧急处理高白细胞血症:WBC $> 200 \times 10^9$/L,可出现呼吸困难、低氧血症、反应迟钝、颅内出血等。行血细胞分离,单采清除过高的白细胞,同时水化和化疗。

(2)防治感染:住层流病房或消毒隔离病房。发热作细菌培养和药敏试验。

(3)成分输血支持:输浓缩血,白细胞瘀滞时不宜输红细胞。

(4)防治高尿酸血症肾病:多饮水,碱化尿液,应用别嘌醇。

(5)维持营养:给予高蛋白、高热量、易消化食物。

10. 抗白血病治疗（诱导缓解治疗＋缓解后治疗）

(1)急性淋巴细胞白血病

化疗方案		药物
诱导缓解	VP	长春新碱(VCR)＋泼尼松(P)
	DVP	柔红霉素(DNR)＋VP
	DVLP	左旋门冬酰胺酶(L-ASP)＋DVP

化疗方案		药物
缓解后治疗	HD Ara-C	高剂量阿糖胞苷
	HD MTX	高剂量甲氨蝶呤
	6-MP 和 MTX	口服 6-巯基嘌呤和甲氨蝶呤的同时间断给予 VP 是普遍采取的维持方案
	HSCT	异基因造血干细胞移植

（2）急性髓系白血病

化疗方案		备注
诱导缓解	IA	去甲氧柔红霉素（IDA）+ Ara-C
	DA	DNR + Ara-C,最常用
	HA	高三尖杉酯碱（HHT）+ Ara-C
	ATRA	全反式维 A 酸
缓解后治疗	预后不良	首选 allo-HSCT
	预后良好	HD Ara-C 为主的联合化疗
	预后中等	以上两种均可

11. 中枢神经系统白血病防治方法 头颅放疗、鞘内注射甲氨蝶呤、高剂量甲氨蝶呤全身化疗。

12. 骨髓移植指征 第一次完全缓解期,有 HLA 相合供者的成人 ALL,高危型儿童 ALL,除 M₃ 之外的 AML。患者年龄 50 岁以下。如无合适供髓者可选择自体骨髓移植（ABMT）或自体外周血干细胞移植（APB-SCT）。

📖 考点2 慢性髓系白血病（慢粒）

1. 发病机制 9 号染色体上 *C-ABL* 原癌基因移位至 22 号染色体,与 22 号连接,形成 Ph 染色体和 *BCR-ABL* 融合基因。

2. 临床表现 多发于中年人,起病缓慢,多无自觉症状。最典型和突出的症状:进行性脾大或巨脾。

3. 临床分期

（1）慢性期:原始细胞 <10% 。

（2）加速期:①嗜碱性粒细胞 >20% ,原始细胞 ≥10% ;②症状加重;③原来治疗药物无效;④血小板可以显著升高,也可以显著减低。

（3）急变期:外周血中原粒 + 早幼粒细胞 >30% ,骨髓中原粒 + 早幼粒细胞 >50% 。

4. 实验室检查

（1）血象:WBC↑,WBC 多 $>20 \times 10^9/L$,中性粒细胞为主,原始细胞 <10% ,嗜酸性粒、嗜碱性粒细胞↑。早期血小板↑,晚期↓。

（2）骨髓象:增生活跃,粒细胞为主,中晚幼、杆状核粒细胞↑。

（3）细胞遗传学及分子生物学改变:Ph 染色体、*BCR-ABL* 融合基因阳性。

（4）血生化:血尿酸浓度↑。

5. 诊断 典型血象 + 骨髓象 + 脾大 + Ph 染色体、*BCR-ABL* 融合基因阳性。

6. 鉴别诊断 类白血病反应常并发于严重感染、恶性肿瘤等疾病。脾大不如慢性粒细胞白血病显著。中性粒细胞胞质中可见中毒颗粒、空泡。NAP 反应增强,Ph 染色体、*BCR-ABL* 融合基因阴性。病因消除后,类白血病反应可消除。

7. 治疗

(1)白细胞瘀滞:羟基脲 + 别嘌醇。明确诊断后,首选伊马替尼。白细胞计数极高进行白细胞单采。

(2)分子靶向治疗:首选甲磺酸伊马替尼(第一代络氨酸激酶抑制剂 TKI),副作用:早期白细胞、血小板减少,水肿、皮疹、肌肉挛痛。

(3)α-干扰素(IFN-α):用于不适合 TKI、allo-HSCT 者。

(4)其他:①羟基脲:用药后 2 ~ 3 d 白细胞↓,停药后↑,用于高龄和 TKI、IFN-α 不耐受者。②allo-HSCT:唯一治愈慢性粒细胞白细胞的方法。

考点3 慢性淋巴细胞白血病(CLL)

1. 定义 进展缓慢的 B 细胞增殖性肿瘤,以外周血、骨髓、脾脏和淋巴结等淋巴组织中出现大量克隆性 B 细胞为特征。病因及发病机制未知。

2. 临床表现 好发年龄 >50 岁,男性居多,早期表现为乏力、疲倦、食欲减退、消瘦、盗汗、低热等。大部分患者有淋巴结肿大,多见于头颈部、锁骨上、腋窝及腹股沟。轻、中度脾大,胸骨压痛少见。晚期贫血、血小板↓,粒细胞↓,易感染。

3. 实验室检查

(1)血象:淋巴细胞持续增多,白细胞 > 10×10^9/L,淋巴细胞比例≥50%,淋巴细胞绝对值≥5 × 10^9/L(至少持续 3 个月)。

(2)骨髓象:有核细胞增生明显,淋巴细胞≥40%,成熟淋巴细胞为主。

(3)免疫学检查:B 细胞免疫表型特征。SmIg 弱阳性,多为 IgM 或 IgM 和 IgD 型。小鼠玫瑰花结试验阳性。20% 抗人球蛋白试验阳性。

(4)染色体:1/3 ~ 1/2 患者克隆性核型异常。

(5)基因突变:50% ~60% 的 CLL 有免疫球蛋白重链可变区基因体细胞突变。

4. 诊断 临床表现 + 外周克隆性淋巴细胞持续增多,白细胞 > 5×10^9/L,骨髓中成熟淋巴细胞≥40% 以及免疫学表型特征。

5. 治疗

(1)化学治疗:①烷化剂,如苯丁酸氮芥、苯达莫司汀;②嘌呤类似物,如氟达拉滨;③糖皮质激素一般不单用,大剂量甲泼尼龙用于治疗难治性 CLL,尤其是 17p 缺失患者。

(2)免疫治疗:利妥昔单抗大剂量、大密度应用。

(3)化学免疫治疗:利妥昔单抗联合环磷酰胺治疗方案,初治 CLL 有最佳治疗反应。

(4)造血干细胞移植:预后差的年轻患者的二线选择,年龄大的患者不宜应用;allo-HSC 可使患者长期存活甚至治愈。

(5)并发症治疗:积极治疗感染;并发自身免疫性溶血性贫血或特发性血小板减少性紫癜者考虑糖皮质激素治疗;脾大明显者,切除脾。

第五节　骨髓增生异常综合征(MDS)

1. 定义 骨髓增生异常综合征是一组起源于造血干细胞,以血细胞病态造血,高风险向急性髓系白血病转化为特征的难治性血细胞质、量异常的异质性疾病。

2. FAB 分型及临床表现

FAB 分型	外周血	骨髓	临床表现
难治性贫血(RA)	原始细胞 <1%	原始细胞 <5%	以贫血为主,进展缓慢
环形铁粒幼细胞性难治性贫血(RAS)	原始细胞 <1%	原始细胞 <5% ,环形铁幼粒细胞 >有核红细胞 15%	
难治性贫血伴原始细胞增多(RAEB)	原始细胞 <5%	原始细胞 5% ~20%	全血细胞减少为主,可见脾大,进展快,白血病转化率高
难治性贫血伴原始细胞增多转变型(RAEB - t)	原始细胞 ≥5%	原始细胞 >20% 而 <30% ;或幼粒细胞出现 Auer 小体	
慢性粒 - 单核细胞性白血病(CMML)	原始细胞 <5% ,单核细胞绝对值 $>1 \times 10^9/L$	原始细胞 5% ~20%	以贫血为主,可有感染、出血;中位生存期约 20 个月,30% 转为急性髓系白血病

注意:贫血、乏力、疲倦为共同表现,感染最多见,为主要死因。

3. MDS 的病态造血表现

红系	细胞核(核出芽、核间桥、核碎裂、多核、核多分叶、巨幼样变) 细胞质(环形铁粒幼细胞、空泡、PAS 染色阳性)
粒系	细胞核(核分叶减少,不规则核分叶增多) 细胞质(胞体小或异常大,颗粒减少或无颗粒,假 Chediak-Higashi 颗粒,Auer 小体)
巨核系	细胞核(小巨核细胞、核少分叶,多核)

4. 实验室检查

(1)血象和骨髓象:持续性一系或多系全血细胞减少;血红蛋白 <110 g/L、中性粒细胞 <1.5 × 10^9/L、血小板 <100 ×10^9/L。骨髓多增生活跃或明显活跃,少数可增生减低。血象和骨髓象有病态造血表现。

(2)细胞遗传学:40% ~70% 有克隆性染色体核型异常,以 +8、−5/5q⁻、−7/7q⁻、20q⁻ 最常见。

(3)病理学:不成熟前体细胞异常定位。

(4)造血祖细胞体外集落培养:集落流产,少或不能形成。粒 - 单核祖细胞培养集落减少,集簇增多。

5. 诊断　血细胞减少 + 相应症状 + 实验室检查。病态造血不是金指标。

6. 鉴别诊断

(1)难治性血细胞减少伴多系病态造血(RCMD)与慢性再生障碍性贫血(CAA)鉴别:RCMD 具有病态造血。

(2)阵发性睡眠性血红蛋白尿(PNH):PNH 可发现 CD55⁺、CD59⁺ 细胞减少,Ham 试验阳性。

(3)巨幼细胞贫血:由叶酸、维生素 B_{12} 缺少引起。

(4)慢性粒细胞白血病(CML):CML 的 Ph 染色体及 *BCR-ABL* 融合基因检测为阳性。

7. 治疗

（1）一般治疗：严重贫血、血小板减少者可输全血及成分血。感染用抗生素控制。

（2）促造血：①雄激素，如司坦唑醇、十一酸睾酮；②造血生长因子，如 G-CSF、EPO。

（3）诱导分化治疗：全反式维 A 酸和 1,25-$(OH)_2D_3$。

（4）生物反应调节剂；去甲基化药物；联合化疗。

（5）异基因造血干细胞移植：为目前唯一对 MDS 有肯定疗效的方法。

第六节　淋巴瘤

考点1　霍奇金淋巴瘤(HL)

1. 概念　发于淋巴结。特点是淋巴结进行性肿大，典型的病理特征是 R-S 细胞存在于不同类型反应性炎细胞的特征背景中，并伴有不同程度纤维化。

2. 基本病理分类

（1）结节性淋巴细胞为主型霍金奇淋巴瘤（NLPHL）：超过 95% 为结节性，镜下主要表现为单一小淋巴细胞增生，散在大瘤细胞（爆米花样）；免疫学表型为大量 CD20+ 的小 B 细胞，形成结节，其中有淋巴和组织细胞（L/H 型 R-S 细胞）；一半病例上皮细胞膜抗原阳性；免疫球蛋白轻链和重链阳性。

（2）经典霍奇金淋巴瘤（CHL）：①结节硬化型，结节浸润，20% ~40% R-S 细胞表达 CD20、CD15、CD30；光镜下三大特点——双折光胶原纤维束分隔，病变组织结节状和腔隙型 R-S 细胞。②富于淋巴细胞型，有大量成熟淋巴细胞，R-S 细胞少见。③混合细胞型，多为弥漫性，可见嗜酸性粒细胞、淋巴细胞、浆细胞、原纤维细胞等，其中可检测出多个 R-S 细胞，免疫组化瘤细胞 CD30、CD15、PAX-5 呈阳性。④淋巴细胞消减型，主要为组织细胞浸润，淋巴细胞减少，大量 R-S 细胞，有弥漫性纤维化和坏死灶。

3. 临床表现

	霍奇金淋巴瘤	非霍奇金淋巴瘤
年龄	青年,男多于女	各年龄段,男多于女
首发症状	无痛性颈部或锁骨上淋巴结进行性肿大（60% ~80%）	无痛性颈部或锁骨上淋巴结进行性肿大（22%）
原发病	多在淋巴结	结外淋巴组织
转移方式	向邻近淋巴结依次转移	跳跃,结外浸润
压迫症状	神经痛,纵隔淋巴结肿大	易侵犯纵隔淋巴结 中枢神经系统以脑膜、脊髓为主
全身症状	周期性发热（Pel-Ebstein 热）；饮酒后淋巴结疼痛（特有）	发热、体重减轻、盗汗等
结外累及	少	回肠占一半
确诊	淋巴结活检	淋巴结活检

4.临床分期

分期	分布范围
Ⅰ期	单个淋巴结区域(Ⅰ)或局灶性单个节外器官(ⅠE)
Ⅱ期	横膈同侧2个或更多淋巴结区(Ⅱ),或病变局限侵犯淋巴结以外器官及同侧1个以上淋巴结区(ⅡE)
Ⅲ期	横膈上下均有淋巴结病变(Ⅲ),可伴脾累及(ⅢS)、结外器官局限受累(ⅢE),或脾与局限性结外器官受累(ⅢSE)
Ⅳ期	1个或多个结外器官受广泛性或播散性侵犯,伴或不伴淋巴结肿大。肝、骨髓受累均属于此期

5.诊断 诊断同非霍奇金淋巴瘤,见本节考点2。

6.实验室检查 血液和骨髓象:患者常有轻度贫血,部分患者嗜酸性粒细胞升高。骨髓广泛浸润或脾功能亢进时,血细胞减少。骨髓涂片见 R-S 细胞,活检阳性率提高。

7.治疗

(1)结节性淋巴细胞为主型:ⅠA 期单纯切除,或累及野照射 20~30 Gy;Ⅱ期以上同早期霍奇金淋巴瘤治疗。

(2)早期霍奇金淋巴瘤治疗:全身化疗(ABVD 方案);预后良好组 2~4 个疗程 ABVD + 累及野照射 30~40 Gy;预后差组 4~6 个疗程 ABVD + 累及野照射 30~40 Gy。

(3)晚期霍奇金淋巴瘤治疗:首选 ABVD 方案。

(4)复发难治性霍奇金淋巴瘤治疗:首程放疗后复发常规化疗;化疗抵抗或不耐受者,分期放疗;常规化疗缓解后复发可行二线化疗或高剂量化疗及自体造血干细胞移植。

📖 考点2 非霍奇金淋巴瘤(NHL)

1.概念 非霍奇金淋巴瘤是一组具有不同组织学特点和起病部位的淋巴瘤,易发生早期远处扩散。

2.常见分型(2008 WHO 分型) ①前驱肿瘤。②成熟 B 细胞来源淋巴瘤:滤泡性淋巴瘤、套细胞淋巴瘤、Burkitt 淋巴瘤等。③成熟 T/NK 细胞淋巴瘤:Sezary 综合征、间变性大细胞淋巴瘤、T 大颗粒淋巴细胞白血病等。

3.临床表现

(1)淋巴瘤共同特点:无痛性、进行性淋巴结肿大或局部肿块。

(2)非霍奇金淋巴瘤特点:全身性(淋巴结、扁桃体、脾、骨髓最容易累及);男性居多,发病速度快;高热、各器官、系统症状表现。

4.常见 NHL 免疫标记 边缘区淋巴瘤:$CD5^+$,表达 BCL-2;滤泡性淋巴瘤:$CD5^+$,表达 BCL-2;套细胞淋巴瘤:$CD5^+$,表达 BCL-1;弥漫性大 B 细胞淋巴瘤:表达 BCL-2;Burkitt 淋巴瘤:$CD5^-$,$CD20^+$,$CD22^+$,表达 MYC 基因;间变性大细胞淋巴瘤:$CD30^+$;周围性 T 细胞淋巴瘤:$CD4^+$,$CD8^+$;Sezary 综合征:$CD3^+$,$CD4^+$,$CD8^-$。

5.常见 NHL 染色体异常 边缘区淋巴瘤 t(11;18);滤泡性淋巴瘤 t(14;18);套细胞淋巴瘤 t(11;14);弥漫性大 B 细胞淋巴瘤 t(3;14);Burkitt 淋巴瘤 t(8;14);间变性大细胞淋巴瘤 t(2;5)。

6.实验室检查

(1)血液和骨髓检查:白细胞多正常;淋巴细胞绝对或相对增多;部分患者骨髓涂片发现淋巴瘤细胞;晚期呈白血病样血象和骨髓象。

(2)化验:血清乳酸脱氢酶↑提示预后不良;血清碱性磷酸酶活力或钙↑,提示病变累及骨骼;B 细胞 NHL 可并发抗人球蛋白试验阳性。

(3)影像学:①浅表淋巴结——B 超检查和放射性核素;②纵隔与肺——胸片;③腹腔、盆腔淋巴结——首选 CT;④肝、脾检查——两种以上影像检查同时诊断显示实质性占位病变时,可确定肝、脾受累。

(4)PET/CT:肿瘤定性、定位的诊断方法。

7. 诊断 进行性、无痛性淋巴结肿大,做淋巴结印片和病理切片或淋巴结穿刺物涂片;皮肤淋巴瘤做皮肤活检及印片;骨骼病变做骨髓活检,寻找 R-S 细胞或 NHL 细胞。

8. 治疗

(1)惰性 NHL:①COP(环磷酰胺 + 长春新碱 + 泼尼松)或 CHOP(环磷酰胺 + 阿霉素 + 长春新碱 + 泼尼松)。②Ⅰ、Ⅱ期放、化疗后可活 10 年,多采用姑息治疗;Ⅲ、Ⅳ期多采用 COP 或 CHOP 方案。

(2)侵袭性 NHL:无论分期均应化疗。①CHOP 方案(标准治疗方案),化疗前加利妥昔单抗(R-CHOP)为弥漫性大 B 细胞淋巴瘤经典方案;②EPOCH 方案(依托泊苷 + 阿霉素 + 长春新碱 + 泼尼松 + 环磷酰胺)。

(3)生物治疗:单克隆抗体、干扰素、抗幽门螺杆菌药。

(4)造血干细胞移植:适用于 55 岁以下、重要脏器功能正常、缓解期短、难治易复发的侵袭性淋巴瘤、4 个 CHOP 方案能使淋巴结缩小超过 3/4 者。

(5)手术治疗:合并脾功能亢进,有指征,可行脾切除。

第七节 多发性骨髓瘤

1. 病因和发病机制 病因不明。可能与遗传、环境、化学、慢性炎症、病毒感染及抗原刺激等有关。IL-6 是促进 B 细胞分化成浆细胞的调节因子;IL-6 升高与骨髓瘤的发病有关。

2. 病理生理 骨髓中克隆性浆细胞异常增生 + 分泌大量异常单株免疫性球蛋白(M 蛋白),损伤相关器官和组织。

3. 临床表现

(1)骨骼损害:常见骨痛,以腰骶部多见;骨质疏松及溶骨性破坏;单个骨骼损害称为孤立性浆细胞瘤。

(2)感染:免疫球蛋白及中性粒细胞↓;病毒感染多见带状疱疹。

(3)贫血:见于 90% 以上的患者;部分患者以贫血为首发症状。

(4)出血倾向:与血小板↓有关。可见牙龈出血、鼻出血、皮肤紫癜等。

(5)肾功能损害:表现为蛋白尿、管型尿、肾衰竭等。

(6)高钙血症:出现恶心、呕吐、多尿、头痛、嗜睡等。

(7)高黏滞综合征:血清中 M 蛋白增多,IgA 易聚合成多聚体;出现头昏、眼花、手足麻木、心绞痛等表现。

(8)淀粉样变性和雷诺现象:IgD 多发;M 蛋白为冷球蛋白,引起雷诺现象。

(9)髓外浸润表现。

4. 实验室和其他检查

(1)血象:正常细胞性贫血;血涂片中红细胞呈缗钱状。

(2)骨髓象:异常浆细胞↑,骨髓瘤细胞免疫表型:CD38$^+$、CD56$^+$。

(3)单株免疫球蛋白:蛋白电泳扫描为 M 蛋白;免疫固定电泳 IgG 占 52%,IgD、IgE、IgM 少见。

(4)血钙、磷:血钙↑;血磷正常。

(5)血清 β_2 微球蛋白:由浆细胞分泌,判断肿瘤负荷及预后。

(6)C 反应蛋白和乳酸脱氢酶:C 反应蛋白和血清 IL-6 正相关;LDH 与肿瘤活动相关。

(7)尿蛋白:半数患者尿中出现本－周蛋白。

5.诊断

(1)诊断标准

主要指标	①骨髓中浆细胞 >30%;②活组织检查为骨髓瘤;③血清中有 M 球蛋白:IgG >35 g/L,IgA >20 g/L 或尿中本－周蛋白 >1 g/24 h
次要指标	①骨髓中浆细胞 10% ~30%;②血清中有 M 蛋白,但未达上述标准;③出现溶骨性病变;④其他正常的免疫球蛋白低于正常值的 50%
诊断标准	至少 1 主 +1 次;或至少包括次要指标①②在内的 3 个次要指标

(2)分型标准:根据血清 M 成分分型。共 8 种类型,分别是:IgG(最常见)、IgA(次常见)、IgD、IgM、IgE、轻链型、非分泌型、双克隆或多克隆免疫球蛋白型。

(3)分期:按照国际分期系统(ISS)分期。Ⅰ期:血清 β_2 微球蛋白 <3.5 mg/L,清蛋白≥35 g/L,中位生存时间 62 个月;Ⅱ期:介于Ⅰ期与Ⅱ期之间,中位生存时间 44 个月;Ⅲ期:血清 β_2 微球蛋白≥3.5 mg/L,中位生存时间 29 个月。肾功能正常为 A 组,肾功能损害为 B 组。

6.治疗

(1)化学治疗:多采用联合化疗;初治病例首选 MP 方案(美法仑 +泼尼松),无效或复发的难治性病例可改用 M2 方案或 VAD 方案(长春新碱 +阿霉素 +地塞米松)。

(2)造血干细胞移植:在强烈化疗的基础上进行移植会明显提高疗效和延长生存期。多采用自体外周血干细胞移植。

(3)沙利度胺:与 MP 方案合用,称为 MPT 方案,是老年患者的一线治疗方案。

(4)骨病治疗:①二磷酸盐抑制骨细胞;②放射性核素内照射控制骨损害、减轻疼痛。

(5)高黏滞血症:可用血浆置换疗法。

(6)感染:粒细胞减少患者给予 G-CSF。

第八节　恶性组织细胞病

1.病理及概念　恶性组织细胞病是异常组织细胞大量恶性增生的疾病,预后恶劣。不同患者,受累的部位可不同,同一个部位,其病变分布亦不均匀,而且浸润的恶性组织细胞类型亦不同。

2.临床表现　起病急,进展快,病程短而险恶。好发于 15 ~40 岁,男性居多。

(1)发热:是首发和常见表现,多为不规则高热,伴发冷和寒战。

(2)血液系统受累表现:贫血及感染和出血;脾和淋巴结肿大。

(3)其他系统:①肺浸润,表现为咳嗽、咯血、胸腔积液;②消化系统,肝大,晚期出现腹痛、腹泻、黄疸、消化道出血和肠梗阻等;③皮肤浸润,表现为结节、斑块、丘疹和溃疡等;④心脏、脑和骨髓受累。

3.实验室检查

(1)血象:大多呈全血细胞减少,血涂片偶见异常组织细胞。

(2)骨髓象:增生多数活跃,可见数量不等的异常组织细胞(异型组织细胞、多核巨组织细胞、吞噬性组织细胞)。

（3）组织病理检查：肝、脾、淋巴结、骨髓及其他受累组织活检，病理切片中可见各种异常组织细胞浸润。

4.诊断 临床表现＋血象＋骨髓检查＋组织活检有恶性组织细胞等，排除反应性组织细胞增多症。

5.鉴别诊断 与恶性淋巴瘤、急性白血病、反应性组织细胞增多症、噬血组织细胞增多症鉴别。

6.治疗 对症治疗；联合化疗，常用 CHOP 方案（环磷酰胺＋多柔比星＋长春新碱＋泼尼松）。

第九节 骨髓增生性疾病

考点1 真性红细胞增多症（PV）

1.概念 简称真红。特征：克隆性红细胞异常增多；慢性骨髓增生疾病。

2.机制 克隆性造血干细胞疾病，90% ～95% 患者可有 *JAK2/V617F* 基因突变。

3.临床表现 好发于中老年；男性居多；起病缓慢。

（1）多血质面容。半数可合并高血压。血液黏滞度高：表现为眩晕、头痛、多汗、疲倦、耳鸣、眼花、健忘等。

（2）伴血小板增多时可有血栓形成和梗死。

（3）少数患者有出血。

（4）嗜碱性粒细胞增多：①致消化性溃疡；②致瘙痒症。

（5）骨髓细胞过度繁殖：可致高尿酸血症。

（6）多数患者有肝、脾大，是重要特征。

4.实验室检查

（1）血液：血红蛋白 170 ～240 g/L，红细胞（6 ～10）×10^{12}/L，白细胞增多至（10 ～30）×10^9/L，可有血小板增多，达（300 ～1 000）×10^9/L，血液黏滞度为正常的 5 ～8 倍。

（2）骨髓：各系增生活跃，粒红比例降低，铁染色显示贮铁减少。

（3）血生化：血尿酸增加，血清维生素 B_{12} 和维生素 B_{12} 结合力增加，血清铁降低，促红细胞生成素（EPO）降低。可有高组胺血症和高组胺尿症。

5.诊断与鉴别诊断

主要诊断指标	①红细胞容量大于正常 25% 以上，或男性血细胞比容（HCT）＞0.60，女性 HCT＞0.56；②无引起继发性红细胞增生的原因；③可触及的脾大；④造血细胞存在 *JAK2/V617F* 突变和其他细胞遗传学异常（*BCR/ABL* 除外）
次要诊断指标	①血小板增多＞400×10^9/L；②中性粒细胞＞10×10^9/L；③影像学证实脾大；④内生性红细胞集落形成或血清 EPO 水平降低
诊断标准	主要诊断指标①＋②＋任意一条其他主要诊断指标；或者主要诊断标准①＋②＋任意2条次要诊断指标
鉴别诊断	①相对性红细胞增多症：血液浓缩而致红细胞增多。②继发性红细胞增多症：如慢性缺氧状态、肾病变、各种肿瘤、大量吸烟等

6. 治疗

(1) 静脉放血：每隔 2~3 d 放血 200~400 ml，直至血细胞比容 <0.5。注意：①放血后红细胞及血小板易反跳，需用药；②反复放血加重缺铁；③老年人及有心血管疾病者，有血栓形成的风险。

(2) 细胞减少性治疗：羟基脲常作为首选化疗药物，10~20 mg/(kg·d)，维持白细胞(3.5~5)×10^9/L；干扰素 300 万 U/m^2，每周 3 次，皮下注射。

(3) 预防血栓形成：无禁忌证者口服阿司匹林 50~100 mg/d 预防。

📖 考点2 原发性血小板增多症

1. 概念 外周血血小板计数增高；骨髓巨核细胞增殖旺盛；50%~70% 有 *JAK2/V167F* 基因突变。

2. 临床表现 主要表现为出血、血栓形成，可有乏力、疲劳、肝、脾大。

3. 实验室检查

(1) 血液：①血小板(1 000~3 000)×10^9/L，血涂片上血小板成堆，偶见巨核细胞碎片；②聚集试验：血小板对胶原、ADP 及花生四烯酸诱导的聚集反应下降，对肾上腺素反应消失(特征性表现)；③白细胞(10~30)×10^9/L，中性粒细胞碱性磷酸酶活性增高；④半固体细胞培养有自发性巨核细胞集落形成单位(CFU-Meg)。

(2) 骨髓：巨核细胞增多，体积增大，可见成堆血小板，粒红两系也增生。

4. 诊断 根据临床表现及实验室检查可作出诊断。①血象：血小板 >450×10^9/L；②骨髓象：成熟大巨核细胞增生；③排除骨髓增生异常综合征及其他骨髓增生疾病；④*JAK2/V617F* 基因突变，或除外继发性血小板增生疾病。

5. 鉴别诊断 继发性血小板增多症：可继发于急性感染恢复期、慢性炎症疾病、溶血性贫血、大量出血后、恶性肿瘤、脾切除后和药物反应等。血小板功能一般正常，无出血和血栓形成。

6. 治疗

(1) 年龄小于 60 岁，无心血管疾病病史的低危患者，无需治疗。

(2) 抗血小板、防治血栓并发症：用阿司匹林、氯吡格雷等。

(3) 降低血小板数：①血小板单采术，紧急的对症治疗方法；②骨髓抑制药，首选羟基脲。

📖 考点3 原发性骨髓纤维化

1. 概念 不同程度血细胞减少或增多，外周血出现幼红、幼粒细胞、泪滴形红细胞，骨髓纤维化和髓外造血，常有肝脾大。

2. 临床表现

(1) 中位发病年龄为 60 岁，常因脾大就诊。

(2) 晚期表现为严重贫血和出血。

(3) 巨脾(特征表现)，90% 患者脾大。

3. 实验室检查

(1) 血液：正常细胞贫血，发现泪滴形红细胞。中性粒细胞碱性磷酸酶活性增高。

(2) 骨髓：常干抽，骨髓活检显示非均一的纤维组织增生。

4. 诊断

主要标准	①骨髓活检可见巨核细胞增生及异型性表现,伴随网硬蛋白和(或)胶原纤维化;②Ph染色阴性,排除真性红细胞增多症、骨髓增生异常综合征、慢性粒细胞白血病或其他髓系肿瘤表现;③存在 *JAK2/V617F* 基因或其他克隆性标记如 *MPL*、*W515K/L*
次要标准	①外周血出现幼粒、幼红细胞;②血清乳酸脱氢酶增高;③贫血;④脾大
诊断标准	3 个主要标准 +2 个次要标准

5. 治疗 病情稳定、无临床症状、持续数年的患者不用特殊治疗。

(1)沙利度胺 + 泼尼松。

(2)纠正贫血。

(3)羟基脲和活性维生素 D_3。

(4)脾切除指征:脾大引起压迫和(或)脾梗死,疼痛难以忍受;无法控制的溶血;并发食管静脉曲张破裂出血。但是,脾切除后可使肝迅速增大,肝衰竭或血小板增多,有形成血栓的可能,因而应慎重考虑。

(5)造血干细胞移植是目前唯一可能根治的方法。

第十节 脾功能亢进

1. 病因

(1)感染性疾病:传染性单核细胞增多症、黑热病、疟疾等。

(2)免疫性疾病:系统性红斑狼疮、结节病、Felty 综合征等。

(3)淤血性疾病:肝硬化、充血性心力衰竭、缩窄性心包炎等。

(4)脾的疾病:脾淋巴瘤、脾血管瘤、脾囊肿等。

(5)血液系统疾病:溶血性贫血、浸润性脾大等。

2. 发病机制

(1)脾通过吞噬与阻留机制过滤血液:脾大时,经过红髓的血流比例增加,脾的滤血功能亢进,正常或异常血细胞在脾中滞留,循环血细胞减少,骨髓造血代偿性加强。

(2)脾的储血:脾大时,90% 血小板滞留在脾;脾静脉超负荷,门静脉高压。

3. 临床表现及实验室检查

(1)脾大。

(2)血细胞减少:早期以白细胞和血小板减少为主,重度患者呈三系明显减少,尤以淤血性脾大为著。血细胞形态一般正常。

(3)骨髓检查:呈增生性骨髓象,部分病例有成熟障碍。

4. 诊断 脾大 + 红细胞、白细胞、血小板单一或同时减少 + 增生性骨髓象 + 切脾后外周血象和骨髓象恢复正常。诊断以前 3 项最重要。

5. 治疗

(1)治疗原发病,若无效可考虑脾部分栓塞或脾切除。

(2)脾切除指征:①脾大造成压迫症状;②严重溶血性贫血;③显著血小板减少引起出血;④粒细胞减少引起反复感染。

(3)切脾的注意事项:切脾后可致继发性血小板增多症,有发生血栓并发症的危险;幼年患者切脾后易致血源性感染,切脾应慎重。

第十一节　出血性疾病☆

考点1　概述

1. 正常止血机制

血管因素	血管收缩是人体对出血最早的生理性反应
	血管性血友病因子(vWF):导致血小板黏附、聚集
	组织因子(TF):启动外源性凝血途径
	因子Ⅻ(FⅫ):启动内源性凝血途径
血小板因素	1.机械性修复血管　血小板膜糖蛋白Ⅰb(GPⅠb)通过vWF的桥梁作用,黏附血小板,形成血小板血栓
	2.通过纤维蛋白原连接聚集血小板　GPⅡb/Ⅲa
	3.已活化的血小板释放活性物质,如TXA$_2$
凝血因素	外源性和内源性凝血途径,形成纤维蛋白血栓

2. 凝血机制

(1)14个凝血因子:因子Ⅲ(组织因子,在组织、内皮细胞、单核细胞合成);因子Ⅳ(钙离子);因子Ⅷ(抗血友病球蛋白);因子Ⅻ(接触因子)。

(2)凝血过程:凝血活酶生成→凝血酶→纤维蛋白生成。

3. 分类

(1)血管壁异常:过敏性紫癜、单纯性紫癜、机械性紫癜、遗传性出血性毛细血管扩张症等。

(2)血小板异常:再生障碍性贫血、特发性血小板减少性紫癜、血栓性血小板减少性紫癜等。

(3)凝血异常:血友病A(先天性因子Ⅷ缺乏)、血友病B(先天性因子Ⅸ缺乏)、维生素K缺乏症等。

(4)抗凝及纤维蛋白溶解异常:肝素使用过量、溶栓药物过量等。

(5)复合性止血机制异常:血管性血友病、弥散性血管内凝血。

4. 诊断　病史＋体格检查＋实验室检查。

5. 常见实验室检查

名称	涉及的内容或环节	试验结果异常的原因
出血时间(BT)	血管或血小板异常	应用阿司匹林、血管性血友病、遗传性出血性毛细血管扩张症等
凝血酶原时间(PT)	外源性凝血系统最常用筛选试验	各种外源性途径及共同途径的凝血因子缺乏
凝血时间(CT)	内源性凝血系统	各种内源性途径及共同途径的凝血因子缺乏
活化部分凝血活酶时间(APTT)	内源性凝血系统	各种内源性途径及共同途径的凝血因子缺乏
凝血酶时间(TT)	纤维蛋白原	低纤维蛋白原血症、血中纤维蛋白(原)降解产物增高、肝素增多、抗凝血酶Ⅲ活性增高
D-二聚体测定	继发性纤溶	深静脉血栓、肺梗死等

📖 考点2 过敏性紫癜

1. **概念** 血管变态反应性疾病;毛细血管脆性及通透性增加,血液外渗,产生紫癜、黏膜及器官出血。

2. **病因**

(1)感染:细菌(主要是 β 溶血性链球菌,呼吸道感染最多)、病毒(多见于发疹性病毒)、寄生虫感染。

(2)食物:异性蛋白过敏,如鱼、虾、鸡蛋等。

(3)药物:青霉素、头孢菌素、水杨酸类、磺胺类等。

(4)其他:花粉、尘埃等。

3. **发病机制** 免疫因素介导的全身血管炎症。

4. **临床表现** 发病前 1~3 周有前驱症状(全身不适、低热、乏力、上呼吸道感染等)。

单纯型(紫癜型)	最常见;皮肤紫癜,局限于四肢,下肢及臀部多见;反复、对称分布
腹型	皮肤紫癜 + 消化道症状;腹痛最常见,幼儿可致肠套叠
关节型	皮肤紫癜 + 关节肿、疼、压痛;膝、踝、肘、腕多见;游走性、反复性
肾型	皮肤紫癜 + 血尿、蛋白尿、管型尿;过敏性紫癜肾炎病情最重
混合型	皮肤紫癜合并上述 2 种以上表现

5. **实验室检查**

(1)尿常规检查:肾型或混合型有血尿、蛋白尿、管型尿。

(2)血小板计数、功能及凝血相关检查:可有 BT 延长,其他正常。

(3)肾功能检查:肾型及混合型可有血尿素氮↑,内生肌酐清除率↓。

6. **诊断** ①前驱症状;②典型四肢皮肤紫癜,可伴腹痛、关节痛、血尿;③血小板计数、功能及凝血相关试验正常;④排除其他原因所致的血管炎和紫癜。

7. **鉴别诊断** 与血小板减少性紫癜、风湿性关节炎、肾小球肾炎、系统性红斑狼疮、外科急腹症等鉴别。

8. **治疗**

(1)消除致病因素:如扁桃体炎、肠道寄生虫等。

(2)一般治疗:抗组胺治疗(盐酸异丙嗪、阿司咪唑、氯苯那敏、西咪替丁等);改善血管通透性治疗(维生素 C、卡巴克络、曲克芦丁等)。

(3)糖皮质激素:抑制抗原抗体反应、减轻炎症渗出、改善血管通透性。

(4)对症治疗:腹痛重——阿托品、山莨菪碱;关节痛——止痛药;呕吐——止呕药等。

(5)其他:免疫抑制剂;抗凝治疗;中医药治疗。

📖 考点3 特发性血小板减少性紫癜(ITP)

1. **概念** 特发性血小板减少性紫癜是一组细胞和体液免疫介导的血小板过度破坏、生成受抑所致的出血性疾病。特征:皮肤黏膜及内脏出血、血小板减少、骨髓巨核细胞发育障碍、血小板生存时间缩短。

2. **病因及机制** 存在血小板特异性自体抗体,血小板破坏过多,生成减少。

3. **临床表现** 成人起病隐匿,表现为出血倾向(皮肤、黏膜出血;严重内脏出血;女性月经过多,长期可致失血性贫血) + 乏力 + 血栓形成(ITP 既是出血疾病也是血栓前疾病)。

4.实验室检查

(1)血象:血小板计数明显减少、平均体积偏大、功能一般正常;出血时间延长。

(2)骨髓象:骨髓巨核细胞数量增多,成熟障碍;有血小板形成的巨核细胞显著减少(＜30％);红系及粒系、单核系正常。

(3)血小板动力学:超过2/3的患者无明显加速。

5.诊断 ①至少2次血小板数量减少;②脾不增大;③骨髓巨核细胞数增多,有成熟障碍;④排除其他疾病。

6.鉴别诊断 与继发性血小板减少症等鉴别。

7.治疗

(1)糖皮质激素:首选治疗。

(2)丙种球蛋白:一线治疗。适用于重症ITP;难治性ITP;不宜用糖皮质激素治疗的ITP;需迅速提升血小板的ITP患者。

(3)脾切除:二线治疗。禁忌证为妊娠;＜2岁;不耐受手术。

(4)免疫抑制剂:二线治疗。环磷酰胺、长春新碱等。

(5)急症处理:输注血小板;静脉输注丙种球蛋白;大剂量甲泼尼龙;血浆置换。

📖 **考点4 血友病**

1.概述 ①包括血友病A和血友病B,血友病性或A较常见。②因遗传性凝血活酶生成障碍引起的出血性疾病。③特征:阳性家族史、幼年发病、自发性外伤后出血不止、血肿形成、关节出血。

2.病因和遗传规律 血友病A为因子Ⅷ缺乏,是最常见的遗传性出血性疾病。血友病B是因子Ⅸ缺乏。血友病A、B均是X连锁隐性遗传性疾病。

3.临床表现

(1)出血:出血轻重与血友病类型及相关因子缺乏程度有关。出血特征:①与生俱来,伴随终生;②软组织及深部肌肉内血肿;③负重关节反复出血。

(2)血肿压迫:压迫周围神经——局部疼痛、麻木、肌肉萎缩;压迫血管——缺血性坏死;压迫输尿管——排尿障碍;腹膜后出血——麻痹性肠梗阻。

4.实验室检查

筛选试验	出血时间、凝血酶原时间、血小板计数、血小板聚集功能正常,APTT延长
临床确诊试验	①血友病A:因子Ⅷ活性测定辅以因子Ⅷ:Ag测定;②血友病B:因子Ⅸ活性测定辅以因子Ⅸ:Ag测定
基因诊断试验	DNA印迹法

5.诊断 临床表现＋实验室检查。

6.鉴别诊断 与血管性血友病相鉴别。

7.治疗原则 以替代治疗为主的综合治疗:①加强保护,尽早处理;②禁用阿司匹林、非甾体类抗炎药等;③家庭治疗,定期随访;④出血严重者提倡预防。

8.治疗方法

(1)一般治疗:止血处理。

(2)替代疗法:补充缺失的凝血因子(最重要),包括输入新鲜血浆、因子Ⅷ浓缩剂、冷沉淀物、重组的人因子Ⅷ或因子Ⅸ、凝血酶原复合物(含因子Ⅱ、Ⅶ、Ⅳ、Ⅹ)。

(3)其他药物:去氨加压素;抗纤溶药物。

(4)家庭治疗;外科治疗;基因疗法。

考点5　弥散性血管内凝血（DIC）

1. 病因

严重感染	革兰阴性菌最常见；流行性出血热、斑疹伤寒、脑型疟疾等
恶性肿瘤	急性早幼粒细胞白血病、淋巴瘤、前列腺癌等
病理产科	羊水栓塞、感染性流产、死胎滞留等
手术及创伤	手术创伤释放组织因子，如脑、前列腺、胰腺、子宫、胎盘等
严重中毒及免疫反应	毒蛇咬伤、输血反应、免疫排斥
其他	恶性高血压、巨大血管瘤、糖尿病酮症中毒等

2. 发病机制

(1)组织损伤：组织因子激活外源性凝血途径，蛇毒亦可。
(2)血管内皮损伤：感染、炎症、变态反应等→血管内皮损伤→释放组织因子，激活凝血系统。
(3)血小板活化：炎症、药物、缺氧→血小板聚集和释放→各种途径激活凝血。
(4)纤溶系统激活：上述各种原因导致。

3. 临床表现

出血倾向	自发性，多发性出血；可见于全身性；严重者颅内出血
休克或微循环障碍	一过性或持续性血压↓，休克程度与出血量不成比例；顽固性休克预后不良
微血管栓塞	深部栓塞常见，如顽固性休克、呼吸衰竭、意识障碍、颅内高压
微血管病性溶血	进行性贫血，贫血程度与出血量不成比例
原发病表现	——

4. 诊断

临床表现	存在易引起 DIC 的基础疾病	
	多发性出血倾向	需具备 2 项以上临床表现
	不易用原发病解释的微循环衰竭或休克	
	多发性微血管栓塞	
	抗凝治疗有效	
实验检查指标	血小板 $<100\times10^9$/L 或进行性下降	需同时具备 3 项以上异常
	血浆纤维蛋白原 <1.5 g/L 或进行性下降，或 >4 g/L，白血病及恶性肿瘤 <1.8 g/L，肝病 <1.0 g/L	
	3P 试验阳性或血浆 FDP >20 mg/L，肝病、白血病 FDP >60 mg/L，或 D-二聚体阳性或升高	
	PT 缩短或延长 3 s 以上，肝病、白血病延长 5 s 以上，或 APTT 缩短或延长 10 s 以上	

5. 鉴别诊断 与重症肝炎、血栓性血小板减少性紫癜、原发性纤维蛋白溶解亢进症相鉴别。

6. 治疗

(1)控制基础病(最根本和关键的治疗措施):治疗感染、肿瘤、产科、外伤;纠正缺氧、缺血、酸中毒等。

(2)抗凝治疗:临床常用普通肝素、低分子肝素。监测指标:最常用 APTT(肝素治疗时应使其维持在正常值的 1.5~2.0 倍)。

(3)替代治疗:新鲜冷冻血浆等血制品、血小板悬液、纤维蛋白原、因子Ⅷ及凝血酶原复合物。

(4)较少用的药物和疗法:纤溶抑制药物;溶栓疗法(原则上不用,除非形成微血管血栓,伴纤溶亢进);糖皮质激素。

📖 考点6　血栓性血小板减少性紫癜(TTP)

1. 病因 不明,少数继发于妊娠、药物、肿瘤、严重感染、自身免疫性疾病等。

2. 发病机制 已证实 TTP 患者血管性血友病因子裂解酶(vWF-cp)缺乏或活性降低,引起微血管内血小板血栓。

3. 临床表现

(1)15~50 岁高发,女性居多。表现为五联征:出血 + 神经精神症状 + 微血管病性溶血 + 肾脏病变 + 发热。

(2)最常见症状:出血和神经精神症状。

(3)出血:皮肤黏膜和视网膜出血为主,严重者颅内出血。

(4)神经精神症状:头痛、意识紊乱、淡漠、失语等。

(5)微血管病性溶血:皮肤、巩膜黄染,尿色重。

(6)可有蛋白尿、血尿、肾功能损害。

4. 实验室检查

(1)血象:贫血,网织红细胞↑,破碎红细胞大于 2%,血小板 $<50×10^9/L$。

(2)溶血检查:主要为血管内溶血,结合珠蛋白↓,血清胆红素↑,乳酸脱氢酶↑,血红蛋白尿等。

(3)出凝血检查:出血时间延长。无典型 DIC 实验室改变。vWF 多聚体分析见 UL-vWF。

(4)血管性血友病因子裂解酶活性分析:遗传患者低于 5%,血浆中可测得该酶的抑制物。

5. 诊断 临床症状五联征 + 实验室检查。

6. 鉴别诊断 ①溶血尿毒症(累及肾脏,儿童多见,前驱感染,精神症状少见);②阵发性睡眠性血红蛋白尿;③弥散性血管内凝血;④系统性红斑狼疮;⑤妊娠高血压综合征。

7. 治疗

(1)血浆置换(首选,80% 以上可通过血浆置换长期存活)和输注新鲜冷冻血浆。

(2)其他:糖皮质激素,大剂量输注丙种球蛋白、长春新碱、环孢素 A、环磷酰胺等。

第十二节　输血与输血反应

📖 考点1　输血的适应证、禁忌证与临床应用

1. 适应证

(1)替代治疗:最早、最主要的用途。适用于原发性、继发性血液成分减少性或缺乏性疾病。"缺什么补什么"。

(2)免疫治疗:静脉输注人血丙种球蛋白治疗自身抗体介导的组织损伤性疾病(自身免疫性血小

板减少性紫癜、自身免疫性溶血性贫血等)。

(3)置换治疗:置换输血治疗血液中某些成分过多或出现异常,内环境紊乱,"边去除,边输注"。同时还可针对病因治疗。

(4)移植治疗:造血干细胞移植受者在完成化、放疗后所接受的造血干细胞移植。即特定情况下的"成分输血"。

2. 禁忌证

(1)引起高热、过敏和溶血等严重输血反应者。

(2)阵发性睡眠性血红蛋白尿患者禁忌输全血。

(3)贫血伴心力衰竭的患者最好不输全血,以免因血容量增加而加重心脏负担。

(4)仅一种血液成分缺乏的患者,应采用成分输血。

3. 红细胞输注

	特点	适应证
浓缩红细胞	全血的全部红细胞,最常用最普通的红细胞制品	适用于一切贫血患者,除外少白细胞红细胞和洗涤红细胞的适应证患者
少白细胞红细胞	去除浓缩红细胞中的白细胞	多次输血后产生白细胞抗体者;预期需要长期或反复输血者
洗涤红细胞	用生理盐水反复洗涤的红细胞,可去除白细胞和血浆	对白细胞凝集素有发热反应者;肾功能不全不耐受高钾血症者;肾功能不全者

4. 白细胞输注

要求严格;反复输注异体白细胞会造成异体免疫,引起明显的输血反应。

5. 血小板输注

(1)血小板减少($<15 \times 10^9/L$)所致的活动性出血。

(2)手术预防出血。

6. 血浆蛋白输注

包括清蛋白制剂(补充血容量、脱水)、免疫球蛋白制剂和浓缩凝血因子。

考点2　输血反应与处理

	种类	时间	临床表现	处理	原因
溶血性不良反应	急性输血相关性溶血	输血后数分钟至数小时	高热、寒战、心悸、气短、腰痛、血红蛋白尿甚或尿闭、DIC、急性肾衰竭等	停止输血;保持呼吸道通畅、高浓度吸氧,利尿、肾透析,定期检测患者凝血状态,严重者尽早换血	血型不符;血液运输不当;受血者患有溶血性疾病
	慢性输血相关性溶血	输血后数日	黄疸、网织红细胞增高	同上	血型不合、首次输血后致敏产生同种抗体、再次输该供者红细胞后发生同种免疫性溶血

	种类	时间	临床表现	处理	原因
非溶血性不良反应	发热	输血开始2 h内	发热、寒战	暂停输血,解热镇痛	血液制品有致热原;受血者多次受血产生同种白细胞和血小板抗体
	过敏反应	输血过程中或输血后	荨麻疹、支气管痉挛、休克等	减慢、停止输血,抗过敏治疗	血液制品有过敏原,受血者过敏体质

第十三节　骨髓穿刺和骨髓涂片细胞学检查

1.**骨髓穿刺部位**　髂前上棘、髂后上棘、胸骨、腰椎棘突。

2.**骨髓液吸取和涂片注意事项**　骨髓吸取要点:定位、穿刺、适当力量抽吸。如仅做细胞学检查,吸取量以 0.1~0.2 ml 为宜。若还需做免疫分型、染色体及细菌学检查等,再抽取 2~5 ml。

3.**骨髓穿刺的禁忌证**　血友病患者禁忌做骨髓穿刺。严重出血性疾病患者慎做,术前应检查出血时间和凝血时间。骨髓穿刺局部皮肤有感染者禁做骨髓穿刺。

4.**骨髓涂片细胞学检查的内容**

(1)低倍镜观察取材、涂片、染色情况,确定骨髓增生程度,观察并计数巨核细胞,注意有无特殊细胞,如转移癌细胞、尼曼－匹克细胞等。

(2)油镜检查有核细胞分类计数,计算出各系统各阶段有核细胞百分率;计算粒、红比值。观察有无其他特殊细胞及寄生虫。

(3)骨髓涂片采用铁染色及不同组化染色等可为缺铁性贫血及各类白血病提供诊断依据。

第九章 结核病学

第一节 肺结核及抗结核药物

见第三章第十二节（$P_{100\sim101}$）。

第二节 腹腔结核

见第四章第五节（$P_{128\sim129}$）。

第三节 慢性阻塞性肺疾病与慢性肺源性心脏病

见第三章第四节（$P_{84\sim87}$）。

第四节 支气管扩张

见第三章第七节（$P_{91\sim92}$）。

第五节 呼吸衰竭

见第三章第九节（$P_{92\sim94}$）。

第六节 肺 炎

见第三章第十节（$P_{94\sim99}$）。

第七节 肺脓肿

见第三章第十一节（$P_{99\sim100}$）。

第八节 原发性支气管肺癌

见第三章第十五节（$P_{105\sim107}$）。

第九节 胸腔积液及结核性胸膜炎

见第三章第十六节（$P_{107\sim108}$）。

第十节 气 胸

见第三章第十七节（P_{109}）。

第十章　传染病学

第一节　传染病概论☆

📖 考点1　传染病的概念及分类

1.概念

传染病属于感染性疾病(感染性疾病包括传染病和非传染性感染疾病),是由病原微生物(如病毒、细菌、螺旋体、真菌等)感染人体后,产生的具有传染性,不伴有或伴有流行性(在一定条件下)的疾病。

2.病原学分类

病原体	相关疾病
病毒	病毒性肝炎、肾综合征出血热、艾滋病、流行性乙型脑炎、禽流行性感冒、传染性非典型肺炎等
立克次体	地方性斑疹伤寒、姜虫病等
细菌	伤寒、细菌性痢疾、霍乱、流行性脑脊髓膜炎、感染性休克等
钩端螺旋体	钩端螺旋体病等
原虫感染	肠阿米巴病、疟疾等
蠕虫感染	日本血吸虫病、囊虫病等

📖 考点2　感染过程的5种表现

过程	临床特点
病原体被清除	病原体侵入人体后被清除
隐性感染/亚临床型感染	最常见。病原体侵入后,仅有免疫学检查检出特异性抗体
显性感染/临床型感染	最少见。病原体侵入后,引起机体免疫应答的同时,导致组织损伤,出现临床症状和体征。也有生化检查、病原学检查、免疫检查结果异常
病原携带状态	携带者持续排出病原体,无明显临床症状,而不引起人们注意,故成为许多传染病的重要传染源
潜伏性感染	病原体感染人体后,机体免疫功能可将病原体局限化而不引起显性感染,但又不足以将病原体清除,病原体便可长期潜伏下来,待机体免疫功能下降时,则可引起显性感染,一般不排出病原体

考点3 传染病的流行过程及影响因素

1. 流行过程的基本条件

传染源	体内有病原体生长、繁殖,并且排出病原体的人或动物。如患者、隐性感染者(传染病流行期间的重要传染源)、病原携带者(慢性病原携带者有重要的流行病学意义)、受感染的动物等
传播途径	呼吸道(传染性非典型肺炎、流行性感冒),消化道(霍乱、甲肝、细菌性痢疾),接触(炭疽、钩端螺旋体),虫媒(流行性乙型脑炎、疟疾),血液、体液(丙肝、艾滋病),母婴传播等
人群易感性	易感者(对某种传染病没有特异性免疫的人)在某一人群中达到一定的比例,又有传染源以及适宜的传播途径,则易造成该种传染病流行

2. 影响流行过程的因素

(1)自然因素:地理、气象、生态等。

(2)社会因素:社会制度、经济状况、生活水平、文化程度等。

考点4 传染病的特征

传染病的4个基本特征:①有病原体;②有传染性;③有流行病学特征(流行性、季节性、地方性、外来性);④有感染后免疫。

考点5 传染病的诊断及治疗

1. 诊断

(1)流行病学资料。

(2)临床表现。

(3)实验室检查(病原学检查为确诊检查)。

(4)其他检查(内镜检查、影像检查、活体组织检查等)。

2. 治疗

治疗原则:综合治疗(治疗与护理、隔离与消毒并重;一般治疗与病原治疗并重)。

考点6 传染病的预防

1. 管理传染源

类别	上报时限(发现后)	病种
甲类 (2个)	城镇2 h内,农村6 h内	鼠疫、霍乱
乙类 (25个)	城镇6 h内,农村12 h内	传染性非典型性肺炎、艾滋病、病毒性肝炎、脊髓灰质炎、人感染高致病性禽流行性感冒、麻疹、流行性出血热、狂犬病、流行性乙型脑炎、登革热、炭疽、细菌性和阿米巴性痢疾、肺结核、伤寒和副伤寒、流行性脑脊髓膜炎、百日咳、白喉、新生儿破伤风、猩红热、布鲁氏菌病、淋病、梅毒、钩端螺旋体病、血吸虫病、疟疾(标蓝为乙类按照甲类管理病种)

类别	上报时限(发现后)	病种
丙类 (11 个)	24 h 内	流行性感冒、流行性腮腺炎、风疹、急性出血性结膜炎、麻风病、流行性和地方性斑疹伤寒、黑热病、棘球蚴病、丝虫病和霍乱、痢疾、伤寒和副伤寒以外的感染性腹泻病、手足口病(2008 年新增)

2. 切断传播途径

主要方式为隔离和消毒,在控制传染病流行中起主导作用。

3. 保护易感人群

(1)提高人群非特异性免疫力:改善居住环境、提高生活水平、加强身体锻炼等。

(2)提高人群特异性免疫力:①主动免疫,有计划、有重点地进行疫(菌)苗预防接种;②被动免疫,接受注射抗毒素、丙种球蛋白等。

第二节　病毒感染 ☆

考点1　病毒性肝炎

1.病原学、流行病学特点

	病毒类型	主要传播途径	易感人群	病程特点
甲肝	RNA	粪－口	幼儿及儿童	只有急性表现
乙肝	DNA(3 对抗原抗体系统)	血液、体液	普遍易感	易发展为慢性
丙肝	RNA			
丁肝	RNA(缺陷病毒)			
戊肝	RNA	粪－口	老年人及孕妇	只有急性表现

2.临床表现

分类	病程			临床表现
急性肝炎	小于半年	黄疸型	黄疸前期	乏力、消化道症状(恶心、呕吐、腹胀)肝区疼痛、尿色变深
			黄疸期	皮肤黄、目黄、尿色更深,肝脾大,肝区叩痛
			恢复期	各症状逐渐消失
	3 个月内	无黄疸型		无黄疸表现,其他临床表现和黄疸型类似
慢性肝炎(仅见于乙、丙、丁这3型)	半年以上	轻度		反复出现乏力、头晕、各种消化道症状、肝脾轻度肿大,肝功指标1~2项轻度异常
		中度		临床表现介于轻度和重度之间
		重度		明显的肝炎症状,可见肝病面容、肝掌、蜘蛛痣、脾大、肝功指标持续或反复异常,清蛋白升高,丙种球蛋白降低

分类	病程	临床表现
重型肝炎	——	肝衰竭:明显的消化道症状、神经症状,黄疸进行性加深,明显的出血症状,凝血酶原活动度<40%(诊断最有价值)
淤胆型肝炎	病程长	梗阻性黄疸的临床表现

【助记】甲肝、戊肝起病较急,乙、丙、丁肝起病多较缓。

3.病原学诊断

(1)甲肝:血清抗-HAV IgM 阳性。

(2)乙肝

1	乙肝表面抗原 HBsAg	阳性表示被乙肝病毒感染
2	乙肝表面抗体 HBsAb 或抗-HBs	阳性表示机体对乙肝病毒有抵抗力
3	乙肝 e 抗原 HBeAg	阳性是 HBV 活动性复制和具有传染性的重要标志
4	乙肝 e 抗体 HBeAb 或抗-HBe	阳性表示病毒复制相对减少
5	乙肝核心抗体 HBcAg 或抗-HBc	HBcAg 须经特殊处理后方能在血清中检出,阳性表示感染或曾经感染乙肝病毒

1、3、5 项阳性为俗称的大三阳,表示乙肝病毒复制活跃传染性相对较强。1、4、5 项阳性为俗称的乙肝小三阳,提示急性或慢性乙肝。

(3)丙肝:抗-HCV 或 HCV RNA 阳性。

(4)丁肝:HBsAg 阳性,同时 HDVAg、HDV RNA 中至少有 1 项阳性。

(5)戊肝:抗-HEV 阳性,或 HEV RNA 阳性。

4.治疗及预防

急性肝炎	保肝支持疗法(除急性丙肝外,一般不进行抗病毒治疗)
慢性肝炎	保肝支持疗法 + 抗病毒治疗
重型肝炎	保肝支持治疗 + 抗病毒治疗 + 免疫调节 + 防治并发症(如肝性脑病,氨中毒,脑水肿等)

(1)干扰素使用指征:①HBV 或 HCV 在活动性复制中;②肝炎处于活动期;③HBV DNA 血浓度低。剂量应偏大,疗程为 6~12 个月。

(2)慢性丙肝:干扰素 + 利巴韦林。

(3)抗 HBV 的药物:普通干扰素 α-2b、拉米夫定、聚乙二醇干扰素 α-2a、阿德福韦和恩替卡韦(抑制 HBV 的 DNA 合成)。

(4)预防:控制传染源;切断传播途径(甲、戊肝消化道隔离,乙、丙、丁肝血液、体液隔离);保护易感人群(注射疫苗)。乙肝疫苗的主要成分是 HBsAg。

考点2 肾综合征出血热

1.病原学

肾综合征出血热病毒又称流行性出血热,由汉坦病毒的各型引起,为负性 RNA 病毒。我国所流行的主要是 Ⅰ 型(汉坦病毒)和 Ⅱ 型(汉城病毒)。

2. 流行病学

传染源	啮齿类动物,我国以黑线姬鼠和褐家鼠为主
传播途径	呼吸道传播;消化道传播;接触传播;母婴传播;虫媒传播
易感人群	人群普遍易感,病后可获得稳固而持久的免疫力
好发季节	流行有明显的季节性。11月至次年1月(野鼠型),3~5月(家鼠型)

3. 发病机制

肾出血热	病毒直接作用	
	免疫作用	1. Ⅲ型变态反应(免疫复合物引起损伤) 2. 其他免疫应答:Ⅰ型变态反应(IgE抗体升高);Ⅱ型变态反应(IgG沉积);Ⅳ型变态反应 3. 各种细胞因子和介质的作用
休克	早期休克	血管通透性增加,血浆外渗,血容量下降;或由于血液黏稠度升高和DIC的发生,血液循环淤滞,有效血容量降低导致
	后期休克(继发性休克)	大出血、继发感染及多尿期水与电解质不足所致
出血	与血管壁损伤、血小板减少、DIC等有关	
急性肾衰竭	肾血流不足,肾小球和肾小管基膜的免疫损伤,间质水肿、出血,肾小球微血栓形成和缺血性坏死,肾素 – 血管紧张素的激活,及肾小管腔被蛋白、管型所阻塞等原因所致	

4. 临床表现

(1)三大主症:发热 + 出血 + 肾损伤。

发热期	高热(弛张热或稽留热) + 三痛(头痛、腰痛、眼眶痛) + 三红(颜面红、颈红、胸部潮红) + 三点出血(软腭呈针尖样出血点、腋下和胸背部可见条点状或搔抓样出血点) + 肾损伤(蛋白尿、尿量减少、叩击痛)
低血压休克期(热退病情反重)	血浆外渗血容量不足,急性肾损伤 一过性低血压 + 严重者可出现休克 + 多部位出血
少尿期(主要为肾功能损害)	尿毒症毒素蓄积(少尿/无尿) + 酸碱失衡、电解质紊乱 + 高血容量综合征(血压高、肺水肿、脑水肿、心力衰竭)
多尿期	尿量显著增多(24 h尿量、早期 > 2 000 ml,后期 > 3 000 ml) + 低钾血症(动力下降、心律失常)
恢复期	尿量逐渐恢复正常,精神、饮食渐佳,体力恢复

(2)根据发热高低、中毒症状轻重和出血、肾功能损害的严重程度,可分为5型:轻型、中型、重型、危重型、传染性非典型肺炎型。

5. 实验室检查

血常规	白细胞总数常升高,中性粒细胞升高,异型淋巴细胞出现(出血),血小板减少
尿常规	出现尿蛋白
免疫学	特异性抗体检测血清 IgM 和 IgG 抗体(确诊)

6. 治疗及预防

治疗原则为"三早一就":早发现、早诊断、早治疗和就近治疗。治疗中注意休克、肾衰竭和出血。

发热期	卧床休息、支持与对症治疗;早期应用抗病毒治疗(如利巴韦林);保证每日充足的液体量
低血压休克期	以防治休克为主、扩充血容量、纠正酸中毒
少尿期	治疗原则:"稳、促、导、透"。稳定机体内环境、促进利尿、导泻和透析
多尿期	维持水、电解质平衡(K^+),防治继发感染
恢复期	注意继续休息(1~3 个月),加强营养,定期复查肾功能

考点3 获得性免疫缺陷综合征

1. 病原学

病原体为人免疫缺陷病毒(HIV)。该病毒有 HIV-1 和 HIV-2 两型,为单链 RNA 病毒(反转录病毒)。HIV 既能感染嗜淋巴细胞又有能感染神经细胞,主要感染 $CD4^+T$ 细胞。

2. 流行病学

传染源	艾滋病患者和 HIV 病毒携带者是本病的传染源。病毒主要存在于血液、精子、子宫和阴道分泌物中
传播途径	性接触传播(主要传播途径);注射途径传播(血和血制品、药物依赖者公用针头);母婴传播;其他途径(包括器官移植,人工授精等)
高危人群	男同性恋者、性乱交者、静脉药物依赖者、血友病及多次输血人群。发病年龄主要是 50 岁以下的青壮年

3. 发病机制

$CD4^+T$ 细胞在 HIV 直接和间接作用下,细胞功能受损,细胞免疫缺陷,引发各种机会感染和肿瘤的发生。

4. 临床表现

HIV 侵入人体后可分为 3 期。急性期、无症状期、艾滋病期。

急性期	初次感染 HIV 的 2~4 周,可伴发热、全身不适、头痛、厌食、恶心、肌痛、关节痛和淋巴结肿大等。持续 3~4 d 后自然消失。血液中可检出 HIV 及 p24 抗原
无症状期	6~8 年。HIV(+),具有传染性
艾滋病期	HIV 相关症状、全身淋巴结肿大,各种机会性感染(肺孢子虫肺炎、弓形虫脑炎等)及肿瘤(卡波西肉瘤、淋巴瘤)

5.诊断

(1)艾滋病期临床诊断:有流行病学史,实验室检查 HIV 抗体阳性,加下述各项中的任何一项可诊断。

1)原因不明的持续不规则发热38℃以上,>1个月。

2)慢性腹泻次数多于3次/d,>1个月。

3)6个月之内体重下降10%以上。

4)反复发作的口腔白念珠菌感染。

5)反复发作的单纯疱疹病毒感染或带状疱疹病毒感染。

6)肺孢子虫肺炎(PCP)。

7)反复发生的细菌性肺炎。

8)活动性结核或非结核分枝杆菌病。

9)深部真菌感染。

10)中枢神经系统占位性病变。

11)中青年人出现痴呆。

12)活动性巨细胞病毒感染。

13)弓形虫脑病。

14)马尔尼菲青霉菌感染。

15)反复发生的败血症。

16)皮肤黏膜或内脏的卡波济肉瘤、淋巴瘤。

(2)实验室诊断

1)CD4$^+$T 细胞计数下降,CD4$^+$/CD8$^+$<1.0。

2)HIV-1 抗体阳性。

6.治疗 心理治疗;抗反转录病毒治疗(联合用药);免疫治疗;并发症治疗;支持、对症、预防性治疗。

📖 **考点4 流行性乙型脑炎**

1.病原学

乙型脑炎病毒(流行性乙型脑炎)。该病毒属虫媒病毒 B 组,病毒核心为单股正链 RNA。

2.流行病学

传染源	人或动物(猪)是本病的传染源
传播途径	通过蚊虫(三带喙库蚊)叮咬而传播
易感人群	10 岁以下儿童为主。人群普遍易感,感染后多数呈隐性感染,可获得较持久的免疫力
好发季节	流行有明显的季节性。80%~90%病例集中于 7、8、9 月份

【助记】 夏秋季发病+意识障碍+高热+抽搐=流行性乙型脑炎。

3. **临床表现**

初期	起病急,体温在 1 ~ 2 d 内高达 39 ~ 40 ℃,伴头痛、恶心和呕吐,多有嗜睡和倦怠,可有颈部强直及抽搐,本期持续 1 ~ 3 d
极期	三大主症:高热 + 抽搐 + 呼吸衰竭(最严重表现、主要死亡原因)。病程第 4 ~ 10 d,初期症状加重,脑实质受损,持续高热,意识障碍,惊厥或抽搐,呼吸衰竭
恢复期	症状好转,重症患者可遗留后遗症

4. **实验室检查及诊断**

(1)血象:白细胞总数稍高,嗜酸性粒细胞减少。

(2)脑脊液:符合病毒性脑膜炎的改变,压力增高,外观清亮,白细胞多在(50 ~ 500)× 10^6/L,蛋白轻度增高,糖量及氯化物正常。

(3)血清学检查

血清学检查	临床意义
特异性 IgM 抗体	最具早期诊断价值
补体结合试验(特异忄 IgG 抗体)	无早期诊断价值
血凝抑制试验	早期诊断需双份血清效价呈 4 倍增高才有意义

5. **治疗**

治疗	具体措施
一般治疗	隔离、电解质平衡、酸碱平衡
对症治疗	1. 降温 2. 抽搐　脑水肿应用 20% 甘露醇快速静滴;保持呼吸道通畅;应用地西泮、水合氯醛等镇静剂 3. 呼吸衰竭(机械通气) 4. 积极防治继发感染 5. 应用肾上腺皮质激素

6. **预防**　灭蚊、防蚊(预防流行性乙型脑炎的关键);疫苗。

考点5　传染性非典型肺炎

1. **病原学**

传染性非典型肺炎,WHO 命名为严重急性呼吸综合征(SARS),是由新型冠状病毒引起的急性呼吸道传染病。属乙类传染病,实行甲类管理。SARS 冠状病毒属于冠状病毒科,为单股正链 RNA 病毒。

2. **流行病学**

传染源	SARS 患者是主要传染源。发病的第 2 周最有传播力,退热后传染性下降
传播途径	近距离呼吸道飞沫传播,病后获得一定免疫力
易感人群	人群普遍易感,儿童、老人发病少见
好发季节	本病突然发生,冬春季节发病较多

3.临床表现

(1)发热为首发和主要症状。

(2)呼吸系统症状:咳嗽、无痰或少痰、咽痛、胸闷,严重者气促、呼吸窘迫、可有肺实变体征。

(3)其他症状:腹泻、恶心、呕吐等消化道症状。

4.实验室检查

(1)病毒 RNA,特异性抗原 N 蛋白,特异性抗体。

(2)X 线和 CT 表现为磨玻璃密度影像和肺实变影像,呈进展趋势,短期内融合成大片状阴影。

5.诊断标准

在有临床表现的基础上,分泌物 SARS-CoV RNA 检测阳性,或血清(或血浆)SARS-CoV 特异性抗原 N 蛋白检测阳性,或血清 SARS-CoV 抗体阳性,或抗体滴度升高≥4 倍,即可确诊。

6.鉴别诊断

需排除各种感冒、肺炎以及其他有相关临床表现的疾病。

7.治疗

(1)一般治疗。

(2)糖皮质激素的使用标准:①有严重中毒症状,高热 3 d 不退;②48 h 内肺部阴影进展超过 50%;③有急性肺损伤或出现 ARDS。

(3)抗生素、抗病毒治疗。

(4)氧疗及机械通气治疗。

8.预防

对于流动人口中的传染性非典型肺炎患者、疑似患者处理的原则是:就地隔离、就地观察、就地治疗。

考点6 人感染高致病性禽流感

1.病原学

由禽甲型流行性感冒病毒某些亚型中的一些毒株如 H_5N_1、H_2N_7 等引起的人类急性呼吸道传染病。属乙类传染病,实行甲类管理。

2.流行病学

传染源	主要为患禽流行性感冒或携带禽流行性感冒病毒的鸡、鸭、鹅等家禽
传播途径	主要经呼吸道传播,可通过密切接触感染的禽类及其分泌物、排泄物、受病毒污染的物品和水被感染
易感人群	任何年龄均有感染的可能性,12 岁以下儿童发病率较高,病情较重
好发季节	多发生于冬、春季

3.临床表现

H_9N_2 亚型感染者仅有轻微上感症状或无症状;H_7N_7 亚型感染者主要表现为结膜炎;H_5N_1 亚型病毒感染者一般均为重症患者。患者起病急,早期表现类似普通感冒,部分可有消化道症状。重者可出现全身多脏器功能衰竭,死亡率较高。

4.实验室检查

检查项目	表现
胸部影像学检查	单侧或双侧多肺段阴影,呈大片状毛玻璃样影及肺实变影像

检查项目	表现
实验室检查	血白细胞数一般正常。重症患者白细胞及淋巴细胞降低、有出血征象者血小板降低

5.确诊病例诊断标准

(1)一般有流行病学接触史,1周内出现流行性感冒样临床表现者。

(2)呼吸道分泌物标本或血清中分离出特定病毒。

(3)禽流行性感冒病毒 RNA 测序阳性。

(4)发病初期和恢复期,双份血清禽流行性感冒病毒特异性亚型抗体滴度 4 倍或以上升高。

6.鉴别诊断

与普通感冒、各类肺炎等鉴别,病原学检查确诊。

7.治疗

(1)对症治疗。

(2)抗病毒治疗:发病 48 h 内使用抗病毒药物。

第三节　立克次体病

📖 考点1　地方性斑疹伤寒

1.病原学

地方性斑疹伤寒又称鼠型斑疹伤寒。病原是莫氏立克次体。

2.流行病学

传染源	主要为家鼠
传播媒介	主要为鼠蚤叮咬
易感人群	人群普遍易感,与流行性斑疹伤寒有部分交叉免疫力

3.临床表现

典型表现为:发热 + 皮疹 + 脾大。

(1)发热:稽留热或弛张热,持续 9 ~ 14 d,伴有头痛、头晕、身痛。

(2)皮疹:从胸部开始,迅速遍及全身,面部无皮疹。

(3)中枢神经症状(头晕头痛)、消化系统症状(恶心呕吐、脾大)、循环系统症状(心率加快)。

4.实验室检查

(1)变形杆菌 OX_{19} 凝集反应阳性(外斐反应):阳性率低,无特异性。

(2)补体结合试验(可与流行性斑疹伤寒鉴别)。

(3)立克次体分离:豚鼠阴囊肿胀试验阳性(可与流行性斑疹伤寒鉴别)。

5.诊断

(1)流行病学资料。

(2)结合临床表现和实验室检查。

6.治疗　氯霉素、四环素、氟喹诺酮类。

📖 考点2　恙虫病

1.病原学

病原体为恙虫病立克次体。

2. 流行病学

传染源	鼠类是主要传染源
传播媒介	恙螨为主要传播媒介，又是恙虫病立克次体的原始贮存宿主
易感人群	人群对本病普遍易感，户外工作、露天野营者等发病率高
好发季节	夏秋季多发

3. 诊断

（1）流行病学史。

（2）临床表现：起病急，颜面潮红，发热（弛张热）常伴寒战、焦痂及溃疡（最具特征）、淋巴结肿大、皮疹、肝脾肿大等。重者出现中毒性肝炎等并发症。

4. 实验室检查

（1）变形杆菌 OX_{19} 凝集试验阳性。

（2）特异性 IgM 抗体阳性（早期诊断价值）。

5. 治疗　四环素、氯霉素、多西环素等。

第四节　细菌感染 ☆

📖 考点 1　伤寒

1. 病原学

伤寒杆菌为沙门菌属中的 D 群，菌体裂解时释放出内毒素使患者发病。

2. 流行病学

传染源	患者与带菌者。起病后 2~4 周排菌量最多，传染性最大。本病不断传播或流行的主要传染源——慢性带菌者（持续带菌 3 个月以上）
传播媒介	主要经粪-口途径传播，通过污染的水或食物、日常生活接触、苍蝇与蟑螂等传播。水源污染是本病的重要传播途径，是暴发流行的主要原因。散发病例一般以日常生活接触传播为多
易感人群	人对本病普遍易感，病后免疫力持久
好发季节	夏、秋季多发

3. 病理特点

全身性单核-巨噬细胞系统的增生性反应，回肠（右下腹）下段集合淋巴结与孤立淋巴滤泡的病变最具特征性。

4. 临床表现

初期	病程第 1 周，发热 + 全身不适、乏力等
极期	病程第 2~3 周，持续高热（稽留热）+ 食欲减退 + 相对缓脉 + 表情淡漠 + 肝脾大 + 玫瑰疹（胸腹部皮肤可见压之褪色的淡红色斑丘疹）

缓解期	病程第 4 周,体温下降,症状减轻;可出现肠穿孔(最严重的并发症)、肠出血(最常见)等并发症
恢复期	病程第 5 周,1 个月左右康复

【助记】(1)玫瑰疹、稽留热、表情淡漠、肝脾大(出现 3 个可以确诊)——伤寒。

(2)血培养(确诊伤寒,白细胞正常或者偏低)肥达氏反应——提示伤寒。

(3)诊断伤寒——血培养。

(4)一个人患细菌性感染性疾病白细胞不高反而低——考虑伤寒。

5. 实验室检查

白细胞计数一般为$(3\sim5)\times10^9$/L,中性粒细胞减少(可能为细菌毒素对骨髓粒细胞的抑制、破坏)。嗜酸性粒细胞减少或消失,对诊断有重要参考价值。

6. 诊断

(1)检出伤寒杆菌:①血培养为最常用确诊伤寒的依据;②骨髓培养阳性率高于血培养。

(2)肥达反应(伤寒血清凝集反应):"O"抗体凝集价≥1:80,"H"抗体≥1:160 有诊断意义。

7. 治疗

(1)病原治疗:氟喹诺酮类为首选药物。

(2)并发症治疗

肠出血	禁食、镇静;止血促凝;出血较多者,及时补血或手术治疗
肠穿孔	确诊后应立即手术治疗

考点2　细菌性痢疾

1. 病原学

痢疾杆菌,属肠杆菌科志贺菌属,分为 4 群:A 痢疾志贺菌、B 福氏志贺菌(主要菌群)、C 鲍氏志贺菌、D 宋内志贺菌。志贺菌可产生内、外毒素。内毒素——全身毒血症;外毒素——具有神经毒性、细胞毒性和肠毒性(痢疾志贺菌产生外毒素能力最强)。

2. 流行病学

患者和带菌者为传染源,主要通过粪－口传播,夏、秋季多见。

3. 病理特点

主要病变部位在乙状结肠和直肠。急性期基本病理变化:弥漫性纤维蛋白渗出性炎症及浅溃疡形成。

4. 临床表现

急性细菌性痢疾	普通型(典型)	最常见。高热 + 左下腹(乙状结肠、直肠)或脐周疼痛 + 里急后重 + 腹泻(黏液脓血便)
	中毒型	起病急骤,病势凶险,中毒重(全身症状,脑,休克),局部轻(消化道症状)儿童多见	1. 休克型(周围循环衰竭型) 2. 脑型(呼吸衰竭型) 3. 混合型　具有以上 2 型表现,病死率最高
慢性细菌性痢疾	急性细菌性痢疾病程迁延超过 2 个月病情未愈者	

5. 诊断

(1)流行病学资料:夏秋季多发,有进食不洁食物史。

(2)症状体征。

(3)确诊有赖于粪便培养出痢疾杆菌。

6. 鉴别诊断　最重要的依据是粪便检出不同病原体。

疾病	病原	全身症状	腹痛	腹泻	里急后重	大便性状	大便培养
阿米巴痢疾	阿米巴原虫	轻微,低热	轻,右下腹	较轻	轻	暗红,果酱样,有腐臭	阿米巴滋养体
细菌性痢疾	志贺菌	较重,多有发热且较高	重,左下腹	重	重	黏液、脓、鲜血混合,无腐臭	志贺菌

7. 治疗及预防

(1)病原治疗:喹诺酮类药物为首选药物(诺氟沙星)。

(2)预防细菌性痢疾的关键环节是切断传播途径。

📖 **考点3　霍乱**

1. 病原学

病原体为霍乱弧菌,革兰染色阴性。

2. 流行病学

传染源	主要为患者和带菌者
传播途径	水源污染是引起霍乱爆发流行的最重要的传播形式
易感人群	人群普遍易感
好发季节	夏、秋季多发

3. 病理生理

霍乱弧菌由鞭毛运动及蛋白酶作用,穿过肠黏膜,在小肠中大量繁殖,并产生霍乱毒素,引起剧烈吐泻。丢失大量水分及电解质,引起电解质紊乱和低钾综合征、代谢性酸中毒。严重脱水引发各种并发症。

4. 临床表现

患者典型临床表现分3期。

泻吐期	剧烈腹泻(次数多、含水多),米泔水样大便(由于胆汁分泌减少) + 喷射性呕吐,无腹痛、里急后重
脱水虚脱期	皮肤脱水 + 周围循环衰竭(休克样表现) + 代谢性酸中毒(HCO_3^-) + 腓肠肌、腹直肌痉挛(Na^+丢失) + 低血钾(肌张力减低、腱反射消失、鼓肠、心律失常等)
恢复期(反应期)	症状消失,尿量增加,少数患者可出现高热(内毒素进入血液引起发热)

【助记】霍乱诊断要点:起病突然,先泻后吐,腹泻剧烈;米泔水样大便;腓肠肌痉挛。

5. 诊断

符合以下 3 项中 1 项者即可诊断为霍乱。

(1)有腹泻症状,粪培养霍乱弧菌阳性者。

(2)在疫区内有类似霍乱症状,但粪培养霍乱弧菌阴性者。

(3)在流行病学调查中,首次粪便培养霍乱弧菌阳性前后各 5 d 内有腹泻及接触史者。

6. 治疗

原则:严格隔离(按肠道传染病隔离,直至症状消失后 6 d,并隔日粪便培养 1 次,连续 3 次阴性,可解除隔离)、及时补液、辅以抗菌和对症治疗。

治疗关键环节:纠正水、电解质紊乱。原则应早期、快速、足量,先盐后糖,先快后慢,见尿补钾、适时补碱。24 h 补液量:成人轻型 3 000 ~ 4 000 ml,中型 4 000 ~ 8 000 ml,重型 8 000 ~ 12 000 ml;儿童轻型 100 ~ 150 ml/kg,中型 150 ~ 200 ml/kg,重型 200 ~ 250 ml/kg。

7. 预防

控制传染源	封锁疫区,隔离患者及接触者,积极治疗
切断传播途径	严格消毒水和食品(主要措施),灭蝇
保护易感人群	预防接种霍乱菌苗

📖 考点4 流行性脑脊髓膜炎

1. 病原学

病原体为脑膜炎球菌,为革兰阴性双球菌,我国流行菌株为 A 群,脑膜炎球菌裂解可释放内毒素,为致病原因。

2. 流行病学

传染源	主要为带菌者和流行性脑脊髓膜炎患者
传播途径	主要通过飞沫 – 呼吸道传播
易感人群	人群普遍易患,6 个月至 14 岁儿童发病率最高
好发季节	冬、春季多见

【助记】儿童多见,皮肤黏膜的瘀点、瘀斑——多考虑流行性脑脊髓膜炎;患者1、2、3月份发病,有脑膜炎症状——多考虑流行性脑脊髓膜炎;患者7、8、9月份发病,有脑膜炎症状——多考虑流行性乙型脑炎。

3. 病理特点

细菌自鼻咽部进入血液循环,侵犯脑膜,释放内毒素,导致脑膜和脊髓膜出现化脓性炎症及颅压升高,可见惊厥、昏迷等症状。严重水肿时形成脑疝,可迅速致死。

4. 临床表现

普通型	前驱期(上呼吸道感染期)	咽拭子培养可检出脑膜炎球菌
	败血症期	皮肤黏膜瘀点或瘀斑。血培养多阳性,瘀点涂片可检出病原菌
	脑膜炎期	颅内压增高,脑膜刺激征阳性
	恢复期	1 ~ 3 周痊愈

暴发型	休克型	休克，全身皮肤黏膜广泛瘀点、瘀斑，融合成片伴中央坏死。DIC，脑膜刺激征不明显。脑脊液变清
	脑膜脑炎型	脑实质受损表现，如呼吸衰竭、昏迷、脑疝
	混合型	病情极重，死亡率最高

5. 诊断

儿童多见。临床表现：高热、头痛、呕吐，皮肤黏膜瘀点、瘀斑及脑膜刺激征。

6. 实验室检查

(1)白细胞总数及中性粒细胞明显增高。

(2)脑脊液检查：呈化脓性改变（浑浊如米泔水样）。病程早期，仅有压力增高，外观正常。后期混浊，细胞数增高（$>1\,000×10^6/L$），分类以多核细胞为主，蛋白明显增高，糖和氯化物减低。

(3)皮肤瘀点细菌学检查阳性（确诊依据）。

7. 鉴别诊断

	病原	传播途径	传染源	好发季节	症状特点	脑脊液
流行性脑脊髓膜炎	脑膜炎球菌	呼吸道	带菌者；患者	冬、春季	瘀点、瘀斑脑膜刺激征	细胞多
流行性乙型脑炎	流行性乙型脑炎病毒	蚊虫叮咬	猪	夏、秋季	脑实质损害（呼吸衰竭）	细胞少

8. 治疗

普通型	抗菌治疗首选青霉素。第三代头孢菌素为C群菌株首选	
暴发型	休克型	抗菌治疗，首选第三代头孢菌素或青霉素；纠正休克及防治DIC；肾上腺糖皮质激素
	脑膜脑炎型	应用抗生素，防治脑水肿、脑疝及呼吸衰竭

9. 预防

(1)发现患者就地隔离治疗，隔离至症状消失后3 d，密切接触者医学观察7 d。

(2)切断传播途径（卫生）。

(3)提高人群免疫力（疫苗，药物）。

考点5 感染性休克

1. 病原学

革兰阴性菌多见（如大肠埃希菌等）。

2. 临床表现

早期休克（缺血缺氧期）	高热、寒战、脉压减低
中期休克（淤血缺氧期）	组织缺血缺氧、细胞损害、代谢和功能障碍。血压下降、尿量减少
晚期休克（微循环衰竭期）	血压偏低、少尿或无尿、呼吸困难、皮肤广泛出血、DIC、多器官衰竭（急性肾衰竭不可逆）

3. 实验室检查

(1)白细胞增高,中性粒细胞增多伴核左移。并发 DIC 时血小板进行性下降。

(2)病原学检查。涂片;鲎溶解物试验(LLT)有助于内毒素的检测。

4. 治疗

(1)广谱抗菌药二联用药。肾上腺皮质激素减轻毒血症。

(2)抗休克治疗:及时清除化脓病灶;迅速扩充有效血容量(收缩压 >90 mmHg,脉压 >30 mmHg;脉率 <100 次/min;尿量 >30 ml/h);应用血管活性药物;纠正酸中毒;维护心、肺、脑、肾等重要脏器功能。

(3)肾上腺皮质激素:可维持血管壁、细胞膜的完整性和稳定性;降低外周阻力、扩张血管;减轻毛细血管通透性,抑制炎症反应;出现颅内压增高、神志改变等脑水肿表现时应及时给予大剂量治疗。

第五节 钩端螺旋体病

1. 病原学

病原体为钩端螺旋体。雨水型和洪水型主要由波摩那群引起,稻田型由黄疸出血群引起。

2. 流行病学

传染源	主要为鼠(我国南方)、猪(我国北方)和犬
传播途径	接触疫水
易感人群	人普遍易感
好发季节	夏秋季多发

3. 临床表现

早期(钩体败血症期)	1. 三症 发热、全身肌肉酸痛(特别是腓肠肌、腰背肌)、身乏 2. 三征 结膜充血、腓肠肌压痛、浅表淋巴结肿大
中期(器官损伤期)	主要表现为 5 型:单纯型/流行性感冒伤寒型(最常见)、肺出血型、黄疸出血型、肾衰竭、脑膜脑炎型
后期(恢复期)	后发症(后发热、反应性脑膜炎、眼后发症、闭塞性脑动脉炎等)

【助记】腓肠肌压痛——钩端螺旋体病;腓肠肌痉挛——霍乱。

4. 诊断

(1)三周内有疫水接触史。

(2)实验室检查:血清显微镜凝集试验:抗体效价 >1:400 以上,可确诊。

5. 治疗

首选青霉素。首剂青霉素后,部分病例可出现赫氏反应。

第六节　原虫感染☆

📖 考点1　肠阿米巴病

1. 病原学

病原体为溶组织内阿米巴。有滋养体(致病形态)和包囊(感染形态)两种形态。

2. 病理生理

大滋养体侵入肠黏膜,引起黏膜下直至肌层的液化坏死灶,形成口小底大的烧瓶样溃疡,溃疡间黏膜正常。病变多见于盲肠、升结肠。

3. 临床表现

(1)普通型:腹痛、腹泻、呈暗红色或果酱样,有腥臭味,右下腹压痛多见。

(2)并发症:①肝脓肿(最重要);②肠出血;③肠穿孔;④阑尾炎;⑤结肠肉芽肿等。阿米巴痢疾易引起肠内、外并发症,肠道传染病,罕见脑脓肿。

4. 诊断

粪便检出溶组织阿米巴滋养体可确诊。

5. 治疗

首选甲硝唑(肠内外均可)。

📖 考点2　疟疾

1. 病原学

(1)感染人的4种疟原虫:①间日疟原虫;②三日疟原虫;③恶性疟原虫;④卵形疟原虫。

(2)疟原虫的发育过程(2阶段,2宿主)。蚊——终末宿主,人——中间宿主。红细胞外期阶段:在肝细胞内发育为裂殖体(此阶段一般无症状)。1周后进入红细胞内阶段,释放出大量裂殖子进入血液循环,侵犯红细胞,引起临床典型的疟疾发作。如此循环。

2. 流行病学

传染源	疟疾患者和带疟原虫者
传播途径	主要为按蚊叮咬传播(中华雌按蚊);输血
易感人群	人群普遍易感
好发季节	夏、秋季

3. 临床表现

(1)临床分型:①间日疟;②三日疟;③卵形疟;④恶性疟。

(2)临床表现:间日定时发作。发作规律:寒战→高热(裂殖子及其代谢产物释入血)→大汗缓解→间歇→寒战→高热→大汗缓解。常伴脾大、贫血。

4. 实验室检查

(1)红细胞减少(贫血)。

(2)发作期检出疟原虫可确诊。

5.治疗

	药物名称	作用
控制临床发作	氯喹	对红细胞内裂殖体作用迅速,控制发作的首选药物 最常用,老年人、心脏病患者慎用
	奎宁	对红细胞内裂殖体有较强杀灭作用
	甲氟喹	对血中的裂殖体有较强杀灭作用
	青蒿素及衍生物	对间日疟和恶性疟原虫(包括耐氯喹疟原虫)有较强杀灭作用。疗效快、副作用少、作用不持久、复发率高
	磺胺类与甲氧苄啶合用	治疗耐氯喹的恶性疟
病因预防和防止复发	伯氨喹	可杀灭肝细胞内的疟原虫裂殖体和"休眠子",杀灭各种疟虫的配子体
预防发作	乙胺嘧啶	杀灭各白疟原虫的裂殖体

第七节　蠕虫感染

考点1　日本血吸虫病

1.病原学

日本血吸虫,寄生于门静脉系统(主要寄生部位是肠系膜下静脉),人是终宿主,钉螺是必需的唯一中间宿主。

2.流行病学

传染源	患者,宿主
传播途径	疫水传播。带虫卵的粪便入水→钉螺的存在、滋生→人或动物接触疫水(传播的三个必备条件)。尾蚴可经口腔黏膜和皮肤侵入人体导致感染
易感人群	人群普遍易感。男性青壮年农民、渔民居多
好发季节及地区	夏、秋季,长江以南及沿岸地区

3.临床表现

(1)急性:尾蚴侵入部位出现蚤咬样红色皮损,2～3 d内自行消退。发热(间歇热为主);过敏反应(皮疹);肝脾大;腹痛、腹泻、脓血便,血中嗜酸细胞增多(主要特点)。

(2)慢性:急性症状迁延＋贫血。在病程早期以肝大为主,尤以肝左叶为著。逐渐脾大,肝－脾型血吸虫病。

(3)晚期:肝硬化。巨脾型(最常见)、腹水型、侏儒型、结肠肉芽肿型。

4.诊断

诊断依据:流行病学资料＋临床表现＋实验室检查。

(1)外周血象:急性血吸虫病白细胞多在(10～30)×10^9/L,嗜酸性粒细胞增高是其显著特点,晚期血吸虫患者因脾功能亢进,表现为白细胞和血小板的减少和不同程度的贫血。

(2)确诊:从粪便中检出毛蚴或虫卵。毛蚴试验孵化阳性(最直接依据)。

5.治疗

吡喹酮为首选药物。

6.预防

切断传播途径:灭螺,保护水源。

📖 **考点2 囊虫病**

1.病原学

病原体为猪肉绦虫的囊尾蚴。囊虫主要寄生在皮下组织、肌肉和中枢神经系统(脑组织最严重)。

2.流行病学

传染源	唯一传染源——猪肉绦虫患者
传播途径	猪肉绦虫的虫卵异体或自体(食物污染)经口而感染
易感人群	人群普遍易感
好发地区	北方较多

3.临床表现

脑囊尾蚴病	皮质型	最常见,以癫痫反复发作为特征。弥漫性脑实质受累,甚至因脑组织破坏和皮质萎缩而导致痴呆
	脑室型	以颅内压增高等表现为特征,有时甚至发生脑疝
	蛛网膜下腔型或颅底型	以脑膜刺激征为特征
	混合型	上述三型混合存在,其中症状最重的是皮质型和脑室型混合存在
皮下肌肉囊尾蚴病	多在躯干及大腿上端,皮下圆形或椭圆形结节,活动度好,绝大多数不痛不痒,亦可分批出现。时间久者结节变小变硬,囊尾蚴死亡后可钙化	
眼囊尾蚴病	1.多为单眼感染,最常寄生在玻璃体和视网膜下 2.寄生于视网膜下,可引起视力减退、视网膜剥离、失明 3.寄生于玻璃体,可自觉眼前有黑影飘动	

4.诊断

除有临床表现外,还有如下辅助诊断。

(1)脑囊尾蚴病首选CT,可见脑囊虫影。

(2)皮下及肌肉结节病理检查有猪囊尾蚴结节可确诊。

5.治疗

(1)脑囊尾蚴病首选阿苯达唑。

(2)单纯皮肌型首选吡喹酮(阿苯达唑无效)。

(3)颅内高压连续行3 d脱水后再开始病原治疗。

(4)眼囊虫病禁止杀虫治疗,首选手术。

(5)囊虫致脑室孔堵塞者首选手术。

第十一章　风湿与临床免疫学

第一节　晶体关节病

考点1　焦磷酸钙沉积病

1. 病因和发病机制

焦磷酸钙沉积病:一种焦磷酸钙晶体沉积于关节软骨及其周围组织引起的以关节炎为主要表现的疾病,好发于老年人,因症状似痛风,又称假性痛风。病因不明,与衰老、遗传和代谢紊乱等因素有关,发病机制为焦磷酸钙沉积后被免疫细胞识别,激发免疫反应产生炎性疾病。

2. 临床表现

症状和体征		表现多样,无特异性,大关节炎常见,依次为膝、腕、肩、踝、肘,呈单关节炎或多关节炎,肿胀明显,疼痛较轻,晨僵,活动受限
辅助检查	血液检查	血尿酸正常,类风湿因子阴性,急性期白细胞增高,红细胞沉降率增快
	滑液检查	偏振光显微镜检查可见弱阳性双折射光的焦磷酸钙结晶——金标准
	X线检查	纤维软骨线状和点状钙化,可伴有骨赘形成等退行性关节炎表现

3. 诊断与鉴别诊断

(1)诊断:临床表现 + 血尿酸正常 + 关节滑液或活检组织见焦磷酸钙盐结晶沉积。

(2)鉴别诊断

鉴别要点	焦磷酸钙沉积病	痛风性关节炎
好发部位	膝、腕	跖趾
沉积部位	关节纤维软骨、关节囊	软骨、骨
影像特点	纤维软骨线状和点状钙化	穿凿样骨缺损
沉积晶体	焦磷酸钙盐结晶	尿酸盐结晶
尿酸水平	尿酸不高	尿酸高

4. 治疗

(1)急性期卧床休息。

(2)应用非甾体抗炎药。

(3)糖皮质激素:急性期可给予关节腔内或病变部位局部注射。不宜全身用药,不宜反复使用。

(4)手术治疗:严重者可行关节置换。

考点2　痛风

见第七章第十二节。

第二节　骨及软骨疾病

📖 考点1　骨质疏松症

见第七章第十三节。

📖 考点2　骨软化症

骨软化症是指新形成的骨基质不能正常矿化的一种代谢性骨病,发生在成人骨骺生长板闭合以后。典型表现为骨痛、骨畸形和假性骨折,X线摄片表现为特征性骨畸形和 Looser 线、骨密度降低等,治疗以补充维生素 D 和钙剂为主。

📖 考点3　复发性多软骨炎

复发性多软骨炎是一种软骨组织复发性退化性炎症,表现为耳、鼻、喉、气管、眼、关节、心脏瓣膜等器官及血管等结缔组织受累。临床表现:双耳软骨炎;非侵蚀性多关节炎;鼻软骨炎;眼炎;喉和(或)气管软骨炎;耳蜗和(或)前庭受损。具有上述标准 3 条及以上者以确诊。

【助记】头面五官多软骨——头面五:眼耳鼻喉(耳软骨炎 + 耳蜗前庭受损),共 5 个症状;官:关节炎。

📖 考点4　反射性交感神经营养不良

反射性交感神经营养不良(RSD)属于神经损害性疼痛性疾病的一种。大部分因轻微外伤引起,与交感神经功能异常有关,表现为疼痛。

症状	1. 异常疼痛或痛觉过敏	2. 烧灼痛(持续疼痛)	3. 局部肿胀
	4. 肤色及毛发改变	5. 发汗异常	6. 患肢皮温变化
检查	骨脱钙(X 线、CT 等)	血管运动、发汗功能障碍的定量测定	骨闪烁扫描显示骨萎缩
治疗	交感神经阻滞有效		

RSD 治疗的根本是镇痛和康复:神经阻滞疗法、手术疗法、药物疗法、物理疗法等。

第三节　风湿性疾病的概论 ★

📖 考点1　概念

风湿性疾病泛指影响骨、关节及其周围软组织的慢性病变。弥漫性结缔组织病是风湿病的重要组成部分,包括系统性红斑狼疮、类风湿关节炎、多发性肌炎/皮肌炎、系统性硬化症、干燥综合征等。但风湿病不只限于弥漫性结缔组织病,还包括脊柱关节病、骨关节炎、痛风性关节炎、感染因子相关的关节炎等。肌肉关节疼痛是风湿性疾病共同的临床表现,血管和结缔组织慢性炎症是其共同的病理基础。

考点2　临床表现

疾病	累及关节	主要症状	疾病实质
类风湿关节炎	对称性多关节炎,以近端指间、掌指及腕关节为主	肿痛为主,晨僵明显,关节畸形,功能受限。	滑膜炎
骨关节炎	负重关节,膝关节最常见	肿痛,晨僵时间很短,关节摩擦音,关节畸形、功能障碍	关节软骨退行性变
脊柱关节病	中轴大关节、骶髂关节和脊柱炎	附着点炎,由下向上脊柱逐渐强直	HLA-B27 相关
痛风性关节炎	单侧跖趾关节	红肿热痛,疼痛剧烈,自限性、反复性	尿酸盐结晶

考点3　诊断与鉴别诊断

1.诊断

(1)以关节炎为突出表现的诊断:①年龄、性别;②起病方式;③关节:受累关节、疼痛特点、关节功能、关节液、影像检查;④其他系统症状。

(2)结缔组织病的可能:①慢性病程;②多系统损害,包括肌与骨骼系统;③血清出现自身抗体;④受损组织病理示慢性炎症细胞浸润。

2.鉴别诊断　除类风湿关节炎外其他结缔组织病(如系统性红斑狼疮、原发性干燥综合征)亦可以关节炎为首发表现,除详细询问病史及体检外,血清自身抗体谱、补体和免疫球蛋白、X 线均有助于鉴别。

考点4　治疗

1.非甾体抗炎药　镇痛、解热、抗炎,是风湿病中常用的对症药物。常用的有布洛芬、双氯芬酸、萘普生等。最常见的不良反应为胃肠道不良反应。

2.糖皮质激素　多种结缔组织病的一线药物,有强大的抗炎作用,但非根治药。临床应用时应掌握适应证及药物剂量与用法,同时监测其不良反应。

3.改变病情的抗风湿药/慢作用抗风湿药　延缓关节炎和结缔组织病的进展,在治疗关节炎时必须及早、联合应用这类药物。各有其突出的严重不良反应,若出现必须停服。

第四节　类风湿关节炎 ★

考点1　概念

类风湿关节炎(RA)是以对称性、多关节、小关节病变为主要表现的自身免疫性疾病,呈慢性、进行性、侵蚀性发展,基本病理为滑膜炎(关节)和血管炎(关节外)。

📖 **考点2　临床表现**

1. 关节表现

【助记】晨僵肿痛,功能障碍。

(1)关节疼痛:首发症状,常以近端指间关节、掌指关节及腕关节为主,对称性,伴有压痛,反复发作。

(2)关节肿胀:关节腔积液或周围软组织炎症引起。

(3)晨僵:活动性指标,活动期的晨僵最为明显,可持续达1 h以上。

(4)关节畸形和功能障碍:手指尺侧偏斜、天鹅颈样改变。关节功能障碍急性期因关节肿痛而限制了关节活动。晚期则多因关节畸形所致。

2. 关节外表现

(1)类风湿结节:本病活动期最常见的特异性皮肤表现,出现于关节伸面、受压部位或经常受到机械摩擦处,它的存在提示本病的活动期。

(2)肺:肺间质病变、结节样改变、胸膜炎、胸腔积液。

(3)心:心包炎受累最常见。

(4)血液系统:正细胞正色素贫血;活动期血小板可增多;Felty综合征——RA伴有脾大、中性粒细胞减少,甚至伴有贫血、血小板减少。

📖 **考点3　实验室检查**

一般检查	血常规	贫血、血小板增多	
	C反应蛋白和红细胞沉降率	判断疾病活动性:活动期升高	
抗体关节液	类风湿因子(RF)	特异性差(阳性不一定是RA,RA不一定阳性),IgM型RF提示疾病活动	
	抗角蛋白抗体谱	抗角蛋白抗体(AKA)、抗核周因子(APF)抗体、抗CCP抗体抗CCP抗体(抗环瓜氨酸肽抗体):特异性较高的抗体	
	关节滑液	白细胞增多,提示炎症反应的存在	
影像学	手指及腕关节X线片(晚期诊断金标准)	Ⅰ期	关节周围软组织肿胀影、关节端骨质疏松
		Ⅱ期	关节间隙变窄
		Ⅲ期	关节面出现虫蚀样改变
		Ⅳ期	关节脱位和关节破坏后的纤维性和骨性强直

【助记】Ⅰ松,Ⅱ窄,Ⅲ虫,Ⅳ直

考点4 诊断与鉴别诊断

1.诊断

7 项中有 4 项者即可诊断	晨僵≥1 h,至少 6 周
	多关节炎:≥3 个关节肿胀,至少 6 周
	手关节炎:腕、掌指、近端指关节肿,至少 6 周
	对称性关节炎,至少 6 周
	有类风湿结节
	类风湿因子阳性(数值高于正常人)
	X 线片改变(至少有骨质疏松和关节间隙狭窄)

2.鉴别诊断

(1)强直性脊柱炎:多见于男性青壮年,以非对称的下肢大关节炎为主,逐渐出现脊柱炎及脊柱强直,有家族史。X 线呈"竹节样改变",血清 RF 阴性、HLA-R27 阳性。

(2)银屑病关节炎:皮肤银屑病史,累及远端指关节处更明显,表现为非对称性手指关节炎,主要为该关节的附着端炎和手指炎,X 线呈"铅笔帽改变",血清 RF 阴性。

(3)系统性红斑狼疮:关节炎症为轻,关节外的系统性症状如蝶形红斑、脱发、蛋白尿等较突出。血清抗核抗体、抗双链 DNA 抗体多阳性,补体则多低下。

(4)骨关节炎:为退行性骨关节病,多见于老年人,膝、髋关节等负重关节痛,红细胞沉降率增快不著,血清 RF 阴性。

考点5 治疗

用药原则:①要个体化;②非甾体抗炎药(NSAID)必须和改善病情的抗风湿药(DMARDs)同时应用;③DMARDs 起效慢,不宜过早更换;④病久或病重者宜同时用 2 种或 2 种以上的 DMARDs,监测药物的不良反应。

改善症状药	非甾体抗炎药(NSAID)	改善症状,不能缓解病情	布洛芬塞来昔布	胃肠道反应
	糖皮质激素(GC)	作用迅速,但不能阻止 RA 进展	泼尼松	必须配合 DMARDs 一起用,小剂量、短疗程,副作用大
改变病情药	改善病情的抗风湿药(DMARDs)	起效慢,作用持久,控制进展,及早应用	首选甲氨蝶呤,次选来氟米特	
外科	手术治疗	关节置换术、滑膜切除术		

【助记】类风湿,女性多,晨僵指肿形如梭。单膝发作也不少,趾踝腕肘肩颞颌。
　　　　RF 阳性血沉快,可见抗体小板多。抗炎一可免要合,甲氨益赛要斟酌。
　　　　注:非甾体类抗炎药一种即可;免疫抑制剂等慢作用药要两种以上联合应用。

第五节　血清阴性脊柱关节炎

血清阴性脊柱关节炎(脊柱关节病)是以中轴、外周关节以及关节周围组织慢性进展性炎症为主要表现的一组疾病。其临床特点为:①血清 RF 阴性;②伴或不伴脊柱炎的骶髂关节炎;③非对称性外周关节炎;④附着点病变;⑤不同程度的家族聚集倾向;⑥与 HLA-B27 呈不同程度的相关;⑦临床表现常相互重叠。

📖 考点1　强直性脊柱炎

1. 流行病学

我国患病率为 0.3% 左右,男性比女性多见,男女比例为(5~10)∶1。好发于 10~40 岁,有明显家族聚集性,与 HLA-B27 有强相关性。

2. 病理

附着点(肌腱、韧带、关节囊等附着于骨的部位)炎症、纤维化以至骨化为本病基本病变。附着点发生炎症,修复反复发作,出现椎体方形变、韧带钙化、脊柱"竹节样"变、胸廓活动受限等临床表现。

3. 临床表现

分类		特异性症状	非特异症状	特异性体征	非特异性体征
关节症状(中轴关节)	骶髂	首发症状,骶髂关节和下腰部疼痛和僵硬,活动受限	整个脊柱自下而上发生强直,症状休息加重,活动减轻	骶髂关节压痛,"4"字试验阳性(疼痛)提示屈腿侧骶髂关节病变	脊柱活动受限枕墙距>0患者常取屈曲位而致驼背畸形,可达90°
	腰椎	腰背痛、晨僵		Schober 试验阳性	
	胸廓	胸部扩张受限		胸廓活动度减低	
	颈椎	头部活动困难		颈椎活动受限	
关节外症状		以眼部为最多见,如葡萄膜炎、结膜炎等,可有主动脉瓣关闭不全、心脏传导阻滞、心包炎、肺纤维化、马尾综合征及肾损害等			

4. 实验室检查

(1)无特异性实验指标。类风湿因子阴性,90% 左右患者 HLA-B27 阳性。

(2)影像学检查:诊断关键。

1)X 线平片:腰椎是脊柱最早受累部位,韧带钙化、脊柱"竹节样"变、椎体方形变以及椎小关节和脊柱生理曲度改变等。

2)骶髂关节 CT、MRI 检查:早期诊断,MRI 借助造影剂可以估计其活动程度。

5. 诊断与鉴别诊断

(1)诊断标准:目前常用 1984 年纽约修订标准。

临床标准	腰痛、晨僵 3 个月以上,休息无改善,活动后减轻	肯定诊断:影像标准 + ≥1 项临床标准;可能诊断:3 项临床或只有影像标准
	腰椎在前后和侧屈方向活动受限	
	胸廓活动度低于正常值	
影像	骶髂关节炎分级:双侧 ≥Ⅱ 级或单侧Ⅲ~Ⅳ级改变	

（2）鉴别诊断：①其他血清阴性脊柱关节病存在某些交叉重叠现象，应与 Reiter 综合征、银屑病性关节炎、反应性关节炎、幼年强直性脊柱炎等鉴别。②以外周关节炎为首发症状，应与类风湿关节炎鉴别。③有慢性腰痛、僵硬、不适等，需与椎间盘脱出、机械性腰痛、腰椎骨性关节炎鉴别。

6. 治疗

尚无根治方法，治疗目的是缓解症状、减轻疼痛、减轻炎症，延缓病情的进展。

（1）一般治疗：宜睡硬板床，低枕，加强锻炼，维持良好的姿势（立位及坐位）与功能。

（2）药物治疗：①非甾体类抗炎药（NSAID）；②抗风湿药，可以改善病情，常选用柳氮磺胺吡啶、甲氨蝶呤等；③糖皮质激素用于急性虹膜睫状体炎等关节外症状明显者，或非甾体类抗炎药不能控制症状者，可短期小剂量使用。

> **【助记】**强脊炎，多男性，骶髂疼痛腰发硬。亦可外周关节肿，父兄可有同样病。
> 　　　　腰盆拍片或 CT，B27 阳性多可定。舒林益赛柳氮磺，甲氨碟呤消炎痛。

📖 考点 2　反应性关节炎和赖特综合征

1. 概念

反应性关节炎（ReA）是一种发生于某些特定部位（如肠道和泌尿生殖道）感染之后而出现的关节炎。因其与 HLA-B27 的相关性、关节受累的模式（非对称性、以下肢关节为主）以及可能累及脊柱，因此被归于脊柱关节病的范畴。赖特综合征（Reiter 综合征）是一种特殊类型的反应性关节炎，具有典型关节炎、尿道炎、结膜炎三联征。

2. 诊断

（1）外周关节炎：下肢为主的非对称性寡关节炎；典型受累指（趾）呈弥漫性改变，称"腊肠样指（趾）"；溢脓性皮肤角化病为本病的特征性皮肤表现。

（2）眼：结膜炎、虹膜炎和角膜溃疡。

（3）前驱感染的证据：1~4 周前有泌尿生殖系感染或胃肠炎的实验室证据。

（4）排除引起单或寡关节炎的其他原因。

（5）HLA-B27 阳性。

（6）影像学：非对称性椎旁"逗号样"骨化是 ReA 独特的影像学特征。

> **【助记】**关云（阴）长，瞪眼睛——关节炎、泌尿生殖道炎、胃肠道炎、眼结膜炎。

3. 治疗

目前尚无特异性或根治性治疗方法。治疗目的在于控制和缓解疼痛，防止关节破坏，保护关节功能。采用一般治疗、非甾体抗炎药、抗生素、糖皮质激素、抗风湿药等。

📖 考点 3　银屑病关节炎

银屑病关节炎（PsA）是一种与银屑病相关的炎性关节病，具有银屑病皮疹并导致关节和周围软组织疼痛、肿、压痛、僵硬和运动障碍，部分患者可有骶髂关节炎和（或）脊柱炎。

皮肤银屑病	皮疹多出现在关节炎之前；银屑病家族史，隐蔽部位的银屑病（如头皮、脐周或肛周）和特征性放射学表现可提供重要线索
指（趾）甲表现	顶针样凹陷（>20 个），指甲脱离、变色、增厚、横嵴和甲下过度角化等
关节表现	非对称性指关节、跖趾关节等手足小关节为主

脊柱表现	可有腰背痛和脊柱强直等症状
辅助检查	无特异性实验室检查;影像:周围关节骨质有破坏和增生,铅笔帽样畸形;或望远镜样畸形;受累指间关节间隙变窄、融合、强直和畸形

治疗目的在于缓解疼痛和延缓关节破坏,应兼顾治疗关节炎和银屑病皮损。①药物治疗:参照类风湿关节炎用药。②局部治疗外用药:以还原剂、角质剥脱剂以及细胞抑制剂为主。③物理疗法:以紫外线治疗为主。

第六节　系统性红斑狼疮★

系统性红斑狼疮(SLE)是自身免疫介导的,以免疫性炎症为突出表现的弥漫性结缔组织病。血清中出现以抗核抗体为代表的多种自身抗体和多系统受累是 SLE 的两个主要临床特征。

📖 考点1　临床表现

1. **皮肤与黏膜**　典型表现为面部蝶形红斑,甲周红斑、盘状红斑等。可有光过敏、脱发、雷诺现象。活动期有口腔溃疡。

2. **肺**　狼疮肺炎,偶有肺间质病变、肺动脉高压、胸腔积液。

3. **心血管系统**　以心包炎最常见。约 10% 有心肌炎及周围血管病。

4. **肾**　几乎所有患者肾脏均有病理变化,可表现为急性肾炎、隐匿性肾小球肾炎、慢性肾炎和肾病综合征。早期可仅有尿检异常,晚期发生尿毒症,是 SLE 死亡的常见原因。

5. **血液系统**　有贫血、白细胞减少或淋巴细胞绝对值减少、血小板减少、溶血性贫血。部分可发生淋巴结和脾大。

6. **狼疮脑病**　无菌性脑膜炎、脑血管病变、情绪障碍等。

7. **消化系统**　与肠壁和肠系膜血管炎有关,食欲减退、恶心、呕吐。

8. **对称性多关节肿痛**　呈间歇性,红肿少见,X 线片多数正常,可有肌痛。

9. **全身症状**　发热、乏力、体重减轻等。

📖 考点2　病因和发病机制

病因未明,可能与遗传、环境、紫外线照射、雌激素、感染等有关。发病机制未完全清楚。细胞因子网络失衡、细胞凋亡异常、免疫复合物清除能力下降等,促使免疫应答异常。本病的免疫学特征——T 细胞功能异常和 B 细胞的高度活化和产生多种自身抗体。自身抗体与相应抗原形成免疫复合物,并沉积于不同组织器官是系统性红斑狼疮(SLE)的主要发病机制。

📖 考点3　免疫学检查

1. **抗核抗体谱**

(1)抗核抗体——对 SLE 的敏感性为 95%,特异性低,抗核抗体是 SLE 最佳筛选实验。

(2)抗双链 DNA 抗体——特异性高达 95%,敏感性为 70%,与疾病活动性密切相关。

(3)抗 Sm 抗体——SLE 特异性最高的抗体。

(4)抗 SSA 及抗 SSB 抗体、抗 RNP 抗体、抗 rRNP 抗体,阳性率分别为 30% 、10% 、40% 、15% 。

(5)抗磷脂抗体阳性率约 40%,此抗体易发生抗磷脂抗体综合征,其临床表现为动脉或静脉血栓形成、习惯性流产、血小板减少。约 15% 的患者类风湿因子阳性。

2. **补体**　补体 C3 低下提示 SLE 活动期。

3. **皮肤狼疮带**　70% 的狼疮患者阳性。IgG 沉积对诊断意义大。

4. **肾病理改变**　肾脏病理对狼疮肾炎的诊断、治疗和估计预后,均有意义。

考点4　诊断

皮肤黏膜	1. 颧部蝶形红斑	2. 盘状红斑	根据 1997 年美国风湿病学会(ACR)诊断标准,11 项中符合 4 项或以上者可诊断 SLE
	3. 光敏感	4. 口腔溃疡	
受累器官	5. 关节炎	6. 肾脏病(蛋白尿 > + + +)	
	7. 神经系统异常	8. 浆膜炎(胸膜炎或心包炎)	
辅助检查	9. 血液学异常(三系均减少)		
	10. 抗 dsDNA(+)或抗 Sm(+)或抗磷脂抗体阳性		
	11. ANA(+)		

考点5　治疗

1. **一般治疗**　患者宣教,对症治疗和去除影响疾病预后的因素。急性期应休息,避免阳光照射,避免使用可能诱发狼疮的药物。

2. **药物治疗**

(1)轻型:用非甾体抗炎药;无效者可用小剂量糖皮质激素。

(2)重型:①糖皮质激素——首选。不很严重者用较大剂量泼尼松,规律用药。无效者,宜及早加细胞毒类药物。病情严重者使用甲泼尼龙冲击治疗。②细胞免疫抑制药:诱导期建议首选环磷酰胺或者霉酚酸酯治疗,应用 6 个月以上。

(3)急性暴发性危重 SLE 治疗:①甲泼尼龙冲击,适用于急性肾衰竭、狼疮脑病的癫痫发作或明显精神症状、严重溶血性贫血。②血浆置换,适用于霉酚酸酯冲击与环磷酰胺冲击均不能控制的活动病变者,血浆置换同时联合应用泼尼松与环磷酰胺。

> 【助记】红斑狼疮男性少,关节疼痛常发烧。发落疹粘蝴蝶绕,多脏受累更可靠。
>
> 血象三少免超标,血沉加快狼细胞。抗菌消炎没有效,激素免疫疗效高。
>
> 注:免超标——指 ANA、抗 Sm 抗体、抗 dsDNA 抗体等检查阳性,免疫球蛋白数超过标准值。

考点6　其他类型狼疮

1. **药物性红斑狼疮**　肼屈嗪、普鲁卡因、氯丙嗪、异烟肼、青霉胺等药物均可诱发药物性狼疮。治疗应及时停用诱发狼疮的药物。

2. **抗磷脂综合征(APS)**　这是一种非炎症性自身免疫病,临床上以动脉、静脉血栓形成,病态妊娠(妊娠早期流产和中晚期死胎)和血小板减少等症状为主要表现,血清中存在抗磷脂抗体,上述症状可以单独或多个共同存在。治疗主要是对症处理、防止血栓和流产的再发生。

3. **皮肤型红斑狼疮**　红斑狼疮一种为皮肤型红斑狼疮(CLE),病变主要限于皮肤;另一种为系统性红斑狼疮(SLE),病变可累及多系统和多脏器。治疗上可采用局部及皮损内应用糖皮质激素、抗疟药(系统治疗的第一线用药)、免疫抑制剂、沙利度胺、维 A 酸类等。

第七节　血管炎

考点1　概述

1. 分类

血管炎指因血管壁炎症和坏死而导致多系统损害的一组自身免疫病,分为原发性和继发性。

原发性	不合并另一种已明确的疾病的系统性血管炎	
	大血管	巨细胞性(颞)动脉炎、Takayasu 动脉炎
	中血管	结节性多动脉炎、川崎病
	小血管	ANCA 相关性血管炎(坏死性肉芽肿性多血管炎、显微镜下多血管炎等)、白塞病、科根综合征、原发性冷球蛋白血症性血管炎、皮肤白细胞碎裂性血管炎等
继发性	继发于另一确诊的系统性疾病,即感染、肿瘤和弥漫性结缔组织病	

注:原发性血管炎分类按 1994 年 Chapel Hill 分类法

2. 病因和发病机制

病因、发病机制不清,抗中性粒细胞胞质抗体(ANCA)、抗内皮细胞抗体、免疫复合物等在血管壁的沉积可能参与血管炎。血管炎的基本病理改变:血管壁各种炎细胞浸润,弹力层和平滑肌层受损形成动脉瘤和血管的扩张,各层增生可造成血管腔狭窄。

3. 治疗

治疗为糖皮质激素及免疫抑制剂(环磷酰胺常用)联合应用。急性期和危重者可进行血浆置换、静脉注射大剂量免疫球蛋白。血管炎病程呈复发与缓解交替,因此治疗要根据不同病期进行调整。

考点2　贝赫切特病(白塞病)

【助记】口、眼、阴溃白塞病,针见脓点是标志。

　　　　腿见结节静脉紫,理化检查没啥事。

　　　　系统症状要当心,激素免疫对症治。

1. 诊断　有下述 5 项中 3 项或 3 项以上者可诊断本病。口-眼-生殖器三联征。

口	反复口腔溃疡,≥3 次/年(必要条件)
眼	眼炎:前葡萄膜炎、视网膜血管炎、裂隙灯下的玻璃体内有细胞出现
生殖器	反复外阴溃疡,经医师确诊
皮肤	结节性红斑、假性毛囊炎、丘疹性脓疱疹、痤疮样结节
检查	针刺试验呈阳性结果

2. 治疗

(1)局部治疗:糖皮质激素。

(2)全身治疗:非甾体抗炎药、秋水仙碱、沙利度胺免疫抑制剂。

考点3 大动脉炎、巨细胞动脉炎等其他血管炎

大动脉炎	主动脉及其分支	双上肢收缩压差 >10 mmHg	动脉造影异常
	①发病年龄≤40岁;②肢体间歇性跛行;③一侧或双侧肱动脉搏动减弱;④一侧或双侧锁骨下动脉或腹主动脉区闻及血管杂音		
巨细胞动脉炎	中、大动脉,尤其是颞动脉	红细胞沉降率≥50 mm/h;颞动脉活检示血管炎	
	①发病年龄≥50岁;②新近出现的头痛;③颞动脉有压痛、搏动减弱(非因动脉粥样硬化)		
	典型表现:颞侧头痛、间歇性下颌运动障碍和视力障碍(三联征)		
结节性多动脉炎	中、小动脉	舒张压≥90 mmHg	动脉造影异常,中小动脉壁活检见炎细胞
	①体重下降;②网状青斑;③睾丸痛和(或)压痛;④肌痛、乏力或下肢压痛;⑤多发性单神经炎或多神经炎		
	血尿素氮 >400 mg/L或肌酐 >15 mg/L;血清乙肝病毒标记阳性		
肉芽肿性多血管炎	小动脉、静脉及毛细血管	以血管壁炎症为特征,侵犯上、下呼吸道和肾脏	
	典型三联征:上呼吸道、肺和肾脏病变——鼻和副鼻窦炎、肺病变和进行性肾衰竭		
显微镜下多血管炎	累及肾脏和肺等脏器的小动脉、微小动脉、毛细血管和微小静脉		
	①中老年男性多见;②具有前驱症状;③坏死性肾小球肾炎:蛋白尿、血尿或(及)急进性肾功能不全等;④肺毛细血管炎:肺出血或肺肾综合征;⑤伴有全身各器官受累表现;⑥ANCA阳性		

第八节 系统性硬化病

考点1 病因和病理

系统性硬化病(SSc)是以皮肤变硬、增厚和纤维化为主要特征的结缔组织病,是一种临床表现多样、多器官受累的自身免疫性疾病。病理性特点为皮肤和内脏的纤维化并伴血管病变。临床表现包括雷诺现象、指端溃疡、肺动脉高压和硬皮病性肾危象等。女性多见,好发于30~50岁。本病可能是在遗传基础上反复慢性感染所导致的自身免疫性疾病,最后引起的结缔组织代谢及血管异常。目前发病机制尚不清楚。

考点2 临床表现

分型——①局限型:指皮肤硬皮改变局限于四肢远端及颜面;②弥漫型:指胸腹部皮肤亦出现硬皮现象者;③重叠型。

考点3 实验室检查

1. **一般实验检查** 无异常。
2. **免疫学检测** 特异性抗体——抗Scl-70抗体(弥漫型系统性硬化病的抗体标记)、抗着丝点抗体(局限型系统性硬化病的标记抗体)、抗核仁抗体。

📖 考点4　诊断

根据 1980 年美国风湿病学会制定的标准。

主要条件	近端皮肤硬化	手指及掌指(跖趾)关节近端皮肤增厚、紧绷、肿胀。这种改变可累及整个肢体、面部、颈部和躯干
次要条件	指硬化	上述皮肤改变仅限手指
	指尖凹陷性瘢痕或指垫消失	由于缺血导致
	双肺基底部纤维化	在立位胸部 X 线见条状或结节状致密影。以双肺底为著,可呈弥漫斑点或蜂窝状肺,除外原发性肺病引起的改变

具备主要条件或 2 条及 2 条以上次要条件者可诊为系统性硬化病。

📖 考点5　治疗

本病尚无特效药。抗炎及免疫调节治疗:糖皮质激素和免疫抑制剂。对症治疗:可试用青霉胺或秋水仙碱,但疗效不肯定。

📖 考点6　其他

1. **混合性结缔组织病(MCTD)**　混合性结缔组织病是一种血清中有高滴度的斑点型抗核抗体(ANA)和抗 nRNP 抗体,临床上有雷诺现象、双手肿胀、多关节痛或关节炎、肢端硬化、肌炎、食管运动功能障碍、肺动脉高压等特征的临床综合征。部分患者随疾病的进展成为某种确定的弥漫性结缔组织病。本病的治疗以 SLE、RA 和 SSc 的治疗原则为基础。

血清学标准(必备)	抗 U1RNP≥1∶1600(血凝法)
临床标准 (2、3 加任何一个) Alarcon-Segovi 标准	1. 手肿胀
	2. 滑膜炎
	3. 肌炎(生物学或组织学证实)
	4. 雷诺现象
	5. 指端硬化

2. **未分化结缔组织病(UCTD)**　在弥漫性结缔组织病(DCTDs)早期阶段,常存在一些非特异性共同表现,如雷诺现象、关节痛、肌痛、食管功能失调和抗核抗体(ANA)阳性等,通常称为未分化结缔组织病。

3. **重叠综合征**　重叠综合征指患者同时或先后具有两种或两种以上结缔组织病的共同表现,并符合各自的诊断标准。其临床表现各异,并常随病情的发展而变化。

第九节　多发性肌炎和皮肌炎

考点1　发病机制

肌炎是指以横纹肌慢性、非化脓性、炎性改变为特征的一组自身免疫病。以多发性肌炎(PM)及皮肌炎(DM)最为常见,本病女性多于男性,好发于45~64岁。

	多发性肌炎(PM)	皮肌炎(DM)
外周血淋巴细胞	T细胞增多为主	B细胞增多为主
淋巴细胞浸润部位	肌细胞和肌内膜	血管周围
免疫类型	细胞免疫为主	体液免疫为主
损伤组织	肌纤维	小血管损伤在先,继发肌肉损伤

考点2　临床表现

1. **肌肉病变**　对称性的上下肢近端逐渐加重的肌无力,以骨盆带及肩胛带双侧的肌群最易受累,出现坐后站起、下蹲后站立、举臂等困难,严重者有颈肌无力、不能抬头,吞咽肌受累而吞咽困难,约50%的患者可同时伴有肌痛或肌压痛。

2. **皮肤病变**　①Gottron征:见于双侧手指关节处皮肤的暗红斑丘疹。②向阳性紫斑:DM特征性的皮肤损害,上眼睑或眶周的水肿性紫红色皮疹,可为一侧或双侧,光照加重。③V区皮疹和披肩征:颈部、鼻梁、颈部、前胸V形区和肩背部红色皮疹。④技工手:手掌面出现角化、裂纹和脱屑。⑤钙化:病情反复发作者皮下或软组织中可出现钙化点。

3. **其他系统损伤**　①肺部受累:间质性肺炎、肺纤维化、胸膜炎是PM/DM最常见的肺部表现,肺部受累是影响PM/DM预后的重要因素之一。②心脏受累:有明显临床症状者较少见,最常见的表现是心律失常、传导阻滞。③恶性肿瘤:20%的患者同时合并有各种肿瘤。对高龄、病史不超过2年,不伴有另一结缔组织病者应进行恶性肿瘤的检查。

考点3　实验室及其他检查

1. **肌酶谱**　最常应用的检测,尤以肌酸激酶(CK)的改变对肌炎最为敏感,可用于判断病情的进展情况和治疗效果。特别是PM活动期CK升高显著。

2. **自身抗体**　①抗Jo-1抗体:在PM和DM中阳性率为20%,具有抗Jo-1抗体、肺间质病变、多关节炎、雷诺现象、技工手的患者称为抗Jo-1综合征。②ANA:约50%患者呈阳性反应,非特异性抗体。

3. **肌电图**　肌源性损害——三联征改变:时限短、小型的多相运动电位;纤颤电位,正弦波;插入性激惹和异常的高频放电。

4. **肌肉活检**　肌间质、血管周围及肌束间有淋巴细胞浸润,肌纤维有变性、萎缩、再生。皮肌炎者肌组织血管内膜有增生。

📖 **考点4　诊断**

症状	对称性近端肌无力表现		
体征	典型皮损：①Gottron 征；②向阳性紫斑；③V 区皮疹和披肩征；④技工手		
检查	血清肌酶升高	肌电图示肌源性损害	肌肉活检异常

凡具有(症状＋检查)者可诊为多肌炎，有(症状＋体征)者则诊为皮肌炎。

📖 **考点5　治疗**

1. 糖皮质激素　首选药物。泼尼松始用剂量每日 1～2 mg/kg。症状改善后逐渐减量，遵循个体化用药原则。重症者可用甲泼尼龙冲击治疗，1 g/d，连用 3 d 为 1 个疗程。

2. 免疫抑制药　甲氨蝶呤是治疗 PM/DM 最常用的二线药。不仅对控制肌肉的炎症有帮助，而且对改善皮肤症状也有益处。环磷酰胺：与泼尼松同时应用于较重的患者。

3. 其他　静脉注射免疫球蛋白、生物制剂、血浆置换疗法。

第十节　干燥综合征

📖 **考点1　病理、免疫异常及自身抗体**

1. 病理　干燥综合征是一个主要累及外分泌腺体，以高度淋巴细胞浸润为特征的慢性炎症性自身免疫病，可同时累及多个系统，故属弥漫性结缔组织病，分为原发性和继发性两类。

2. 免疫异常　①外分泌腺体的慢性炎症，尤以唾液腺和泪腺最为明显；②血管炎。

3. 自身抗体　抗 SSA(最常见)和抗 SSB(本病标记抗体)对本病有诊断意义。

📖 **考点2　临床表现**

【助记】情感表达困难——邻家阿妹好可怜，相思未尽泪已干(眼干无泪)，千言万语难启齿(猖獗龋齿)，爱你在心口难开(口干)。

1. 系统表现

(1)神经：因小血管炎引起的周围神经病变多见。

(2)肺：肺间质病变，弥漫性肺间质纤维化。

(3)消化系统：胃——萎缩性胃炎、胃酸下降。肝——肝酶持续升高、黄疸，肝大，少数脾大。

(4)肾：Ⅰ型远端肾小管酸中毒，电解质紊乱、肾性软骨病、肾性尿崩症。肾小球损害，表现为蛋白尿，甚至肾功能不全。

(5)血液系统：白细胞、血小板可下降。本病易转变为淋巴瘤等。

(6)皮肤：过敏性紫癜样皮疹。结节红斑，荨麻疹样皮疹。

(7)运动系统：关节痛。

2. 局部表现

(1)眼：干燥性角结膜炎，眼干涩、异物感、泪少等症状，严重者痛哭无泪。

(2)口：口干燥征、猖獗性龋齿、腮腺炎、舌痛、舌干裂、口腔黏膜溃疡、感染。

(3)其他浅表部位：如鼻、硬腭、气管、消化道黏膜、阴道黏膜的外分泌腺体均可受累。

📖 考点3　实验室及其他检查

1. **口腔、眼部特异性检查**　见诊断标准Ⅲ、Ⅳ、Ⅴ。
2. **血清免疫学检查**　①抗 SSA 抗体（＋）、阳性率 70%；②抗 SSB 抗体（＋）、阳性率 40%。
3. **其他**　肺影像学、血常规、尿常规、肝肾功能测定可以发现有相应系统损害。

📖 考点4　诊断

2002 年干燥综合征国际分类（诊断）标准如下。

Ⅰ口腔症状	每日感口干≥3 月	腮腺反复或持续肿大	吞咽干性食物时需用水帮助
Ⅱ眼部症状	每日感眼干≥3 月	有反复的砂磨感觉	每日用人工泪液≥3 次
Ⅲ眼部体征	Schirmer 试验（＋）	角膜染色（＋）	
Ⅳ组织学检查	下唇腺病理示淋巴细胞灶≥1		
Ⅴ涎腺受损	涎液流率（＋）	腮腺造影（＋）	涎腺同位素检查（＋）
Ⅵ自身抗体	抗 SSA 抗体或抗 SSB 抗体（＋）		

无任何潜在疾病的情况下，有下述 2 条则可诊断：①符合 4 条或 4 条以上，但必须含有条目Ⅳ（组织学检查）和（或）条目Ⅵ（自身抗体）；②条目Ⅲ、Ⅳ、Ⅴ、Ⅵ4 条中任意 3 条。

📖 考点5　治疗

1. **对症治疗**　干燥性角结膜炎——人工泪液；口干燥征——保持口腔卫生；刺激唾液腺和泪腺的功能——毛果芸香碱；肾小管酸中毒合并低钾血症——补充钾；肌肉关节痛——非甾体抗炎药。
2. **糖皮质激素或合并免疫抑制药**　用于有神经系统损害、肾小球损害、肺间质病、肝损害、血小板低下、肌炎者。

第十一节　骨关节炎

📖 考点1　病因和病理

1. **病因**　骨关节炎可分为原发性和继发性两类。
原发性骨关节炎：多发生于中老年，女性多于男性。原因不明，与遗传和肥胖有一定的关系。
继发性骨关节炎：可发生于青壮年，继发于创伤、炎症、劳损或先天性疾病等。
2. **病理**　主要是关节软骨的退行性变和继发性骨质增生。

📖 考点2　临床表现

1. **好发部位**　负重大的关节，如膝关节、髋关节、脊柱及手指关节。
2. **关节疼痛（首发症状）**{ 活动过量疼痛加重，休息后好转
"休息痛"，即患者在静止或晨起时感到疼痛，稍事活动后减轻
3. **关节肿胀**　关节局部肿胀，后期可有弥漫性肿胀、滑囊增厚或伴关节积液；浮髌试验阳性。
4. **晨僵**　晨起关节僵硬、黏着感，活动后缓解，一般数分钟或十几分钟，很少超过半小时。
5. **关节摩擦声**　膝关节多见，活动时出现。

6.功能障碍、关节畸形 随着病情的进展，受累关节邻近肌肉萎缩、关节畸形。疼痛、活动度下降、肌肉萎缩、软组织挛缩可引起关节无力，行走时软腿或关节绞锁，不能完全伸直。

📖 考点3 实验室及其他检查

1.实验室检查 无特异性。

2.关节滑膜液检查 出现滑膜炎者，可有关节积液。

3.影像学检查 X线的表现：①非对称性关节间隙变窄；②软骨下骨质硬化和囊性变；③关节边缘骨质增生和骨赘形成；④关节腔内游离体；⑤骨关节变形和（或）半脱位。

📖 考点4 诊断与鉴别诊断

1.诊断 症状(晨僵肿痛摩障畸)、体征、典型的X线征象(关节间隙变窄、软骨下骨硬化、边缘唇样变及骨赘形成)。

2.鉴别诊断 外周关节骨关节炎应与类风湿关节炎、银屑病性关节炎、假性痛风等鉴别，髋关节骨关节炎应与髋关节结核、股骨头无菌性坏死鉴别，脊柱骨关节炎与脊柱骨关节病鉴别。

📖 考点5 治疗

目的是减轻疼痛，缓解症状，阻止和延缓疾病的发展，保护关节功能。

一般治疗	药物治疗	外科手术
疾病宣教	口服 1. 止痛药——对乙酰氨基酚、曲马多 2. 非甾体抗炎药——塞来昔布、美洛昔康 3. 软骨保护药——聚氨基葡萄糖	关节镜灌洗 去除软骨碎片
减轻关节负荷 保护关节功能	关节内注射 1. 糖皮质激素——适用于关节有急性炎症发作，不宜反复使用 2. 透明质酸钠	截骨术
适当锻炼 改善关节活动	局部外用 1. 双氯芬酸钠乳胶剂 2. 依托芬那酯霜	软骨移植
物理疗法	——	关节置换

【助记】人过中年过骨关，雌钙胖伤软代寒。远指可见布伯登，屈伸不利下楼难。
久坐难起怕负重，关节隙窄骨刺尖。查治要想相关病，减练钙素外消炎。
注："软"——软骨问题；"代"——代谢紊乱；布伯登——布夏尔结节、赫伯登结节。

第十二节 其他风湿病

📖 考点1 感染性关节炎

感染性关节炎是指细菌、病毒等微生物入侵关节腔导致的关节炎症。患者多为身体抵抗力较弱的儿童及老年人。关节感染最常见的原因是败血症，除此之外，外伤、手术、关节附近的软组织感染，也是发病的重要原因。

临床表现		关节肿胀,热痛,关节腔内积聚大量浆液性、纤维素性或脓性渗出液,关节囊膨胀,按压有波动感。患肢跛行,常伴有体温升高
实验室检查	血常规	血白细胞计数增多,红细胞沉降率增快及 C 反应蛋白增高
	关节滑液	急性感染肿胀关节的滑液样本中白细胞增加,滑液黏度和糖含量均有下降。滑液还需进行厌氧和需氧培养
	X 线	关节软骨破坏,软骨下骨被侵蚀,关节骨周缘骨质增生,滑膜增厚;后期可发展为纤维性或骨性关节愈合,关节强硬或死关节
	骨扫描	中轴骨骼关节见感染滑膜血流丰富,摄入增加,骨的新陈代谢加快,在无菌性和细菌性关节炎均呈阳性结果

治疗:根据关节积液的细菌培养与药物敏感试验结果选择最敏感的抗生素。尽早全身使用足量、有效的抗生素;关节腔内直接注入有效的抗生素;化脓性炎症仍不能控制、全身中毒症状严重者,则应行切开引流术。

考点2　风湿性多肌痛

风湿性多肌痛(PMR)是以颈、肩胛带和骨盆带肌肉疼痛、晨僵伴有发热、红细胞沉降率(ESR)升高等全身反应为特征的一种综合征。PMR 病因不明,一般为良性过程,有家族聚集发病趋势。多见于 50 岁以上的老年人,女性多于男性。诊断标准:

1. 发病年龄 >50 岁
2. 两侧颈部、肩胛部及骨盆部肌痛(≥2 处)、晨僵,时间在 1 周及以上
3. ESR 或 CRP 升高
4. 小剂量糖皮质激素(泼尼松 10~15 mg/d)有效
5. 无肌肉萎缩或肌力减退、肌肉红、肿、热
6. 排除其他临床表现类似的疾病
满足以上 6 条标准可以作出诊断

药物治疗以糖皮质激素为主,小剂量糖皮质激素为首选用药,一般泼尼松 10~15 mg/d 口服有效。也可以根据病情选用非甾体类抗炎药和免疫抑制剂。

考点3　自身免疫性肝炎

1. 概念　自身免疫性肝炎(AIH)是一种由针对肝细胞的自身免疫反应所介导的肝脏实质炎症,以血清自身抗体阳性、高免疫球蛋白 G 和(或)γ-球蛋白血症、界面性肝炎(肝组织学)为特点。

2. 临床表现　症状——不典型,最常见的症状包括嗜睡、乏力、全身不适、恶心、呕吐、胁痛、关节痛、肌痛、皮疹等。体征——叮发现肝大、脾大、腹水等体征,偶见周围性水肿。

3. 实验室检查　血清转氨酶升高,碱性磷酸酶轻度升高;高丙种球蛋白血症;血清中主要抗体——抗核抗体(ANA)、抗平滑肌抗体(SMA)、抗肝细胞微粒体抗体(LKM)、抗肝细胞溶质蛋白 1 抗体(LC-1)、抗可溶性肝细胞/抗肝胰抗体(SLA/LP)。

4. 病理学　以界面性肝炎为主要特征,汇管区淋巴细胞、浆细胞浸润和玫瑰花环样变。

5. 免疫抑制治疗方案　①泼尼松联合硫唑嘌呤治疗:优先推荐联合治疗方案,特别适用于同时存在下述情况的患者,如绝经后妇女、骨质疏松、脆性糖尿病、肥胖、痤疮、情绪不稳及高血压患者。②大剂量泼尼松单用:适用于合并血细胞减少、硫基嘌呤甲基转移酶缺乏、妊娠、恶性肿瘤以及疗程小于 6 个月的 AIH 患者。

第十二章 职业病学

第一节 职业病及职业医学

考点1 职业性有害因素种类

职业性有害因素大致可分为有毒化学物、生产性粉尘、有害物理因素、生物因素等。

考点2 职业病相关定义

1.**职业病(广义)** 从业中因职业性有害因素所致疾病。

2.**法定职业病**

(1)概念:①由国家确认;②经法定手续公布;③由医疗机构组织3位以上执业医师集体诊断(该医疗机构及参与诊断的执业医师均需取得职业病诊断资格);④被确诊为职业病的患者依法享受国家规定的职业病待遇。

(2)法律:我国自2002年5月1日起实施《中华人民共和国职业病防治法》。并于2011年12月31日以及2016年7月2日实行两次修正。

(3)种类:2002年4月18日原卫生部和原劳动保障部联合印发的《职业病目录》(2013年予以废止),将职业病分为10类,共115种。2013年12月23日,国家卫生计生委、人力资源社会保障部、安全监管总局、全国总工会4部门联合印发《职业病分类和目录》,将职业病修订为10类(其中3类的分类名称做了调整),共132种(见本章末,附:职业病分类和目录)。

3.**工作有关疾病**

(1)泛指一切与工作有关联的疾病、伤害等健康问题。如腕管综合征("鼠标手"),颈肩腕综合征,腰背痛等。

(2)职业性有害因素不是其唯一直接病因。

(3)职业病属于工作有关疾病。

考点3 职业医学基本任务

①职业健康筛检及监护;②职业流行病学调查及研究;③职业性病伤诊断、治疗、康复;④劳动能力鉴定;⑤职业病的法规管理;⑥职业性病伤的预防。

第二节 职业因素引起的器官或系统损害

考点1 中毒性脑病

1.**病因** ①急性细菌性感染;②脑对神经毒物敏感。

2.**诊断** ①中枢神经症状、神经精神检查、实验室检查;②与急性中枢神经系统感染相鉴别。

中毒性脑病	急性中枢神经系统感染
常见脑脊液压力增高外,偶见蛋白轻度增高 其余无明显异常	脑组织出血性坏死或变态反应性脑损害 脑电图显示脑弥漫性异常(颞、额区为主)

3. **治疗** ①手术治疗；②脱水疗法——20% 甘露醇溶液、地塞米松，注意边脱边补；③血管痉挛——阿扎品；④高压氧治疗；⑤急性期须积极治疗原发病、对症治疗，如退热、止惊。

考点2 中毒性周围神经病

1. **病因** 毒物所致周围神经损害，主要是轴突变性，其次是施万细胞损害。
2. **临床特征** ①四肢远端对称性运动、感觉神经病；②四肢呈"手套、林套样"感觉减退。

【助记】多数首发症状是足远端感觉障碍，进展由远端向近端。

3. **诊断与治疗** ①检查：毒物含量检测、血液检查、肌电图及神经电生理检查；②主要与感觉性周围神经病鉴别：中毒性周围神经病能检测出毒物含量，纯感觉性周围神经病主要是神经元病。
4. **治疗** 脱离接触、驱排、处理并发症、对症治疗。

考点3 中毒性肺水肿

1. **病因** 毒物使肺泡及肺毛细血管通透性增加，或通过神经作用使肺腺体分泌增加。
2. **临床分期及特点**

分期	临床特点
刺激期	激烈上呼吸道黏膜刺激症状
潜伏期(2~6 h)	与吸入毒物的量及性质密切相关
肺水肿期	频咳、发绀、咯粉色痰、两肺干湿啰音
恢复期	1 周左右恢复，肺水肿消退

3. **治疗** ①脱离接触、氧疗；②肾上腺糖皮质激素——地塞米松，消泡净——二甲硅油，利尿剂——依他尼酸、呋塞米；③对症治疗。

【助记】急性肺水肿应用吗啡、呋塞米、氨茶碱、硝普钠抢救。

考点4 纤维化性肺病

1. **病因** 纤维细胞过度增殖和细胞外基质大量聚集。
2. **临床表现** 干咳、进行性呼吸困难、少数杵状指及发绀。
3. **检查** ①查体；②X 线检查——早期基本正常，中后期两肺中下野弥散性网状或结节状阴影；③红细胞沉降率增快；④肺功能检查、肺组织活检。
4. **治疗** 脱离环境、综合防治并发症、改善肺功能、药物治疗。

考点5 中毒性肝病

1. **病因** 短期内真性肝脏毒物所致肝损伤。
2. **临床分期及特点**

分期	临床特点
肝病型	分黄疸型、无黄疸型、重症型
多系统损害型	①黄疸、有压痛、肝大；②常见神经系统、肾损害、肝功能试验异常
隐匿型	其他系统损害为主，常被掩盖

【助记】黄疸型与无黄疸型的主要区别:①有无黄疸;②血清总胆红素、1分钟胆红素——黄疸型异常,无黄疸型正常。

3.**诊断** ①接触史;②病情、预后判断标准——急性肝损害病程变化(除隐匿型);③肝功能试验——血清酶、前清蛋白、血清胆汁酸、肝脏廓清功能试验。

4.**治疗** ①驱排——金属络合剂、特效解毒药;②对症支持治疗、综合疗法;③重症肝炎抢救:阻断细胞坏死、促细胞再生、防治并发症等。

📖 考点6 中毒性肾病

1.**病因** ①肾血量大;②肾逆流倍增机理;③肾小管吸收功能;④肾小球毛细血管内皮总面积大。

2.**临床特点** ①唯一可见特征性改变——早期近曲肾小管损伤;②重者尿毒症,并发尿路及肺部感染、败血症等。

3.**治疗原则** ①脱离接触;②纠正电解质及酸碱平衡失调,防休克;③利尿(最重要措施);④改善微循环;⑤血液净化疗法;⑥对症支持治疗。

📖 考点7 职业性皮肤损害

1.**主要病症** 皮炎、痤疮、烧伤、黑变病。

2.**临床特征** ①有类型差异性;②共症:皮肤瘙痒、疼痛、发红、灼热感或色素病变。

3.**诊断与治疗** ①据诊断标准、接触史、实验室检查。②治疗:预防为主、脱离环境、对症治疗。

【助记】一确诊便应脱离工作环境的:职业性黑变病、职业性白斑和职业性皮肤癌。

第三节 职业病的诊断与治疗原则

📖 考点1 职业病诊断原则

①详询职业史;②病史及体征;③劳动卫生学调查(职业危害因素、危害产生方式);④实验室检查(一般检查、接触性指标、效应性指标)。

【助记】一询(职业史)一问(病史)两调查,最后还看三检查。

📖 考点2 职业病治疗原则

①防止后续侵害;②促排;③消灭病因;④特效拮抗治疗;⑤对症支持疗法。

第四节 健康筛检与健康监护

📖 考点1 健康筛查

1.**目的** ①及早发现、预防与治疗;②评价初级预防效果;③排除未知的潜在健康危害。

2.**应具条件** ①目标疾病足具敏感性、特异性;②方法简单易接受,无不良反应;③施测方法标准化;④经费充足。

📖 **考点2　健康监护**

目的及意义　①监视相关疾病发展趋势；②掌握健康危害程度；③鉴定新职业危害、危害因素及危害人群；④目标干预；⑤评价预防及干预效果；⑥便于政策制定。

📖 **考点3　职业性病伤患者的劳动能力鉴定**

实施要求　①就诊疾病属法定职业病或工伤；②专业医师的医学鉴定；③有关部门的工作配套信息。

【助记】健康状况鉴定只对医疗期满后康复者；未康复者进行致残程度鉴定。

📖 **考点4　职业流行病学**

1.研究内容　①职业病发生分布规律；②暴露与疾病间因果关系；③暴露和疾病剂量－反应关系；④特定人群多发病与职业相关的其他疾病；⑤评价健康监护资料。

2.研究方法　队列研究、病例对照研究、横断面研究、危险性评价。

第五节　职业中毒 ☆

📖 **考点1　毒物**

特征	①较小剂量即能损害人体；②可致永久性或暂时性病理状态；③属外源性化学物
物理形态	5种形态：气体、蒸气、烟尘、雾、粉尘
分类	①共4大类；②分类标准：来源、毒作用、靶器官、化学物质
侵入条件	①生产条件下——呼吸道、皮肤；②生活中——消化道
主要毒性作用类型	共6类：药理、生理、生化效应；免疫毒性；直接毒作用；致畸作用；致突变作用；致癌作用

📖 **考点2　铅及其化合物中毒**

1.作用机制　①造血系统——影响血红蛋白合成、溶血。②神经系统——干扰钙对神经递质的释放。③消化系统——急性铅中毒性肝病。④肾脏——肾小管功能障碍。

【助记】铅的肾毒性：急性中毒——主要影响近曲小管；慢性中毒——进行性间质纤维化。

2.临床表现

（1）急性中毒：铅面容、口有金属味、消化道症状（绞痛、恶心、麻痹性肠梗阻等）。

（2）慢性中毒：①神经系统——神经衰弱、多发性神经病和中毒性脑病；②消化系统——消化道症状、腹绞痛；③造血系统——轻度贫血貌。

3.实验室检查　①尿铅≥0.34 μmol/L；②血铅≥1.9 μmol/L；③诊断性驱铅试验：驱铅后，1.45 μmol/L≤尿铅<3.86 μmol/L。

4.慢性中毒诊断分级

轻度中毒 （有任一即可）	1.尿铅≥0.58 μmol/L,或血铅≥2.9 μmol/L,且具下列任一项:①δ-ALA≥61.0 μmol/L;②FEP≥3.56 μmol/L;③ZPP≥2.91 μmol/L;④腹胀及隐痛、便秘 2.驱铅后,尿铅≥3.86 μmol/L
中度中毒	轻度中毒且任意一项者:①腹绞痛;②贫血;③轻度中毒性周围神经病
重度中毒	轻度中毒且任意一项者:①铅麻痹;②中毒性脑病

5.**治疗** ①解毒药物——依地酸钠钙、二巯丁二钠、二巯丁二酸;②铅绞痛——葡萄糖酸钙、阿托品等;③驱铅——金属络合剂,需补充微量元素。

考点3 汞及其化合物中毒

1.**要点**

(1)吸收:金属汞蒸气经呼吸道,汞化合物经消化道。

(2)排泄:早期(6~9 d)经胃肠道,后期经尿排出。

2.**临床表现**

急性中毒	①吸入:初期口有金属味,后期全身症状;②口腔及消化道症状;③严重者急性肾衰竭
亚急性中毒	潜伏数周,表现同急性中毒,但症状较轻
慢性中毒	易兴奋、震颤、口腔－牙龈炎症状;肾脏损伤

【助记】慢性中毒是职业性汞中毒主要临床类型。

3.**实验室检查**

(1)正常值:①尿汞≤0.1 μmol/L;②全血汞<0.05 μmol/L。

(2)驱汞实验。

4.**治疗** ①现场脱离、清洁、保暖。②驱汞——络合剂(二巯丙磺钠、二巯丁二钠)。③对症治疗:化学性肺炎——吸氧、糖皮质激素、抗生素;口腔炎——雷夫诺尔、过氧化氢;神经系统症状——镇静安神药物;严重皮疹——糖皮质激素治疗等。④肾脏损害——血液透析、驱排。

考点4 镉及其化合物中毒

1.**临床表现**

急性中毒	轻度	潜伏数小时,持续3~5 d,有急性气管、支气管炎表现
	中度	轻度基础上,具以下任意一项:①急性肺炎;②急性间质性肺水肿
	重度	高浓度氧化镉烟尘吸入后,具以下任意一项:①急性肺泡性肺水肿;②急性呼吸窘迫综合征
慢性中毒	轻度	尿镉连续两次>5 μmol/mol 肌酐,可伴头晕、乏力、腰背及肢体痛、嗅觉障碍等 实验室检查任意一项:①β_2-MG>9.6 μmol/mol 肌酐;②RBP>5.1 μmol/mol 肌酐
	重度	轻度基础上,有慢性肾功能不全,可伴骨质疏松症或骨质软化症,尿镉↑

2. 治疗 ①驱镉——依地酸二钠钙;②改善营养、补充维生素。

【助记】肾损害者驱镉用二巯丁二钠。

考点5 铊及其化合物中毒

1. 临床表现

(1)接触反应:头晕头痛、乏力、咽部灼烧感、恶心呕吐、尿铊↑。

(2)急性中毒:①恶心、呕吐、腹绞痛、厌食;②多发性颅神经和周围神经损害、感觉障碍、上行性肌麻痹,重者中毒性脑病;③皮疹,心、肝、肾损害,指甲米氏纹,可逆性脱发(特异表现)。

(3)慢性中毒:①早期类神经症,斑秃或全秃、胃纳差;②后期视力下降(突出表现)、肝损害、周围神经病、球后视神经炎。

2. 诊断 ①根据接触史、现场卫生学调查、实验室检查(尿、血铊显著↑);②与吉兰-巴雷综合征、血卟啉病、其他病因所致类似疾病鉴别。

3. 治疗 ①口服者——催吐、洗胃、导泻;②吸入者——环境转移、给氧、保持呼吸道通畅;③驱铊——普鲁士蓝;④重者——血液灌流、血液透析;⑤对症支持疗法。

考点6 锡及其化合物中毒

1. 临床表现

急性中毒	急性胃肠炎症状,如恶心、呕吐、腹泻等
锡尘肺	急性胃肠炎症状、X线两肺野满布簇状斑点状阴影、肺纹理隐约或不能辨别
慢性中毒	呼吸道、消化道刺激症状,如恶心、上腹不适、便秘等
有机锡化合物中毒	①皮肤溃烂、湿疹;②边缘系统及小脑功能受损;③颅内压增高、脑水肿、肝、肾损害;④眼、呼吸道黏膜刺激症状

【助记】急性二烷基锡中毒——主要累及肝胆;急性三烷基锡中毒——主要表现为边缘系统及小脑功能受损;三乙基锡中毒——主要表现为颅压增高。无机锡及其化合物毒性较小。

2. 诊断 ①接触史,神经、精神症状,现场调查,实验室检查(尿锡↑、血钾↓);②与急性细菌性胃肠炎、矽肺、其他肺部疾病、中毒性脑病鉴别。

3. 治疗 ①脱离接触;②对症支持治疗为主;③驱锡——二巯丙磺钠。

考点7 钡及其化合物中毒

1. 临床表现 ①接触反应:头痛、咽干、恶心、腹泻等神经及消化系统症状。②肌肉麻痹、心血管损害、低钾血症。③钡末沉着症(长期吸入钡粉尘、慢性中毒)。

2. 诊断

	临床表现	实验室检查
轻度	肌力Ⅳ级,症状加重、胸闷、心悸、麻木感	心电图有早期低钾所见、血清钾↓
中度	肌力Ⅱ~Ⅲ级,肌张力↓	心电图、血清钾呈低钾
重度	肌力0~Ⅰ级,四肢弛张性瘫痪,呼吸肌麻痹	明显低钾,伴严重心律失常、传导阻滞

3. 治疗 ①脱离现场,灼伤——硫酸钠;②48 h监护,预防性治疗;③特效治疗——补钾、硫酸钠

或硫代硫酸钠;④对症治疗。

考点8　锰及其化合物中毒

1.临床表现

	轻度	早期类神经症,嗜睡或失眠、记忆力减退等
慢性中毒	重度	1.锥体外系障碍、随意运动调节功能障碍、四肢肌张力呈铅管样或齿轮样、手震颤 2.情感淡漠、易激惹、不自主哭笑等精神症状

2.诊断与治疗　①与帕金森、脑动脉硬化、脑炎后震颤麻痹、一氧化碳中毒后遗症及肝豆状核变性鉴别。②治疗:调离作业;驱锰——依地酸钙钠或二巯基琥珀酸钠;对症治疗。

考点9　铬及其化合物中毒

1.主要毒害作用　刺激、腐蚀皮肤黏膜,损害呼吸及消化系统,重者肾衰竭致死。

2.临床表现　头痛,消瘦,肠胃失调,肝衰竭,肾损伤,单核细胞、血钙、血磷均↑。

	六价铬化合物中毒	呼吸道刺激症状,重者化学性肺炎
急性中毒	重铬酸钾中毒	呕吐、腹泻、脱水、电解质紊乱。重者脉搏↑、血压↓、发绀、昏迷、黄疸、尿蛋白、肝肾损害,急性肾衰竭
	铬酸中毒	轻微消化道症状,局部强烈刺激及腐蚀作用,肝肾损害
慢性中毒	皮炎、铬疮,重者鼻穿孔、鼻出血、致癌	

3.治疗　①脱离环境、清肤、给氧;②缓解呼吸道刺激——碳酸氢钠、镇咳剂、支气管舒缓剂;③促排——硫代硫酸钠、二巯丙磺钠、二巯丁二钠;④对症治疗:哮喘——肾上腺糖皮质激素,皮炎——炉甘石洗剂,发绀——美兰,铬溃疡——抗坏血酸溶液、硫代硫酸钠软膏。

【助记】肾损害者慎用二巯丁二钠。

考点10　铍及其化合物中毒

1.临床表现　①多为慢性中毒;②有肺肉芽肿、呼吸困难、咳痰、胸痛、杵状指及肺心病。

2.诊断　①实验室检查——尿铍 $0 \sim 5\ \mu g/L$(正常为阴性);②与肺结核、肺泡癌、结节病、肺真菌感染、肺含铁血黄素沉着症鉴别。

3.治疗　①解毒——泼尼松;②接触性皮炎——炉甘石洗剂、肾上腺皮质激素软膏。

第六节　生产性粉尘所致职业病

考点1　生产性粉尘

1.来源

按生产方式	固体物机械加工、固体物不完全燃烧物质加热的蒸气凝结或炭氢化固体微粒以气溶胶方式存在的粉尘
按生产种类	矿山开采、机械加工、冶炼、建材、纺织、筑路、水电与食品行业

2.分类　分无机粉尘、有机粉尘2大类。

考点2　生产性粉尘的致病作用及影响因素

1.致病机制　刺激、致纤维化、致癌、致敏、中毒作用,非特异性和特异性炎症反应。

2.影响因素　①粉尘:取决于粉尘的化学性质、分散度、浓度及荷电性;②个体因素。

考点3　尘肺病

1.定义　长期吸入生产性粉尘、肺潴留致肺组织弥漫性纤维化的全身性疾病。

2.种类　法定12种,矽肺、煤工尘肺、石墨尘肺、炭黑尘肺、石棉尘肺、滑石尘肺、水泥尘肺、云母尘肺、陶工尘肺、铝尘肺、电焊工尘肺、铸工尘肺。

3.机制　①机械刺激作用;②化学溶解(或中毒)作用;③免疫反应;④肺泡巨噬细胞反应;⑤细胞因子释放。

4.症状表现　①呼吸系统症状,咳嗽、咳痰、胸痛、呼吸困难、咯血等;②消化功能减退。

考点4　矽肺

1.病因　长期大量吸入含游离二氧化硅的粉尘所致肺部纤维化。

2.病理　矽结节(诊断依据)、弥漫性肺间质纤维化、矽肺团块。

3.临床特征　分3期。

分期	临床特征
慢性矽肺	X线征象明显、呼吸困难、咳嗽、咳痰、胸闷、胸痛
加速性矽肺	肺部有典型矽结节改变
急性矽肺	食欲减退、体力衰弱、盗汗

4.诊断

(1)根据接触史、临床表现、实验室检查(X线胸片)进行诊断。

(2)鉴别诊断

血行播散型肺结核	原发于肺结核,有全身多脏器损伤 肺有典型"三均匀"即大小、密度、分布均匀的粟粒结节
特发性肺纤维化	免疫异常突出,终末期有呼吸衰竭及右侧心力衰竭相应征象 X线有云雾状、微小点状的弥漫性阴影,如磨玻璃
肺结节病	有非干酪性肉芽肿,X线见列有血管影和主动脉相连
肺含铁血黄素沉着症	多发儿童期,痰涂片可见细胞内有蓝色含铁血黄素颗粒

5.治疗　脱离环境、综合防治并发症、改善肺功能、药物治疗。

考点5　石棉肺

1.临床表现　①轻者:呼吸困难、阵发性胸痛。②重者:明显呼吸困难、发绀、杵状指。③加重易发肺心病(常见)、心力衰竭、呼吸衰竭。④并发症:易发呼吸道及肺部感染。

【助记】合并结核者较矽肺少。持续胸痛需考虑胸腹膜间皮瘤。

2.诊断 ①接触史、临床表现、胸膜斑X线(早期有明显改变、胸膜斑增厚、胸壁有对称性三角形阴影)。②与结缔组织病、外源性过敏性肺泡炎、药物引起的肺纤维化鉴别。

3.治疗 早期肺泡炎——皮质激素。

考点6 有机粉尘职业危害

来源	①农业生产;②工业生产;③废物处理
易引发	①有机粉尘毒性综合征;②呼吸道炎症;③过敏性肺炎

第七节 物理因素所致职业病

考点1 常见有害物理因素

高温、低温、高气压、低气压、振动、噪声、超声、激光、电磁辐射、电离辐射等。

考点2 手臂振动病

早期	手麻、手痛,上肢关节酸痛,有精细动作及"手套样"感觉障碍、典型周围神经病表现,皮温↓,遇冷指尖发白
晚期	自发"振动性白指"(发作性手指变白、常扩展全身、形同白蜡、气温低即诱发),手部肌肉萎缩、功能减退,手骨、腕、关节退行性或增生性改变

考点3 中暑

1.临床分类 重症中暑可分热射病、热痉挛、热衰竭3类。

分类	特征	原因
热痉挛	突发性、痛性肌肉痉挛	严重体钠缺失、过度通气
热衰竭	大汗、极度口渴,明显脱水征	大量出汗
热射病	高热(直肠温度≥41℃)、神智障碍	内源性产热过多或体温调节功能障碍

2.预后 严重指征——核心体温41℃。

3.治疗 ①脱离高温环境;②药物降温——氯丙嗪;③补充水及电解质(热痉挛需补充NaCl);④重者吸氧、维持血压及心肺功能。

考点4 高原病

1.临床表现

急性高原病	登山后1~2 d症状显著,表现有气促、呕吐、腹胀、失眠、鼻衄、手足麻木等,部分有发绀 多数5~7 d自行缓解,症状消失,少数致高原肺水肿或脑水肿

慢性高原病	急性症状持续 3 个月以上,易突出部分系统异常 可分精神神经型、胃肠型及肾病型
高原肺水肿	高原反应症状加重,咯粉红色泡沫痰、呼吸困难、中央性发绀、烦躁不安 两肺广泛性湿鸣,胸部 X 线可见肺中、下部絮状或点片状模糊阴影
高原脑水肿	剧烈头痛、频繁呕吐、精神恍惚、抑郁或烦躁,甚至昏迷 眼底有视神经盘水肿或火焰状出血,可见脑膜刺激征及锥体束征阳性

2. **治疗** ①撤离高原;②吸氧、卧床、保暖;③对症支持治疗。

考点 5 减压病

1. **机制**
(1)溶解气体"气泡"→血管内→形成"空气栓子"→堵塞血管→血管痉挛。
(2)溶解气体"气泡"→血管外→局部压迫、缺氧、损伤→功能障碍。
2. **症状体征** ①暂时性前庭功能障碍;②永久性内耳损伤。
3. **防治要点** ①预防关键:切实遵守潜水操作规则,及时减压。②治疗:再加压措施。③对症支持治疗:给氧、补液、扩容、糖皮质激素、镇静药、按摩、理疗等。

考点 6 放射病

1. **机制** 超剂量(>0.05 Gy)外照射所致全身症状。剂量 >1.5 Gy 将损害造血组织。
2. **临床表现**

剂量	>1 Gy	>2 Gy	>4 Gy	>6 Gy
反应	恶心、食欲减退	呕吐	多次呕吐	上吐下泻
肠型放射病	数小时内多次呕吐、严重腹泻,但无神经系统症状			
脑型放射病	1 h 内频繁呕吐、定向力障碍、共济失调、肢体震颤、肌张力增强,可伴有抽搐			

3. **诊断** ①职业史、临床表现、实验室检查;②与其他疾病导致的造血抑制相鉴别。

急性骨髓型放射病	轻度	潜伏、持续 <1 d,乏力、不适、食欲稍差
	中度	潜伏 3~5 h,持续 1~2 d,头昏、乏力,食欲减退,恶心呕吐,白细胞暂↑后↓
	重度	潜伏 20 min 至 2 h,持续 1~3 d,多次呕吐,可有腹泻,白细胞暂↑后显著↓
	极重度	潜伏 0~1 h,持续 2~3 d,多次呕吐,腹泻,轻度腹痛,白细胞暂↑后急剧↓
急性脑型放射病		立即发病、频繁呕吐、腹泻、定向力障碍、休克、共济失调、肌张力增强、抽搐

4. **治疗** ①早期抗放药;②改善微循环——低分子右旋糖酐、地塞米松、复方丹参注射液;③防治感染——全身应用抗菌药(重要措施);④增强机体免疫功能;⑤防治出血——补充血小板、改善血管功能、纠正凝血障碍;

【助记】重度中毒需输血及血液有形成分。

考点 7 职业性听力损伤

1. **临床特点** ①早期高频听力受损(我国以 6 000 Hz 为主);②高频听力曲线"V"形槽;③高频

(3 000,4 000,6 000 Hz)任一频率听力↓≥30 dB,按以下标准评定听力损伤:

轻度损伤	↓26~40 dB
中度损伤	↓41~55 dB
重度损伤	↓56~70 dB
噪声聋	↓71~90 dB

【助记】听力评定以纯音听力检查的气导结果为依据。

2.**防护办法**　①减少噪声接触(最有效);②噪声敏感者筛选(提前排除)。

第八节　职业性传染病与职业性肿瘤

考点1　职业性传染病

分类:①炭疽;②森林脑炎;③布氏杆菌病。

考点2　职业性肿瘤

共8种。石棉所致肺癌和间皮瘤、联苯胺所致膀胱癌、苯所致白血病、氯甲醚所致肺癌、砷所致肺癌和皮肤癌、氯乙烯所致肝血管肉瘤、焦炉工人肺癌、铬酸盐制造业工人肺癌。

第九节　其他职业病

考点1　煤矿井下工人滑膜炎

1.**临床分期**

分期	临床特征	穿刺液
急性滑囊炎	囊肿部位固定、表面光滑、有波动感、界限清楚、有压痛	血性渗出液
亚急性滑囊炎	局部不适感、轻度压痛,囊肿边界清晰、反复发作	淡黄色透明黏液
慢性滑囊炎	局部皮肤有痛痒、皱襞感,粗糙和胼胝样变	少量淡黄色黏液

2.**诊断**　①根据病史、症状、体征可明确;②辅助检验:X线无明显异常。
3.**治疗**

急性滑囊炎	①休息、防继发感染;②若继发感染者——引流
亚急性滑囊炎	①穿刺抽液,囊注肾上腺糖皮质激素,加压包扎;②非手术治疗无效者——滑囊切除术
慢性滑囊炎	①理疗;②皮肤胼胝样变者不宜行滑囊切除术

考点2　职业性哮喘

1. 要点概述

(1)高分子质量职业性致喘物——异氰酸酯、去污剂、蛋白水解酶等。

(2)表现特点——间接发作性喘息、哮鸣、呼吸困难。

(3)致病因素——气道狭窄、气道高反应性。

2. 临床表现　①轻度:无典型哮喘症状;②重度:胸闷、喘息、呼吸困难、轻度咳嗽。

3. 实验室检查与鉴别　①特异性 IgE 检测、肺功能、特异性及非特异性支气管激发试验;②与工业性支气管炎、心源性哮喘、支气管黏液阻塞鉴别。

4. 分级诊断

分级	症状	
轻度哮喘 (任 1 项即可)	长期潜伏,胸闷、气短、发作性哮喘、哮鸣、咳痰	任意 1 项实验室指标异常
	醋甲胆碱或组胺支气管激发试验阳性(气道反应性增强)	任意 1 项特异性指标异常
重度哮喘	反复哮喘、显著气道高反应性表现、肺气肿、阻塞性通气功能障碍持久	

考点3　金属烟热

1. 临床特征

潜伏 & 持续期	症状	体温
潜伏 4～8 h	口有金属味或甜味、头晕、乏力、食欲不振、咽干、头晕、肌肉酸痛	10～12 h后↑
持续 1 d	眼结膜及咽部充血,呼吸、心率及血压均↑,肺细小捻发音	升温 4～8 h后↓

2. 鉴别诊断　与疟疾、感冒、急性镉中毒、变应性肺炎相鉴别。

3. 治疗　①减轻症状——柴胡银翘解毒片;②高热者——氢化可的松、地塞米松,物理降温,补液;③对症支持治疗。

附：职业病分类和目录

一、职业性尘肺病及其他呼吸系统疾病	（一）尘肺病	1. 矽肺	2. 煤工尘肺
		3. 石墨尘肺	4. 碳黑尘肺
		5. 石棉肺	6. 滑石尘肺
		7. 水泥尘肺	8. 云母尘肺
		9. 陶工尘肺	10. 铝尘肺
		11. 电焊工尘肺	12. 铸工尘肺
		13. 根据《尘肺病诊断标准》和《尘肺病理诊断标准》可以诊断的其他尘肺病	
	（二）其他呼吸系统疾病	1. 过敏性肺炎	2. 棉尘病　3. 哮喘
		4. 金属及其化合物粉尘肺沉着病（锡、铁、锑、钡及其化合物等）	
		5. 刺激性化学物所致慢性阻塞性肺疾病	
		6. 硬金属肺病	
二、职业性皮肤病		1. 接触性皮炎	2. 光接触性皮炎
		3. 电光性皮炎	4. 黑变病
		5. 痤疮	6. 溃疡
		7. 化学性皮肤灼伤	8. 白斑
		9. 根据《职业性皮肤病的诊断总则》可以诊断的其他职业性皮肤病	
三、职业性眼病		1. 化学性眼部灼伤	2. 电光性眼炎
		3. 白内障（含放射性白内障、三硝基甲苯白内障）	
四、职业性耳鼻喉口腔疾病		1. 噪声聋	2. 铬鼻病
		3. 牙酸蚀病	4. 爆震聋
五、职业性化学中毒		1. 铅及其化合物中毒（不包括四乙基铅）	2. 汞及其化合物中毒
		3. 锰及其化合物中毒	4. 镉及其化合物中毒
		5. 铍病	6. 铊及其化合物中毒
		7. 钡及其化合物中毒	8. 钒及其化合物中毒
		9. 磷及其化合物中毒	10. 砷及其化合物中毒
		11. 铀及其化合物中毒	12. 砷化氢中毒
		13. 氯气中毒	14. 二氧化硫中毒
		15. 光气中毒	16. 氨中毒

五、职业性化学中毒	17. 偏二甲基肼中毒	18. 氮氧化合物中毒
	19. 一氧化碳中毒	20. 二硫化碳中毒
	21. 硫化氢中毒	22. 磷化氢、磷化锌、磷化铝中毒
	23. 氟及其无机化合物中毒	24. 氰及腈类化合物中毒
	25. 四乙基铅中毒	26. 有机锡中毒
	27. 羰基镍中毒	28. 苯中毒
	29. 甲苯中毒	30. 二甲苯中毒
	31. 正己烷中毒	32. 汽油中毒
	33. 一甲胺中毒	34. 有机氟聚合物单体及其热裂解物中毒
	35. 二氯乙烷中毒	36. 四氯化碳中毒
	37. 氯乙烯中毒	38. 三氯乙烯中毒
	39. 氯丙烯中毒	40. 氯丁二烯中毒
	41. 苯的氨基及硝基化合物（不包括三硝基甲苯）中毒	42. 三硝基甲苯中毒
	43. 甲醇中毒	44. 酚中毒
	45. 五氯酚（钠）中毒	46. 甲醛中毒
	47. 硫酸二甲酯中毒	48. 丙烯酰胺中毒
	49. 二甲基甲酰胺中毒	50. 有机磷中毒
	51. 氨基甲酸酯类中毒	52. 杀虫脒中毒
	53. 溴甲烷中毒	54. 拟除虫菊酯类中毒
	55. 铟及其化合物中毒	56. 溴丙烷中毒
	57. 碘甲烷中毒	58. 氯乙酸中毒
	59. 环氧乙烷中毒	
	60. 上述条目未提及的与职业有害因素接触之间存在直接因果联系的其他化学中毒	
六、物理因素所致职业病	1. 中暑	2. 减压病
	3. 高原病	4. 航空病
	5. 手臂振动病	6. 冻伤
	7. 激光所致眼（角膜、晶状体、视网膜）损伤	

七、职业性放射性疾病	1.外照射急性放射病	2.外照射亚急性放射病
	3.外照射慢性放射病	4.内照射放射病
	5.放射性皮肤疾病	6.放射性肿瘤(含矿工高氡暴露所致肺癌)
	7.放射性骨损伤	8.放射性甲状腺疾病
	9.放射性性腺疾病	10.放射复合伤
	11.根据《职业性放射性疾病诊断标准(总则)》可以诊断的其他放射性损伤	
八、职业性传染病	1.炭疽	2.森林脑炎
	3.布鲁氏菌病	4.莱姆病
	5.艾滋病(限于医疗卫生人员及人民警察)	
九、职业性肿瘤	1.石棉所致肺癌、间皮瘤	2.联苯胺所致膀胱癌
	3.苯所致白血病	4.氯甲醚、双氯甲醚所致肺癌
	5.砷及其化合物所致肺癌、皮肤癌	6.氯乙烯所致肝血管肉瘤
	7.焦炉逸散物所致肺癌	8.六价铬化合物所致肺癌
	9.毛沸石所致肺癌、胸膜间皮瘤	10.β-萘胺所致膀胱癌
	11.煤焦油、煤焦油沥青、石油沥青所致皮肤癌	
十、其他职业病	1.金属烟热	2.滑囊炎(限于井下工人)
	3.股静脉血栓综合征、股动脉闭塞症或淋巴管闭塞症(限于刮研作业人员)	